W. H. HAUSS und Mitarbeiter   Lehrbuch der inneren Medizin

Lehrbuch der inneren Medizin in vier Teilen

Von

Professor Dr. W. H. HAUSS
Direktor der Medizinischen Klinik und Poliklinik
der westfälischen Wilhelms-Universität Münster

und seinen Mitarbeitern

H. J. ALBRECHT, F. BENDER, TH. BÜCHNER, U. GERLACH,
G. JUNGE-HÜLSING, H. LOSSE, G. MANITZ, W. OBERWITTLER,
H. OTTO, K. PFEIFFER, H. PORTHEINE, S. RITTER, B. SPECK-
MANN, C. G. SCHMIDT, E. SCHÜRMEYER, V. TOBIASCH und
W. WIRTH

2., verbesserte und erweiterte Auflage
Mit 296 zum Teil mehrfarbigen Abbildungen
in 415 Einzeldarstellungen

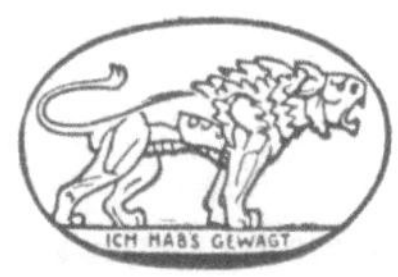

J. F. LEHMANNS VERLAG
MÜNCHEN

ISBN 978-3-540-79761-6   ISBN 978-3-642-87318-8 (eBook)
DOI 10.1007/978-3-642-87318-8

Klischeeherstellung: Klischeefabrik Osiris München und Klischeeanstalt Heinrich Igler Landshut

Inhalt

Inhalt

Inhalt

XIII

Lehrbuch der inneren Medizin

Teil 1

Infektionskrankheiten
Tropenkrankheiten
Tuberkulose
Krankheiten des rheumatischen Formenkreises

2., verbesserte und erweiterte Auflage

Mit 14 zum Teil mehrfarbigen Abbildungen
in 37 Einzeldarstellungen

Inhalt Band 1

Vorwort

Die zweite Auflage unseres Buches liegt vor. Ich danke nochmals meinen in der 1. Auflage genannten Mitarbeitern, zu denen sich in der 2. Auflage noch Herr Dozent Dr. Th. Büchner gesellt hat, für ihre tatkräftige Arbeit.

Den Herren Kollegen Dr. H. Wagner und Dr. U. St. Müller sowie Frau M. Marquardt danke ich dafür, daß sie die Korrekturen sorgfältig bearbeitet haben.

Die Grundidee des Buches wurde nicht verändert. Freundliche Zuschriften bei Erscheinen der Erstauflage hatten unseren Versuch begrüßt, die Grundlagen der Inneren Medizin in diese knappe Form zu bringen. Notwendig erscheinende Ergänzungen wurden hinzugefügt.

Die Gefahr scheint uns heute nicht mehr, daß in einem Lehrbuch Lücken sind und dadurch eine optimale Ausbildung der Studenten gefährdet wird, sondern daß der Lernende vor lauter Daten schwer nur das Verständnis für das Wesen der Medizin und der Krankheiten gewinnen kann. Erst eine solide Basis versetzt ihn in die Lage, die bei dem heutigen schnellen Fortschritt der Wissenschaft fortlaufend notwendig werdenden Ergänzungen seines Wissens im Laufe seiner beruflichen Tätigkeit selbständig hinzuzufügen.

Münster, Frühjahr 1972

W. H. Hauss

Einleitung

Gesundheit ist ein wertvolles Gut. Krankheiten bringen Schmerzen und Leiden, vermindern die Lebensfreude und Leistungsfähigkeit und sind nicht selten Vorreiter des Todes. Nur lebendige Organismen, Pflanzen, Tiere und Menschen können von Krankheiten befallen werden. Die Vorstellung über ihr Wesen hat eine lange Geschichte und charakterisiert jeweils den Bildungsstand von Menschheit und Menschen.

In primitiven Kulturen wurde der Krankheitsbefall der Zauberwirkung von Dämonen oder von Feinden zugeschrieben. Magische Riten waren demgemäß die armseligen therapeutischen Waffen. Doch gelang es den Menschen bereits frühzeitig, Regelmäßigkeiten im Ablauf von Erkrankungen zu erkennen, Kausalzusammenhänge bei der Entstehung von Krankheiten aufzudecken und damit die Handhabe zu gewinnen, wie man Erkrankungen vermeiden und den Krankheitsprozeß im gewünschten Sinne zur Besserung und Heilung lenken kann. Im Laufe von Jahrtausenden sammelte sich in verschiedenen Kulturen ein nützliches Wissen an. Jedoch erst in der Neuzeit, als die Medizin sich naturwissenschaftlicher Hilfsmethoden, insbesondere der Physik und der Chemie bediente, wurde ein Ausmaß an exakten Kenntnissen gewonnen, das die Lebensvorgänge und Krankheitsprozesse in neuem Licht verständlich macht, was zu einer nie dagewesenen Zuverlässigkeit ärztlicher Beurteilung und therapeutischer Maßnahmen führte.

Krankheiten haben viele Aspekte. In der erfolgreichen naturwissenschaftlichen Betrachtungsweise steht die Analyse der Zell- und Organstruktur des Gesunden am Anfang. Sie liegt in der makroskopischen, der lichtmikroskopischen, der elektronenoptischen und in ihren Anfängen auch schon in der molekularen Dimension vor. Die „geprägte Form, die lebend sich entwickelt", wird gewährleistet durch einen molekularen Substratfluß, dessen Millionen Einzelreaktionen sich nach chemischen und physikalischen Gesetzen vollziehen. Alle diese Vorgänge sind zudem abgesichert durch biologische Regler-Mechanismen, die integrale Bestandteile des Lebendigen sind und die in begrenztem Umfang schädigende Einflüsse der Umwelt auffangen können.

Auf diesem anatomischen und physiologischen Wissen basiert unser Verständnis für Krankheitsprozesse. Ist der molekulare Substratfluß gestört und sind auch die Regler-Mechanismen nicht mehr in der Lage, eine normale Stoffwechselsituation wieder herzustellen, dann kommt es zur Erkrankung, oft mit Umwandlung der Morphe von Zellen und Organen. Beeinträchtigung der Funktion und im Extremfall der Tod sind die Folgen.

Parallel zu dem Eindringen in die Einzelheiten der Krankheitsvorgänge wuchs das Wissen über die Entstehung von Krankheiten. Selten tritt bei den Hunderten von Krankheiten, mit denen es die Innere Medizin zu tun hat, der Zusammenhang zwischen Ursache (Erreger) und Wirkung (Krankheit) eindeutiger vor Augen, als bei den Infektionskrankheiten. Es war ein großartiger Erfolg der im 19. Jahrhundert aufstrebenden naturwissenschaftlichen Medizin, als Robert Koch 1882 erstmalig den Erreger der schrecklichen Menschheitsgeißel, das Tuberkelbakterium, für jeden sichtbar im Mikroskop zeigen konnte. Damit setzte eine stürmische Entwicklung der Entdeckung von Krankheitserregern ein, die bis heute noch nicht abgeschlossen ist. Die Bekämpfung der Erreger zeigte ungeahnte Erfolge in der

Verhütung und Ausmerzung von Infektionskrankheiten. Auf dem Boden dieser imponierenden Erfolge wird verständlich, daß jahrzehntelang der Glaube an *eine* Ursache der Erkrankung das Denken in der Medizin beherrschte. Eine Krankheit ist jedoch immer ein biologischer Prozeß, dessen Entstehungsmechanismus komplizierter ist, als eine derartig einfache Kausalbeziehung. So ist zwar das Tuberkelbakterium eine unerläßliche Voraussetzung (obligater Faktor) für die Entstehung einer Tuberkuloseerkrankung, jedoch erkrankt ein von diesem Bakterium befallener Mensch erst dann, wenn das Ursachengefüge vollständig geworden ist, etwa dadurch, daß die Bakterienexposition infolge Schwächung der körpereigenen Abwehrkräfte durch Unterernährung und grippalen Infekt ergänzt wurde.

Bei vielen Krankheiten kennt man zudem keinen obligaten (spezifischen) ursächlichen Faktor. Sie können vielmehr durch verschiedenartige unspezifische Noxen bewirkt werden, die sich addieren und von denen die eine oder andere mehr oder weniger dominieren kann. Die ursächlichen Momente wirken dabei nicht nur im Sinne einer Ursachenkette, sondern sie beeinträchtigen sich auch untereinander, so daß man von einem Ursachengefüge sprechen muß. Trotz gründlicher Untersuchung sind die für die Krankheitsentstehung bedeutsamen ursächlichen Momente in der Klinik selten vollständig zu erfassen und in ihrer Wirksamkeit abzuschätzen. Ein lückenloses Ursachen-Wirkungsgefüge besteht zweifellos bei allen Krankheiten, wenn auch leider unsere Einsicht in die Zusammenhänge beim Einzelfall oft unvollständig bleibt.

Krankheiten können durch exogene oder durch endogene Faktoren bedingt sein. Häufig vorkommende exogene Krankheitsursachen sind Nahrungsmangel, Flüssigkeitsmangel, Fehlernährung, mechanische Insulte, Gifte, Infekte, Kälte, Hitze, Strahleneinfluß und andere peristatische Faktoren. Endogene Krankheitsursachen sind demgegenüber weniger zahlreich. Wir kennen heute Fehler der Chromosomenstruktur, die spezifische Stoffwechselstörungen bewirken. Mit diesen Krankheiten, die selten vorkommen, ist jedoch die Bedeutung der Erbmasse für die Krankheitsentstehung keineswegs erschöpft. Sie ist vielmehr auch von entscheidender Bedeutung für die Reaktion der Organismen auf die exogenen Krankheitsfaktoren, so daß bei der Pathogenese vieler Erkrankungen exogene und endogene Faktoren gekoppelt sind.

Wir haben im Vorhergehenden von den Strukturen, den Stoffwechselprozessen und den Regulationen im Organismus gesprochen, aber außer acht gelassen, daß der Mensch ein Leib-Seele-Wesen ist. Somatischen Vorgängen gehen seelische Prozesse parallel und umgekehrt den seelischen Prozessen somatische. Jede Krankheit geht daher mit Veränderungen im Somatischen und im Seelischen einher. Das Wesen des Leib-Seele-Zusammenhanges ist noch nicht in wünschenswertem Umfang zu begreifen. Jedoch zeigt die tägliche Praxis eindringlich, welch große Bedeutung seelischen Faktoren für Entstehung und Verlauf von Krankheiten zukommt. Aus dieser Konstellation ergeben sich bedeutsame ärztliche Möglichkeiten. Auch der moderne Arzt, dessen materielles therapeutisches Arsenal in der naturwissenschaftlichen Ära großartig ausgebaut wurde, darf auf diesen wesentlichen Teil der ärztlichen Kunst nicht verzichten, wenn er die ärztliche Aufgabe, dem Leidenden Rat und Hilfe zu geben, vollständig erfüllen will. An dieser Stelle sprengt die Medizin den naturwissenschaftlichen Rahmen. Sie wird eine Tätigkeit, eine Kunst, die besondere Schwierigkeiten bietet, aber auch Erfolg und Befriedigung schenkt.

Infektionskrankheiten

I. Die Viruskrankheiten des Menschen

Einleitung

Die Zahl der durch Viren hervorgerufenen Krankheiten ist weitaus größer, als man bisher angenommen hat. Noch heute werden jährlich neue Virusarten und Virustypen gefunden, die als Krankheitserreger für den Menschen von Bedeutung sind. Nicht jeder Virustyp erzeugt ein spezifisches Krankheitsbild, vielmehr können klinisch einheitliche Krankheitsbilder durch verschiedene Virustypen bedingt sein und andererseits auch serologisch einheitliche Virusgruppen verschiedene klinische Symptome hervorrufen, ein deutlicher Hinweis darauf, daß der Wirtsorganismus entscheidend an der Prägung der spezifischen Symptomenbilder beteiligt ist.

Vor der Besprechung der einzelnen Krankheitsbilder sollen einige den Viruskrankheiten gemeinsame Züge herausgestellt und die Grundlagen der virologischen und serologischen Diagnostik besprochen werden.

Das Blutbild zeigt bei den Viruskrankheiten fast immer charakteristische Veränderungen. Die Gesamtleukozytenzahl ist normal oder erniedrigt, und im Differentialblutbild findet man eine Vermehrung der lymphozytären und monozytären Zellelemente (sog. Virozyten). Die Blutkörperchensenkungsgeschwindigkeit ist nur mittelgradig beschleunigt. Treten im Verlaufe einer Viruserkrankung eine Leukozytose und ein erheblicher Anstieg der BSG auf, so ist die Ursache dafür fast immer eine bakterielle Sekundärinfektion. Ein weiteres Charakteristikum ist der zweigipfelige Fieberverlauf (sog. Dromedarkurve). Der erste Fiebergipfel ist durch die virämische Phase bedingt, die sich an die lokale Virusvermehrung an der Eintrittspforte der Viren anschließt. Der zweite Gipfel zeigt den Organbefall durch das Virus an. Die Aussicht auf einen *direkten* Virusnachweis im Verlaufe der Infektion ist von diesen Phasen abhängig (S. 5). Vor dem ersten virämischen Fiebergipfel besteht die Möglichkeit, aus Stuhl oder Rachensekret die Viren zu isolieren, während der Virämie kann die Viruszüchtung aus dem Blut gelingen und schließlich nach dem Organbefall während des zweiten Fiebergipfels aus den Organen bzw. deren Sekreten wie z. B. Pustel- und Bläscheninhalt (dermatotrope Viren) oder Liquor (neurotrope Viren).

Der *indirekte* Virusnachweis wird durch Bestimmung der Antikörper im Serum (Komplementbindungs-Reaktion, Agglutinations- und Neutralisationstest) geführt. Zwei Blutentnahmen sind erforderlich, wobei die erste Entnahme möglichst früh nach Krankheitsbeginn erfolgen soll, um einen Ausgangswert zu erhalten und den von früheren Infektionen her eventuell bestehenden Antikörperspiegel zu erfassen. In der zweiten Blutprobe (10 Tage später) zeigt sich gewöhnlich ein erhöhter Antikörpertiter. Ein Titeranstieg auf die vierfache Höhe wird als beweisend angesehen. Neutralisierende Antikörper treten im allgemeinen einige Tage später auf und sind länger im Serum nachzuweisen als komplementbindende Antikörper.

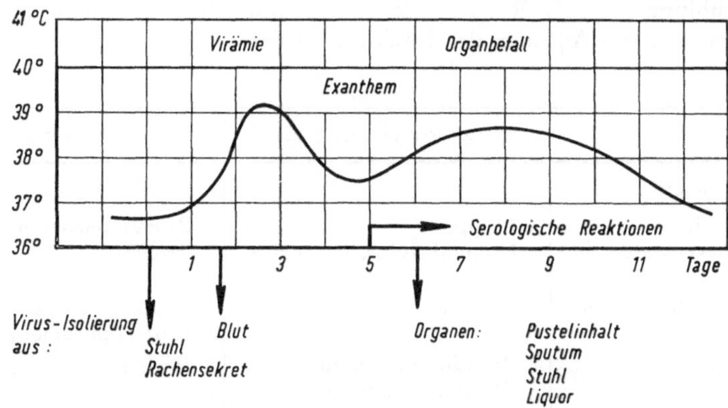

Die Möglichkeiten der Virusisolierung während einer Virusinfektion
an Hand des Fieberverlaufs.

A. Viruskrankheiten des Respirationstraktes

Die in jedem Jahr vor allem in den Herbst- und Wintermonaten auftretenden Erkältungskrankheiten pflegen wir gemeinhin als „grippale Infekte" zu bezeichnen. Hinter dieser Bezeichnung verbergen sich Krankheiten recht unterschiedlicher Ätiologie und mit sehr verschiedenen Komplikationsmöglichkeiten, wenn auch ihre Symptome oft sehr ähnlich sind.

1. Schnupfen-Virus-Infektion

Die Schnupfenviren, von denen bisher schon über 50 Typen isoliert wurden, werden heute einheitlich *Rhino-Viren* genannt. Früher gebräuchliche Synonyma sind Common-Cold-Viren, Salisbury-Stämme, Coryza-Viren, Muriviren und ERC-(ECHO$_{28}$-Rhino-Coryza-)Viren. Sie sind die Erreger des banalen Schnupfens, den fast jeder Mensch mehrfach in einem Jahr durchmacht, werden aber auch bei anderen Erkältungskrankheiten gefunden. Die Viren lassen sich aus dem oberen Respirationstrakt isolieren und rufen bei experimenteller Übertragung wieder Katarrhe der oberen Luftwege hervor. Unter bestimmten Bedingungen sind sie in Gewebekulturen züchtbar.

Es gibt bisher keine vollständige Erklärung dafür, warum bestimmte Personen in relativ kurzen Zeitabständen mehrmals hintereinander an einem Schnupfen erkranken können. Offenbar ist der immunologische Schutz, den eine Schnupfenkrankheit hinterläßt, nur schwach und kurzfristig. Außerdem setzen sich die

Rhino-Viren aus mehreren antigenetisch heterogenen Familien zusammen, so daß
die Antikörper, die bei der Erkrankung durch einen bestimmten Schnupfenvirus-
Typ gebildet werden, keinen Schutz gegen eine Infektion mit einem anderen
Typ gewähren.

Die Übertragung der Schnupfenviren erfolgt durch Kontakt- und Tröpfcheninfektion. Die Inkubationszeit beträgt 1—3 Tage, wobei bestimmte Noxen, wie
z. B. Abkühlung, „Zug", Reizung der Nasenschleimhaut, Alkoholexzesse oder
Überanstrengung das Angehen der Infektion fördern.

Erreger	Haupterscheinungsbild	weitere Krankheitsbilder
Myxoviren (RNS)		
1. Influenzaviren	Grippe	Bronchopneumonie
2. Newcastle-Disease-Viren	Konjunktivitis, Laryngitis	Bronchitis
Parainfluenza-Viren	Laryngo-Tracheitis	grippaler Infekt Bronchopneumonie
RS-Viren	Bronchiolitis (Kinder) Schnupfen (Erwachsene)	Pneumonie
REO-Viren (RNS)	Schnupfen grippaler Infekt	Bronchitis Diarrhoe
Picorna-Viren (RNS)		
1. Rhinoviren	Schnupfen	Bronchitis (Kinder)
2. Enteroviren*)		
Coxsackie	„Sommergrippe"	„Darmgrippe"
ECHO	Pharyngitis	
Polio		
Adenoviren (DNS)	Pharyngitis, Tonsillitis Konjunktivitis	grippaler Infekt Pneumonie
Ornithose-Psittakose-Viren	atypische Pneumonie	grippaler Infekt
Mycoplasma pneumoniae	atypische Pneumonie	Pharyngitis, Bronchitis Konjunktivitis

Ätiologie und Erscheinungsform der virus- und mykoplasmenbedingten Erkrankungen der
Atemwege.

---

*) Erregerspezifische Organmanifestation s. S. 13 ff.

Klinik: Die Erkrankung beginnt meist plötzlich mit einer Entzündung der
Nasen- und Rachenschleimhaut (Niesen, Kratzen im Halse), Frösteln, Kopfschmerzen und leichtem allgemeinem Krankheitsgefühl. Fieber gehört nicht zum
Bild des unkomplizierten Schnupfens. Die Schwellung der Nasenschleimhaut führt
zu der als lästig empfundenen Behinderung der Nasenatmung. Es entleert sich aus
der Nase ein zunächst dünnflüssiges Sekret, das durch bakterielle Mischinfektion

eitrig werden kann. Der Naseneingang wird oft wund und zeigt Rhagaden. Bei vielen Menschen tritt gleichzeitig ein Herpes simplex (S. 27) im Nasen-Mund-Gebiet auf. Die ganze Krankheit dauert im Durchschnitt nur 5—7 Tage.

Komplikationen können durch bakterielle Sekundärinfektionen der Neben-höhlen, des Mittelohres und der Tonsillen entstehen; manchmal entwickelt sich aus dem Schnupfen auch eine Bronchitis.

Eine spezifische Therapie mit viriziden Substanzen oder Interferonpräparaten ist noch ebenso wie eine Vakzination im Versuchsstadium. Die Therapie beschränkt sich daher auf symptomatische Maßnahmen. Vitamine in hohen Dosen wirken wahrscheinlich nur über eine Steigerung der allgemeinen Resistenz und beschleunigen vielleicht die Regeneration des zerstörten Schleimhautepithels.

2. Influenzaviruskrankheit

Eine echte, d. h. durch das Influenzavirus hervorgerufene Grippeerkrankung liegt nur einem Teil der sogenannten „grippalen Infekte" zugrunde. Wieviele Menschen tatsächlich an dieser Grippe erkranken, ist schwierig festzustellen, da die Krankheit häufig ohne ärztliche Hilfe in einigen Tagen überstanden wird. Fast in jedem Jahr treten aber — oft an verschiedenen Orten gleichzeitig — in der Welt kleinere oder größere Influenzaepidemien auf. Die Ursachen, warum die Influenza ihren endemischen Charakter verliert, sind noch nicht ganz geklärt. Sicherlich spielt die Mutationsfreudigkeit des Virus eine große Rolle, so daß die aus früheren Infektionen gewonnene Abwehrlage der Menschen nicht mehr genügend Schutz gegen das abgewandelte Virus bietet. Tritt ein tiefergreifender Antigenstrukturwandel beim Influenzavirus ein, so steht die gesamte Menschheit schutzlos dem neuen Influenzastamm gegenüber, wodurch die Voraussetzungen für eine plötzliche weite Ausbreitung (Pandemie) der Influenza gegeben sind. Solche Pandemien traten 1889/92, 1918/20 und 1957/58 auf. Influenzaepidemien und -pandemien lassen sich bis in das Altertum zurückverfolgen.

Wir unterscheiden heute 4 Influenzavirustypen (A—D), jeder mit weiteren Untertypen. Die weiteste Verbreitung hat der Typ A, der für die größeren Epidemien und Pandemien verantwortlich ist. So wurde auch die letzte von Asien ausgehende Pandemie 1957/58 durch einen neuen A-Untertyp hervorgerufen, der die internationale Bezeichnung A_2 erhalten hat. Den Typ B findet man vornehmlich als Erreger kleiner Epidemien, ebenso wie den Typ C, der selten in kleinen Epidemien in Amerika gefunden wurde. Der Typ D (Sendai-Typ) wird heute in die Gruppe der Parainfluenzaviren eingeordnet (S. 10).

Zur Typenbestimmung des Grippevirus wird der sogenannte Hirst-Test verwandt. Er beruht auf der Fähigkeit der Influenza-Viren, Hühnererythrozyten zur Agglutination zu bringen. Ein Serum, das Antikörper enthält, hemmt spezifisch, entsprechend der Höhe seines Antikörperspiegels, diese Agglutination.

Klinik: Die Inkubationszeit beträgt bei der Grippe einige Stunden bis zu 2 Tagen. Die Übertragung erfolgt durch Tröpfcheninfektion. Das Krankheitsbild entwickelt sich meist schnell mit deutlichem allgemeinem Krankheitsgefühl, Mattigkeit, Abgeschlagenheit, Kopf- und Gliederschmerzen sowie Kollapsneigung. Das Fieber kann 39—40° C erreichen. Diese Allgemeinerscheinungen beherrschen das Bild. Die Lokalsymptome können von Fall zu Fall verschieden stark ausgeprägt sein oder auch fehlen. Meist findet man einen geröteten Rachen, einen trockenen

Husten und Zeichen einer Tracheobronchitis. Schnupfen gehört eigentlich nicht zum Bild der echten Grippe, aber typisch, wenn auch selten, ist zu Beginn der Krankheit Nasenbluten. Die virusbedingte Bronchitis kann stärker ausgeprägt sein und über eine Bronchiolitis eine Viruspneumonie entstehen lassen. Exantheme in verschiedener Form, sowie flüchtiger Rush treten häufig zu Beginn wie bei vielen Viruserkrankungen auf. Leichte gastritische Beschwerden, aber keine schweren gastrointestinalen Erscheinungen, kommen vor. In manchen Epidemien, wahrscheinlich durch den besonderen „Neurotropismus" eines Influenzastammes bedingt, treten gehäuft Meningismus (Liquorzellzahl unter 100/3 Zellen) und enzephalitische Symptome mit Benommenheit und flüchtigen Hirnnervenausfällen auf. In Pandemiezeiten beobachtet man manchmal rasant innerhalb von Stunden zum Tode führende Verlaufsformen mit schwerem Kreislaufkollaps, dem eine toxische Kapillarschädigung mit hämorrhagischen Schleimhautanschwellungen und hämorrhagischem Ödem in den Lungenalveolen zugrunde liegt.

Im allgemeinen stehen jedoch die subjektiven Beschwerden ganz im Vordergrund, und meist ist die Krankheitsdauer kurz (4—6 Tage). Darüber hinaus gibt es abortive Verlaufsfälle mit nur flüchtigen Symptomen.

Komplikationen sind durch bakterielle Mischinfektionen bedingt. Neben Otitis, Tonsillitis, Sinusitis und schwerer, eitrig-hämorrhagischer Tracheobronchitis sind besonders die Pneumonien (Grippe crouposa) gefürchtet. Die Erfahrung der letzten Jahre hat gezeigt, daß vorwiegend Staphylokokken an diesen Komplikationen ursächlich beteiligt sind. Die meisten Todesfälle bei der Grippe sind durch die komplizierende Pneumonie bedingt. Pathologisch-anatomisch findet man in solchen Fällen eine eitrig-hämorrhagisch-nekrotisierende Tracheobronchitis und in den Lungen viele lobuläre, z. T. hämorrhagische Herde. In einigen Epidemien traten gehäuft Enzephalitiden auf, die eine hohe Letalität aufwiesen.

Diagnose: Die Diagnose wird in Epidemiezeiten keine Schwierigkeiten bereiten. Sporadische Fälle können dagegen oft nur durch den direkten Virusnachweis bzw. durch den Nachweis eines Antikörpertiteranstiegs oder -abfalls sicher diagnostiziert werden. Zum Antikörper-Nachweis hat sich die Komplementbindungs-Reaktion (KBR) als schnelle und einfache Methode bewährt.

Therapie: Eine spezifische Therapie mit viruziden Substanzen (z. B. Adamantamide) befindet sich in der Entwicklung. Sonst verordnet man dem Patienten Bettruhe, eventuell zusätzlich Antipyretika. Bei schwer verlaufenden Fällen ist besonders auf den Kreislauf zu achten. Treten Anzeichen einer bakteriellen Mischinfektion auf, werden Antibiotika und Sulfonamide erforderlich. Die Rekonvaleszenz ist häufig verzögert. Oft bestehen noch über 2—3 Wochen Kollapsneigung, Müdigkeit und Schwäche sowie allgemein vegetative Symptome, eine Mahnung für den Patienten, sich noch zu schonen.

Prophylaxe: Zur Prophylaxe ist in der letzten Zeit die Impfung mit abgetöteten Influenza-Viren in den Vordergrund des Interesses gerückt. Die Variationsfreudigkeit der Influenzaviren (ein wirksamer Impfstoff muß gerade den Virustyp enthalten, der die Epidemien verursacht und der keineswegs immer mit den Epidemiestämmen der letzten Jahre übereinzustimmen braucht!) und die Notwendigkeit, die Impfung jährlich zu wiederholen, haben es bisher verhindert, daß die Impfprophylaxe sich in breitem Maße durchsetzte.

3. Adeno-Virus-Infektionen

1952 wurde erstmals bei amerikanischen Soldaten in Missouri, die bis zu 80%
an akuten fieberhaften Infekten der oberen Luftwege erkrankt waren, ein neues
Virus gefunden, das später auch in hypertrophischen und chronisch entzündeten
Tonsillen von Kindern, die keine weiteren Krankheitserscheinungen hatten,
nachgewiesen werden konnte. Man gab diesen Viren zunächst den Namen APC-
(= Adeno-pharyngeal-conjunctival-fever-) Viren. Inzwischen sind 30 serologisch
verschiedene Typen isoliert und zur Adeno-Virus-Gruppe zusammengefaßt worden,
die unterschiedliche Krankheitsbilder hervorrufen können.

Klinik: Die Inkubationszeit schwankt zwischen 4—7 Tagen. Mehrere Virustypen bewirken ein der Grippe ähnliches, meist akutes Krankheitsbild (ARD =
acute respiratory disease), das mit einem Katarrh der oberen Luftwege beginnt
und mit Fieber, das 39—40° C erreichen kann, einhergeht. Vielfach sind auch
die tieferen Luftwege mitbetroffen in Form von Bronchitis, Bronchiolitis und
Viruspneumonie. Diese epidemisch auftretende Erkrankungsform verläuft im Erwachsenenalter kurz und gutartig, kann aber im frühen Kindesalter tödlich enden.
Andere Adenoviren sind die Erreger des Pharyngokonjunktivalfiebers, das ebenfalls akut beginnt und für das Kopfschmerzen, Fieber, Pharyngitis, Konjunktivitis
und Lymphknotenschwellungen charakteristisch sind. Von weiteren Typen weiß
man, daß sie follikuläre Konjunktivitis, Gastroenteritis, Zystitis oder Exantheme
(Exanthema subitum?) hervorrufen und vom Typ 8, daß er der Erreger der epidemischen Keratokonjunktivitis ist. Oft werden Adenoviren im chronisch hyper-
trophierten lymphatischen Gewebe des Rachenringes und bei der Lymphadenitis
mesenterialis gefunden.

Zur Sicherung der Diagnose können Virusisolierung, KBR und Neutralisationstest herangezogen werden. Eine spezifische Therapie gibt es nicht. Impfungen
werden als prophylaktische Maßnahme durchgeführt.

4. Ornithose — Psittakose

Eine Unterscheidung zwischen Psittakose und Ornithose ist vom klinischen
Standpunkt aus weder gerechtfertigt noch erforderlich, da es keine differenten
Krankheitsbilder gibt. Virologisch-serologisch lassen sich nur durch komplizierte
Methoden (Toxinneutralisation) gewisse Unterschiede finden. Im allgemeinen wird
die Bezeichnung Ornithose als übergeordneter Begriff verwandt, während man
von Psittakose spricht, wenn die Infektion von Papageienvögeln ausgeht. Das
Psittakose-Ornithose-Virus gehört zu den großen Viren der sog. Psittakose-
Lymphogranuloma inguinale-Trachom-Gruppe. Diese Viren nehmen eine gewisse
Sonderstellung ein und werden zu den vorwiegend im Tierreich verbreiteten
Miyagawanellen (nach dem japanischen Forscher MIYAGAWA) gerechnet. Sie
bilden intrazelluläre Einschlußkörperchen (Elementarkörperchen und Hüll-
membran), sind durch Giemsafärbung lichtoptisch sichtbar, haben einen eigenen
Fermentstoffwechsel und sind empfindlich gegen Sulfonamide und Breitband-
antibiotika.

Das Virus wird von Papageien, Wellensittichen, aber auch von Tauben,
Enten, Hühnern und weiteren Vogelarten durch Staub-, Tröpfchen- und Schmierinfektion auf den Menschen übertragen. Die Tiere können Virusträger sein, ohne

selbst zu erkranken (Tauben in den Großstädten!). Die Erkrankung bei den Tieren verläuft vorwiegend unter dem Bilde einer Darminfektion. Eine Übertragung der Viren von Mensch zu Mensch ist ebenfalls möglich. Auch hier gibt es gesunde Virusträger, besonders nach einer durchgemachten Krankheit.

Klinik: Die Inkubationszeit beträgt 8—14 Tage. Die Erkrankung setzt ein unter dem Bilde einer schweren Allgemeininfektion, mit Abgeschlagenheit, Benommenheit, Kopf- und Gliederschmerzen, Halsschmerzen, Reizhusten und oft mit Nasenbluten. Das Fieber erreicht schnell 38—39° C und bleibt je nach Schwere des Verlaufes bis zu 14 Tagen intermittierend oder häufiger als Kontinua bestehen. Am Ende der ersten Krankheitswoche treten die Symptome einer Pneumonie auf. Physikalisch ist der Befund, wie fast immer bei den atypischen Pneumonien (S. 11), spärlich. Röntgenologisch findet man eine Hilusverbreiterung, keilförmig vom Hilus ausgehende Infiltrate, aber auch diffus verstreute Herde. Das Sputum wird rostbraun-hämorrhagisch, der Husten nimmt zu. Benommenheit und Kreislaufschwäche können als toxische Symptome in diesem Stadium hinzutreten. Das Blutbild zeigt meist eine starke Linksverschiebung bei Leukopenie oder normalen Leukozytenzahlen. Durch die gleichzeitig bestehende Bradykardie kann die Ornithose in ihren Symptomen dem Typhus ähnlich sein. Die Rekonvaleszenz schreitet nur langsam fort. Die Dauer der Krankheit bei der schweren Verlaufsform der Ornithose beträgt 3—6 Wochen, die Letalität betrug vor Einführung der Antibiotika 20%.

Neben diesen schweren Verlaufsformen gibt es Erkrankungen, die wie ein grippaler Infekt oder auch fast stumm verlaufen.

Diagnose: Die Diagnose läßt sich mit Sicherheit nur durch den Virusnachweis in der 1. Woche aus Blut oder Sputum oder durch einen Antikörper-Titer-Anstieg in der KBR stellen (es besteht eine Antigengemeinschaft mit dem Lymphogranuloma inguinale-Virus). Die WaR ist in etwa einem Drittel der Ornithosefälle positiv. Den wichtigsten diagnostischen Hinweis bildet immer der anamnestisch nachweisbare Kontakt mit infizierten Tieren.

Therapie und Prophylaxe: Bettruhe, Breitbandantibiotika und Kreislaufüberwachung sind erforderlich. Quarantäne der eingeführten Tiere, Überwachung der Vogelhandlungen, Tötung der erkrankten Tiere und Vermeidung von engem Kontakt mit Vögeln sind die wirksamen prophylaktischen Maßnahmen.

Schon Verdachtsfälle sind meldepflichtig.

5. Weitere Viruskrankheiten des Respirationstraktes

a) Parainfluenza-Virus-Infektion

Unter dem Namen Parainfluenza-Viren faßt man heute eine Gruppe von Viren zusammen, die besonders im Kindesalter die ganze Skala der Krankheiten des Respirationstraktes vom einfachen Katarrh über grippeähnliche Bilder, Laryngo-Tracheo-Bronchitis, Krupp bis zu schweren Pneumonien hervorrufen können. Einzelne Viren sind unter anderen Namen schon seit mehreren Jahren bekannt. Man unterscheidet vier Virusgruppen.

Parainfluenza-Viren Typ I (Hem-Adsorptions-[HA-] Virus Typ 2, Influenza-Virus Typ D [Sendai-Virus], Hemagglutinating Virus of Japan [HVJ], Cop. 222)
Parainfluenza-Viren Typ II (Croup Associated-[CA-] Virus, Akute Laryngo-Tracheo-Bronchitis [ALTB]-Virus)
Parainfluenza-Viren Typ III (Hem-Adsorptions-[HA-] Virus Typ I)
Parainfluenza-Viren Typ IV (SA-Virus, Virus von Schultz und Habel)

In Reihenuntersuchungen hat man festgestellt, daß die Typen I und III etwa 20% aller „grippalen" Infekte im Kindesalter hervorrufen.

Die *Diagnose* einer Parainfluenza-Virus-Infektion ist mit Sicherheit nur sero-logisch-virologisch zu stellen. Eine spezifische *Therapie* ist bisher nicht bekannt.

b) Newcastle-Disease-Virus-Infektion

Infektionen mit dem Virus der atypischen Geflügelpest — nach ihrem ersten Beobachtungsort auch Newcastle-Disease genannt — sind schon seit längerem bekannt. Die vorwiegend bei Hühnern vorkommende und fast immer zum Tode der Tiere führende Krankheit wird durch Schmutz- und Schmierinfektion auf den Menschen übertragen. Die Inkubationszeit beträgt nur 1—2 Tage. Ohne stärkere Allgemeinsymptome kommt es zu einer Konjunktivitis mit Schwellung der Lider und Beteiligung der präaurikulären Lymphknoten. Darüber hinaus kann die In-fektion auch zu katarrhalischen Erscheinungen und zur Bronchitis führen, d. h. das Bild eines grippalen Infektes hervorrufen. Die *Diagnose* wird auch durch den direkten Virusnachweis aus dem Augenspülwasser und den Antikörpernachweis im Serum (KBR, Hämagglutinations-Hemmungs-[HAH-]Test, Neutralisationstest) gestellt. Eine spezifische *Therapie* gibt es nicht.

c) Primäre, atypische Pneumonie

Zu den primären, atypischen Pneumonien rechnet man solche mit *Virus-*, *Myko-plasmen* (Mycoplasma pneumoniae, früher: Pleuro Pneumonia Like Organisms [PPLO], Eaton Agent)- bzw. *Rickettsien-Ätiologie*. Drei atypische Viruspneumo-nien, die Grippe-, die Ornithose- und die Masern-Pneumonie, wurden gesondert besprochen. Die durch Rickettsien verursachte Q-Fieber-Pneumonie wird weiter unten (S. 64) abgehandelt. Die primäre, atypische Pneumonie im engeren Sinne wird durch zumeist noch nicht sicher differenzierte Mykoplasmen und Viren hervor-gerufen. Sie tritt sporadisch oder in kleinen Epidemien auf und wurde gehäuft bei Soldaten im letzten Kriege beobachtet.

Pathologisch-anatomisch handelt es sich um multilokuläre, nicht an Lappen- oder Segmentgrenzen gebundene Entzündungsherdchen, die keine Bevorzugung bestimmter Lungenabschnitte erkennen lassen. Interstitiell finden sich plasmazellu-läre Infiltrate.

Klinik: Die Inkubationszeit beträgt 1—3 Wochen. Die Erkrankung beginnt uncharakteristisch wie ein grippaler Infekt mit allgemeinem Krankheitsgefühl, Kopf- und Gliederschmerzen sowie Reizhusten. Das Fieber steigt schnell bis 40° C an, zeigt dann remittierenden Charakter und fällt nach etwa einer Woche lytisch ab. Häufig wird ein Herpes labialis beobachtet. Auffällig ist eine der Fieberhöhe nicht entsprechende Bradykardie. Im Blutbild findet man eine Linksverschiebung bei normalen Leukozytenzahlen, aber auch Leukopenie und Lymphozytose. Der physikalische Befund über der Lunge ist spärlich. An umschriebener Stelle hört man bei sorgfältiger Auskultation Rasselgeräusche verschiedener Qualitäten. Röntgenologisch sind nach der ersten Krankheitswoche meist hilusnahe, wolkig-unscharf begrenzte Verdichtungsbezirke erkennbar, die in der Hälfte der Fälle einseitig auftreten. Es können nacheinander in verschiedenen Lungenlappen Herde entstehen. Die Dauer der Krankheit schwankt zwischen 2 und 7 Wochen. Im Urin findet man neben einer febrilen Proteinurie, einzelnen Leukozyten und Erythrozyten oft die Diazoprobe positiv. Die Rekonvaleszenz ist häufig verzögert.

Diagnose: Das Mißverhältnis zwischen deutlichem Röntgenbefund und spärlichem physikalischen Befund an der Lunge bei einem grippeähnlichen Krankheitsbild weist auf eine primäre, atypische Pneumonie hin. Die Diagnose wird erhärtet durch den Nachweis von Antikörpern bzw. bei Mykoplasmen-Infektionen durch den Nachweis von Kälteagglutininen und in manchen Fällen durch den positiven Ausfall der Wassermannschen Reaktion. Schließlich läßt auch das Nichtansprechen der Erkrankung auf Sulfonamide und Penizillin an eine primär atypische Pneumonie denken.

Therapie: Breitband-Antibiotika zeigen gegen Mykoplasmen eine gute Wirkung; Bettruhe, Kreislaufüberwachung und eine Nachkur sind anzuraten.

d) REO- und RS-Virus-Infektionen

Eine Gruppe von Viren, die zu Erkrankungen der oberen Luftwege führt und die Beziehungen zur Enterovirus- und zur Myxovirus-Gruppe hat, faßt man heute unter dem Namen REO- (Respiratory Enteric Orphan-) Viren zusammen. Ihre frühere Einordnung erfolgte unter die ECHO-Viren (Typ 10). Serologisch lassen sich 3 Typen unterscheiden, die vorwiegend bei Kindern mit Schnupfen bzw. „grippalen Infekten", Tracheitis, Bronchitis oder Diarrhoe gefunden wurden. Erwachsene besitzen häufig Antikörper gegen REO-Viren, so daß man auf eine weite Verbreitung dieser in ihrer klinischen Bedeutung noch recht wenig erkannten und auch im Tierreich verbreiteten Virusgruppe schließen kann.

Eine weitere, erst vor 10 Jahren entdeckte und den Myxoviren zugeordnete Gruppe von Viren wird als RS- (Respiratory Syncytial-) Viren bezeichnet (Syn.: CCA = Chimpanzee Coryza Agent). Das RS-Virus ist weltweit verbreitet und für viele Erkältungskrankheiten verantwortlich. Im Kindesalter verursacht es vorwiegend Erkrankungen des tieferen Respirationstraktes. Der Beginn ist gekennzeichnet durch eine auffallend heftige Rhinitis und hohes Fieber. Es entwickeln sich dann Bronchitis, Bronchiolitis und Bronchopneumonie. In den Wintermonaten können RS-Virusinfektionen epidemieartig auftreten und bei ausgedehnter Bronchiolitis und bakterieller Sekundärinfektion tödlich enden. Jugendliche und Erwachsene erkranken meist in Form eines banalen Schnupfens oder einer leichten Bronchitis. Offenbar verlaufen die Primärinfektionen (Säuglingsalter) schwer und die Reinfektionen in späteren Jahren leicht. Zur Sicherung der Diagnose kann das Virus aus dem Rachensekret, das nicht eingefroren werden darf, gezüchtet werden. Mit der KBR und dem Neutralisationstest sind Antikörper nachweisbar.

Neben diesen Virusgruppen können eine Reihe weiterer Virusarten Infekte des Respirationstraktes verursachen. Hierzu gehören insbesondere Vertreter der Enterovirus-Gruppe. Neuerdings werden auch die Rhinoviren und die Enteroviren unter den Oberbegriff Picorna-Viren (pico = klein, RNA = Ribonukleinsäure) eingeordnet.

Differentialdiagnostisch muß bei den sogenannten Erkältungskrankheiten auch an abortive und milde Verlaufsformen sonst wohlumschriebener Krankheitsbilder gedacht werden, die unter dem Bilde eines „grippalen Infektes" in Erscheinung treten, wie z. B. die Ornithose-Psittakose, die Katzenkratzkrankheit, das Q-Fieber, die Leptospirosen und andere.

B. Viruskrankheiten des ZNS

Viele Virusarten befallen obligat oder fakultativ das ZNS. Der Neurotropismus der Viren zeigt dabei oftmals von Epidemie zu Epidemie und von Virusstamm zu Virusstamm erhebliche Unterschiede. Die Viren können unterschiedlich schwere Schädigungen hervorrufen, die von der flüchtigen serösen (abakteriellen) Meningitis bis zur häufig tödlich verlaufenden Enzephalitis bzw. Enzephalomyelitis reichen. Eine strenge Trennung in Virusmeningitis einerseits und Virusenzephalitis andererseits ist vielfach weder ätiologisch noch nach dem klinischen Bild möglich.

Die folgende Abbildung (S. 14) gibt eine schematische Zusammenstellung der wichtigsten Virusarten, die bevorzugt zu einer Schädigung des ZNS führen.

1. Entero-Virus-Krankheiten

Seit 1957 faßt man 3 Virusarten zur Gruppe der Enteroviren zusammen: Poliomyelitis-, Coxsackie- und ECHO-Viren. Neben gleichen morphologischen, biologischen und physikalischen Eigenschaften ist dieser Gruppe gemeinsam, daß sich die Viren im Verdauungstrakt des Menschen vermehren, mit dem Stuhl ausgeschieden werden und klinisch z. T. ähnliche Krankheitsbilder hervorrufen können. Die Doppelinfektion mit diesen Viren kann sich in einer Verstärkung oder Behinderung ihrer pathogenen Eigenschaften auswirken.

a) Poliomyelitis

Die Poliomyelitis anterior acuta (Heine-Medinsche Krankheit, spinale Kinderlähmung) war in unseren Breiten bis vor kurzer Zeit die meist gefürchtete akute Infektionskrankheit. Seit der ersten eingehenden Beschreibung der Krankheit durch HEINE (1840) und MEDIN (1887) war ihre Morbiditätsziffer besonders in den letzten Jahrzehnten zweifellos ansteigend. Gleichzeitig vollzog sich eine Verschiebung vom Kindesalter in das Jugend- und Erwachsenenalter. Zu den Merkwürdigkeiten dieser Infektionskrankheit gehört ihr gehäuftes Vorkommen in den zivilisatorisch und damit hygienisch hochentwickelten Ländern. Kühles Klima und eine geringe Bevölkerungsdichte scheinen ebenfalls einen fördernden Einfluß auf ihr Auftreten zu haben. Wenn man nicht nur die manifesten Krankheitsfälle, sondern auch die stummen Infektionen berücksichtigt, zeigt sich allerdings, daß dicht besiedelte Länder und hygienisch tiefstehende Bevölkerungsgruppen in tropischen Ländern schon im Kindesalter bis zu 100% mit den Poliomyelitisviren in Berührung gekommen und immun geworden sind, daß

Ätiologie	Enzephalitis	Meningitis
Enterovirus-Gruppe a) Poliomyelitis b) ECHO-Virus-Krankheit c) Coxsackie-Virus-Krankheit	Selten rein enzepha- litische Formen	Häufig Meningitis
Arbo-Virus-Gruppe a) Zentraleuropäische Enzephalitis b) Russische Frühjahr-Sommer- Enzephalitis c) St. Louis-Enzephalitis d) Westliche, östliche venezolanische Pferdeenzephalitis e) Encephalitis japonica f) Murray-valley-Fieber g) Louping Ill u. a.	Enzephalitis	Begleitmeningitis, bei leichten Verlaufs- formen auch nur Meningitis
Lymphozytäre Choriomeningitis Enzephalomyokarditis	Enzephalitis als Komplikation	seröse Meningitis
Lyssa (Tollwut) Encephalitis epidemica	Enzephalitis obligat	Begleitmeningitis möglich
Masern Mumps Varizellen (Röteln, Influenza, Herpes simplex, Herpes simiae, Pfeiffersches Drüsen- fieber u. a.) Vakzination	Inkubations-, parainfektiöse, postinfektiöse Enzephalitis postvakzinale Enzephalitis	seröse Meningitis

Tabellarische Übersicht über die Ätiologie der Virusenzephalitis und Virusmeningitis.

also hier der Durchseuchungsgrad sehr hoch, dagegen die Zahl der manifest Er-
krankten sehr klein ist. Je höher der Zivilisationsgrad, desto später erfolgt der
Kontakt mit dem Virus, desto häufiger sind offenbar manifeste Erkrankungen.
Weiterhin sind die jahreszeitlichen Schwankungen der Zahl der Erkrankungen
charakteristisch. In unserem Klima liegt der Erkrankungsgipfel jeweils in den
Sommer- und Herbstmonaten.

Das Poliomyelitis-Virus ist nur ca. 30 mμ groß und gehört damit zur Gruppe
der kleinen Viren (Picorna-Viren). Man unterscheidet die Typen I (Brunhilde),
II (Lansing) und III (Leon). Die Typen I und III kommen bei uns häufiger vor
als der Typ II. Das Virus ist gegenüber der Austrocknung sehr empfindlich.
Zur Isolierung und Züchtung des Virus eignen sich tierische oder menschliche
Gewebezellen.

Die Übertragung erfolgt durch Rachensekret und Stuhl von Mensch zu Mensch durch direkten Kontakt oder über Zwischenträger wie verunreinigte Lebensmittel oder Wasser. Eine passive Übertragung durch Insekten (Fliegen) ist wahrscheinlich möglich. Als Eintrittspforten kommen die Tonsillargegend und der Dünndarm in Frage, da sich hier das Virus zu Beginn und z. T. schon vor Beginn der Krankheitserscheinungen nachweisen läßt. Vermutlich findet in diesen Regionen auch die erste Virusvermehrung statt. Die weitere Ausbreitung erfolgt auf dem Blut- und auf dem Nervenweg. Das Virus zeigt eine ausgesprochene Affinität zur grauen Substanz des ZNS. Die weiße Substanz wie auch der Liquor bleiben virusfrei.

Durch die Infektion entsteht neben einer lokalen Immunität im Darm eine serologische Immunität (Auftreten neutralisierender Antikörper). Die lokale Immunität ist kurzdauernd und verhindert nur vorübergehend ein erneutes Haften der Krankheitserreger. Die über Jahre persistierende serologische Immunität verhindert nicht die Neuinfektion des Darmes, vermag aber gegen eine weitere Vermehrung, Ausbreitung und Haftung des Virus im Organismus zu schützen. Manifeste Zweiterkrankungen sind selten und wahrscheinlich durch unterschiedliche Virusgruppen bedingt, da die Immunität jeweils nur spezifisch gegen den Virustyp (I, II oder III) gerichtet ist, der die Antikörperbildung ausgelöst hat.

Klinik: Die Inkubationszeit beträgt gewöhnlich 5—7 Tage. Zuerst haften die Erreger auf den Schleimhäuten des Digestionstraktes (Tonsillen, Dünndarm), ohne Krankheitserscheinungen hervorzurufen, und in den meisten Fällen ist damit die Infektion überstanden. Nur ein geringer Prozentsatz der Infizierten erkrankt mit manifesten Symptomen. Dann zeigt sich der für eine zyklische Infektionskrankheit typische Krankheitsablauf mit einem Initialstadium, das charakterisiert ist durch Fieber, Kopfschmerzen, katarrhalische oder gastrointestinale Erscheinungen und nach 1—3 Tagen wieder abklingt. Es folgt eine symptomenarme Latenzperiode (1—9 Tage), bis mit einem 2. Fieberanstieg (sog. Dromedartyp des Fieberverlaufes (S. 4) das präparalytische Stadium einsetzt. In dieser Phase stehen meningitische Zeichen im Vordergrund mit Kopfschmerzen, Erbrechen, Nackensteifigkeit, Hyperästhesie, Dermographismus, Hyperreflexie, Lärm- und Lichtscheu sowie Muskelschmerzen. In anderen Fällen sind Zeichen einer allgemeinen Adynamie, Muskelschwäche, Apathie und ein schlaffes, gerötetes, schwitzendes Gesicht mit dem Ausdruck einer ängstlichen Gespanntheit (Facies poliomyelitica) vorhanden. In etwa einem Drittel der Fälle folgen diesem präparalytischen Stadium keine motorischen Ausfälle, sondern es kommt unter lytischer Entfieberung zu einer schnellen Heilung. Häufiger treten jedoch 2—5 Tage nach Beginn des präparalytischen Stadiums schlaffe Paresen auf. Beginn, Lokalisation, Ausdehnung und Fortschreiten der Lähmungen sind je nach Sitz und Schweregrad der Schädigung der grauen Substanz unterschiedlich. Folgende Verlaufstypen werden beobachtet:

1. Die *klassische spinale Form* mit unsymmetrischer schlaffer Lähmung unterschiedlichen Ausmaßes und verschiedenartiger Kombination im Befall der Extremitäten-, Rumpf- und Kopfmuskulatur. An den Extremitäten sind vorwiegend die proximalen Muskelgruppen betroffen. Blasen- und Mastdarmlähmungen kommen vorübergehend vor. Besonders eindrucksvoll ist die sogenannte, über Nacht auftretende „Morgenlähmung" meist einer Extremität, vor allem, wenn das präparalytische Stadium diskret und unerkannt verlaufen ist. Nicht zum typischen Bilde der Poliomyelitis gehören Sensibilitätsstörungen. Sie werden aber gelegentlich flüchtig zu Beginn der Lähmungen beobachtet. Im weiteren Verlauf der Krankheit

ist ein Fortschreiten der Lähmungen noch bis zum 8.—10. Tag nach Lähmungsbeginn zu befürchten. Gefährlich ist die spinale Atemlähmung (Ausfall der Zwischenrippen- und Bauchmuskulatur, Zwerchfellähmung), die sich durch eine flache, regelmäßige und beschleunigte Atmung bemerkbar macht. Gewöhnlich setzt schon nach 1—2 Wochen die Rückbildung der Paresen ein (Rückgang des entzündlichen Begleitödems im ZNS), manchmal aber auch erst nach vielen Wochen. Besondere Probleme werfen die Verlaufsformen mit ausgedehnten bleibenden Lähmungen auf, bei denen sich die Betroffenen über Monate und Jahre nicht mehr selbst helfen können. Besserungen sind noch bis zu 2 Jahren nach Krankheitsbeginn möglich, da intakt gebliebene Neurone die Funktionen zugrunde gegangener übernehmen können.

2. Die *bulbäre Form* ist gefürchtet, weil ihre Letalität besonders hoch ist. Schlucklähmung, Sprachstörung und Atemrhythmusstörung sind ihre bedrohlichen Anzeichen. Unerbittlich verläuft die aufsteigende Form (sog. Landrysche Paralyse), die mit spinalen Lähmungen beginnt, rasch auf die bulbären Zentren übergreift und fast immer tödlich endet.

3. Die *zerebrale Form* führt zur Lähmung einzelner Gehirnnerven, oft nur des N. facialis, als einzigem Zeichen einer neurologischen Komplikation der Poliomyelitis.

4. Die seltene *enzephalitische Form* geht mit Bewußtseinstrübung, hohem Fieber und starken Schweißausbrüchen einher und kann in wenigen Stunden zum Tode führen.

Diagnose: Die Diagnose „Poliomyelitis" ist beim Auftreten unsymmetrischer schlaffer Lähmungen nicht schwierig. Abortive und aparalytische Verlaufsformen werden dagegen auch in Epidemiezeiten oft nicht erkannt. Die Lumbalpunktion ergibt einen klaren Liquor, dessen Druck normal, dessen Zellzahl erhöht (bis zu 500/3 Zellen) und dessen Eiweißgehalt vermehrt ist. Anfänglich findet man im Liquor noch viele polynukleäre Zellen, später überwiegen dann die mononukleären Formen. Die BSG ist mittelgradig erhöht, das Blutbild zeigt eine Lymphozytose. Der Virusnachweis gelingt aus dem Rachensekret häufig, aus dem Stuhl fast immer und zwar 1 Woche vor und 3—4 Wochen nach Beginn des akuten Stadiums. In etwa 10% der Fälle erfolgt die Virusausscheidung mehrere Monate lang.

Für den serologischen Nachweis der Poliomyelitis ist eine Blutentnahme zu Beginn der Krankheit, eine zweite 2—3 Wochen später erforderlich. Bewährt hat sich der Neutralisationstest, der auch eine Typendifferenzierung erlaubt, während die heute vielfach gebräuchliche KBR eine Reihe von Mängeln aufweist, die durch schwierige Antigenherstellung bedingt ist.

Differentialdiagnostisch muß man ein Guillain-Barré-Syndrom (Polyradikuloneuritis), eine spinale Muskelatrophie Erb, eine Meningitis oder Enzephalitis durch andere Erreger, z. B. durch ECHO- und Coxsackieviren, eine Schmerzlähmung (z. B. beim Rheumatismus) oder eine Osteomyelitis in Betracht ziehen.

Therapie: Eine kausale Therapie der Poliomyelitis gibt es bis heute noch nicht. Im akuten Stadium ist neben der Isolierung des Patienten dafür zu sorgen, daß jede körperliche und seelische Belastung ferngehalten wird. Unbedingte Bettruhe in einem ruhigen Zimmer ist deshalb erforderlich. Durch entsprechende Lagerung der gelähmten Glieder in Mittelstellung sollen Überstreckung der Gelenke, Überdehnung der Muskeln und Kontrakturbildung verhindert werden. Sorgfältig muß man das Fortschreiten der schlaffen Lähmungen beobachten und auf bulbäre Zeichen achten, um rechtzeitig bei einer drohenden Atemlähmung Beatmungsgeräte (Assistierte Beatmung, Eiserne Lunge) einsetzen zu können. Nach Abklingen der akuten Erscheinungen und wenn das Fortschreiten der Lähmungen beendet ist, kann bereits mit passiven Bewegungsübungen begonnen werden, die dann intensiv oft über Monate fortgesetzt werden müssen.

Medikamentös wird man allenfalls Vitamine, insbesondere B-Vitamin-Komplex geben. Ob die Nebennierenrindenhormone im akuten Stadium das Krankheitsbild günstig beeinflussen, ist noch umstritten. In foudroyant verlaufenden Fällen kann man einen Versuch mit hohen Dosen Prednison (z. B. 100—200 mg) machen.

Prophylaxe: Im Vordergrund der Prophylaxe steht heute die aktive Schutzimpfung. Wurde zunächst nur mit einer Vakzine aus abgetöteten Polioviren aller drei Stämme geimpft (sog. Salk-Impfstoff), so ist in den letzten Jahren mit eindrucksvollem Erfolg die Impfung mit lebenden Polioviren (SABIN, KOPROWSKI, COX) in den Vordergrund getreten. Der Salk-Impfstoff wird heute im allgemeinen mit der Diphtherie-Pertussis-Tetanus-Schutzimpfung (S. 42) im Säuglingsalter gegeben. Die Impfung mit lebenden, in ihrer Neurovirulenz abgeschwächten Viren hat den Vorteil der oralen Applikationsmöglichkeit und der besseren Antikörperbildung mit längerer Schutzdauer. Außerdem führt die Besiedlung des Darmes mit dem Impfvirus zu einer Unterbrechung der Infektionskette der pathogenen Polio-Viren und damit zur Verhinderung einer weiteren epidemischen Ausbreitung, da in dieser Zeit die sog. Wildstämme der Poliomyelitis sich nicht im Darm ansiedeln können. Die Vermehrung des Impfvirus im Darm, die eine echte Infektion darstellt, kann zu Krankheitserscheinungen führen, die sich in Abgeschlagenheit, Schwäche, Durchfall, Kopf- und Gliederschmerzen äußern. Die Symptome stimmen mit dem als Vorkrankheit („minor illness") bezeichneten Stadium der echten Poliomyelitiskrankheit überein; sie sind kurzdauernd und harmlos. Vorübergehende leichte Lähmungserscheinungen kommen vor, echte bleibende Impfschäden sind nur vereinzelt beobachtet worden. Der deutliche Rückgang der Poliomyelitisfälle in allen Ländern, in denen die Schluckimpfung mit lebenden, ihrer neurotropen Wirkung beraubten Poliomyelitisviren durchgeführt wird, ist ein großartiges Zeugnis für die Leistungsfähigkeit der modernen Medizin (S. 18).

Bei der Poliomyelitis sind schon Verdachtsfälle meldepflichtig.

b) ECHO-Virus-Krankheit

Erstmals 1949 aus dem Stuhl von Kindern gezüchtete Viren erhielten den Namen ECHO- (= Enteric Cytopathogenic Human Orphan-) Viren, die sich heute in 31 serologisch unterscheidbare Typen differenzieren lassen und eine Reihe von Krankheitsbildern hervorrufen. Die Züchtung der Viren gelingt auf Affennierenzellkulturen und nach Verimpfung auf Babymäuse.

Die Viren werden wahrscheinlich durch Schmutz- und Schmierinfektion übertragen. Die Generalisation erfolgt wie bei der Poliomyelitis durch eine Virämie. Die Ausscheidung der Viren durch den Stuhl kann man bis zu 3 Wochen nach der Infektion beobachten. ECHO-Virusinfektionen treten sporadisch und in kleinen Epidemien auf. Der Häufigkeitsgipfel liegt, wie bei der Poliomyelitis, in den Spätsommermonaten.

Klinik: Das klinische Bild der ECHO-Virusinfektionen ist vielgestaltig. Die meisten Infektionen verlaufen sicher — wie bei der Poliomyelitis — inapparent.

Neben uncharakteristischen, fieberhaften Katarrhen des oberen Respirationstraktes (sog. „grippalen Infekten") verursachen die ECHO-Viren eine fieberhafte
Enteritis, die vor allem bei Kindern als uncharakteristische Diarrhoe (sog. „Darm-
grippe") im Spätsommer gehäuft auftritt. Besondere Bedeutung gewinnen die
ECHO-Viren (neben den Polio- und Coxsackie-Viren) als Erreger abakterieller,
z. T. epidemisch auftretender Meningitiden. Viele dieser Meningitisfälle wurden
früher als aparalytische Formen der Poliomyelitis angesehen. Manchmal treten

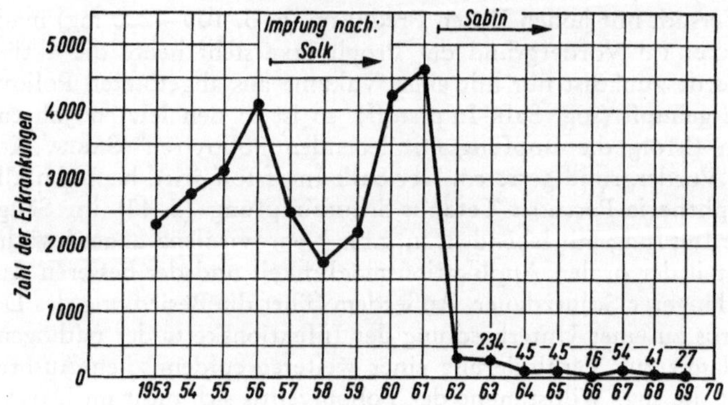

Zahl der Erkrankungen an Poliomyelitis in der Bundesrepublik
einschließlich Westberlin seit 1953.

im Verlaufe einer ECHO-Virusinfektion auch flüchtige Muskelschwächen auf,
so daß eine Unterscheidung von einer Poliomyelitis klinisch unmöglich wird,
zumal im Beginn nicht selten ein uncharakteristisches Initialstadium mit Fieber
und katarrhalischen oder gastrointestinalen Störungen steht. Bei einem Teil der
Erkrankten tritt ein Exanthem auf, das vielgestaltig den ganzen Körper, einschließlich der Fußsohlen und Handteller, befallen kann (Meningitis exanthema-
tica). In diesen Fällen findet man im Liquor wesentlich höhere Zellzahlen als bei
der Poliomyelitis (bis zu 8000/3 Zellen). Gelegentlich tritt das Exanthem ganz in
den Vordergrund und ist von Fieber begleitet.

Diagnose: Bei der Vielgestaltigkeit der Krankheitsbilder kommt es darauf an,
bei entsprechenden Symptomen an die Möglichkeit einer ECHO-Vireninfektion
zu denken. Die Sicherung der Diagnose erfolgt durch den direkten Virusnachweis
(in Stuhl, Blut oder Liquor) oder durch einen signifikanten Antikörpertiteranstieg
in der KBR oder im Neutralisationstest.

c) Coxsackie-Virus-Infektionen

Aus dem Stuhl von Kranken mit den Zeichen einer Poliomyelitis isolierte
man 1947 in Coxsackie (Staat New York) ein Virus, das sich von den bisher bekannten Virustypen unterschied. Inzwischen kennt man 29 verschiedene Typen der
nach ihrem ersten Fundort benannten Coxsackie-Viren, die sich nach der Art der
in Babymäusen verursachten histopathologischen Veränderungen in 2 Gruppen
(A und B) unterscheiden. Coxsackie-B-Viren lassen sich nur in Babymäusen,
Coxsackie-A-Viren dagegen auch in Gewebekulturen züchten. Über den Über-

tragungs- und Infektionsweg der Coxsackie-Viren weiß man noch recht wenig, wahrscheinlich ist er dem der Poliomyelitis-Viren sehr ähnlich. Die Viren lassen sich nur sehr kurzfristig aus dem Rachensekret und bis zu 3 Wochen aus dem Stuhl isolieren. Sporadisch auftretende Fälle wie auch größere Epidemien werden bei Coxsackie-Virus-Erkrankungen beobachtet, wobei auch hier ein deutlicher Spätsommergipfel besteht. Doppelinfektionen mit verschiedenen Coxsackie-Virus-Typen oder mit Poliomyelitis-Viren sind nicht selten. Coxsackie-B-Viren scheinen dabei einen hemmenden, Coxsackie-A-Viren einen fördernden Einfluß auf die Poliomyelitisinfektion zu haben.

Klinik: Wie die ECHO-Viren können auch die Coxsackie-Viren (A und B) die Ursache akuter, fieberhafter Infekte der oberen Luftwege sowie abakterieller Meningitiden sein. Die Inkubationszeit beträgt zwischen 4 und 10 Tagen. Der Häufigkeitsgipfel der „grippalen Infekte" liegt im Spätsommer (*„Sommergrippe"*, *3-Tage-Fieber*). Bei den Meningitisfällen weisen starke Muskel- und Kopfschmerzen und ein Milztumor bei erhöhter Liquorzellzahl auf eine Coxsackie-Infektion hin. Das Krankheitsbild kann leicht mit dem der Poliomyelitis verwechselt werden, zumal auch vorübergehend Hirnnerven- und periphere Lähmungen vorkommen können.

Die besonders häufig bei Kleinkindern auftretende *Herpangina* wird durch Coxsackie-A-Viren hervorgerufen. Das Krankheitsbild beginnt akut mit hohem Fieber (bis zu 40° C), Appetitlosigkeit, Halsschmerzen und Dysphagie. Am weichen Gaumen und an der Rachenschleimhaut sieht man 2—20 von einem roten Hof umgebene Bläschen, aus denen dann ein kleines Ulkus entsteht. Die Krankheit dauert meistens nur 5 Tage und ist durchaus harmlos. Die Therapie ist rein symptomatisch.

Die durch Coxsackie-B-Viren hervorgerufene sog. *Bornholmsche Krankheit* (Myositis infectiosa, Myalgia bzw. Pleurodynia epidemica) tritt gelegentlich in größeren Epidemien auf. Sie beginnt mit hohem Fieber, Abgeschlagenheit, Übelkeit und Erbrechen. Bald treten die charakteristischen heftigen Muskelschmerzen („Teufelsgriff") auf, die besonders die Brust-, Interkostal- und Oberbauchmuskeln betreffen und sich bei jedem Atemzug verstärken. Meist verläuft die Krankheit mit einigen Rückfällen über 3—4 Wochen. Trotz der Schwere der Symptome ist die Bornholmsche Krankheit bei Erwachsenen relativ harmlos. Als Komplikationen können Meningitis, Orchitis, Pleuritis sowie Myo- und Perikarditis auftreten.

In der letzten Zeit hat man als Ursache einer fast immer tödlich verlaufenden *Säuglingsmyokarditis*, die von einer Enzephalitis begleitet sein kann, Coxsackie-B-Viren feststellen können. Es besteht auch eine signifikante Korrelation zwischen Herzmißbildungen bei Neugeborenen und mütterlichen Coxsackie-Virus-Infektionen. Auch die Myokarditis der Erwachsenen wird relativ oft durch Coxsackie-Viren verursacht.

Coxsackie-A-Viren wurden als Erreger des erstmals 1957 beobachteten Hand-Fuß-Mund-Exanthems der Kinder festgestellt.

Diagnose: Bei den ausgeprägten klinischen Symptomen der Bornholmschen Krankheit oder Herpangina bereitet die Diagnose einer Coxsackie-Virus-Infektion keine Schwierigkeit. Aseptische Meningitiden, Sommergrippe und poliomyelitisähnliche Bilder lassen sich nur durch den direkten Virusnachweis aus Stuhl, Liquor oder seltener aus Rachenspülflüssigkeit bzw. durch einen signifikanten Antikörpertiteranstieg (Neutralisationstest, KBR, HA-Test) ätiologisch klären.

Therapie: Die Therapie ist im allgemeinen symptomatisch. Zur Verhütung von Sekundärinfektionen werden Breitbandantibiotika angewandt. Durch die frühzeitige Gabe von Glukokortikoiden kann die Säuglingsmyokarditis günstig beeinflußt werden.

2. Durch Arthropoden übertragene Enzephalitiden

Die durch Arthropoden übertragenen Viren faßt man in der Gruppe der sog. Arbo-Viren (Arthropod Borne Viruses) mit den serologischen Untergruppen A, B, C und einer Gruppe noch nicht näher identifizierter Viren zusammen. Der natürliche Wirt dieser Viren sind Wildtiere. Als Überträger auf den Menschen spielen besonders Mücken, Zecken und Milben eine Rolle, wobei sich die Viren in den Arthropoden vermehren, ohne diese zu schädigen. Eine Übertragung ist auch durch den Genuß ungekochter Milch infizierter Ziegen oder Kühe möglich. Die Vertreter dieser Virusgruppe sind Erreger einiger Tropenkrankheiten (Gelbfieber, Dengue- und Pappatacifieber) und bewirken in unseren Breiten Enzephalitiden. Außer den in der Abbildung S. 14 aufgeführten klassischen Enzephalitis-Viren sind in den letzten Jahren zahlreiche Viren in Arthropoden entdeckt worden, deren pathogene Bedeutung für den Menschen z. T. noch unklar ist.

In Europa spielen als Erreger von Enzephalitiden das Virus der zentraleuropäischen Enzephalitis, Louping-Ill und das Virus der Frühjahr-Sommer-Enzephalitis eine Rolle. Die Übertragungsart bringt es mit sich, daß diese Enzephalitiden besonders in den Sommermonaten beobachtet werden. Das Virus gelangt über eine kurzdauernde Virämie in das ZNS und befällt vorwiegend die Meningen und die graue Substanz.

Klinik: Die Inkubationszeit beträgt durchschnittlich 1—2 Wochen. Neben abortiven und leichten Formen einer abakteriellen Meningitis kommen besonders im Kindesalter in wenigen Tagen tödlich verlaufende Erkrankungen vor. Wie bei fast allen Viruserkrankungen kann ein uncharakteristisches Stadium mit katarrhalischen Symptomen vorausgehen. Der Beginn ist dann meist akut mit Kopfschmerzen, Übelkeit, Erbrechen, Schwindel und hohem Fieber (40° C und mehr). Es werden alle Formen der zentralen motorischen Störungen mit Reflexsteigerungen, schlaffen und spastischen Paresen, sowie alle Stadien eines Koma beobachtet. Die paralytischen Verlaufsformen gleichen oft einer Poliomyelitis. Die Entfieberung erfolgt gewöhnlich nach einer Woche, oft schließt sich aber eine lange Rekonvaleszenz an. Defektheilungen können nach überstandener Krankheit zu lebenslangem Siechtum führen. Als Komplikation schwer verlaufender Arbo-Virusinfektionen, aber auch als alleiniges Symptom kommt eine akut auftretende und von Fieber begleitete hämorrhagische Diathese (Hämorrhagisches Fieber) vor.

Diagnose: Die Diagnose wird gestellt durch den direkten Virusnachweis (Blut, Liquor) sowie durch den Antikörpernachweis mittels KBR, Neutralisationstest und Hämagglutinations- bzw. Hämagglutinationshemmungstest. Differentialdiagnostisch unterscheiden sich die durch Arbo-Viren hervorgerufenen Enzephalitiden von der Encephalitis epidemica durch ihr Auftreten im Sommer und durch das Fehlen von Augenmuskellähmungen.

Eine spezifische Therapie ist nicht bekannt. Durch Gaben von ACTH und Glukokortikoiden läßt sich der zerebrale Entzündungsprozeß vielfach günstig beeinflussen. Intensivmedizinische Maßnahmen (Tracheotomie, Beatmung) sind oft erforderlich. Antibiotika sollten frühzeitig gegeben werden. Die prophylaktischen Maßnahmen bestehen in Bekämpfung der Überträger (Arthropoden) und des Virusreservoirs (Vertebraten).

3. Weitere Virusinfektionen des ZNS

a) Lymphozytäre Choriomeningitis (LCM)

Das Virus der Lymphozytären Choriomeningitis wurde 1934 zuerst in den USA isoliert. Das Virus ist anscheinend auf der ganzen Erde verbreitet, gesicherte Erkrankungen des Menschen sind bisher aber nur in den USA und in Europa beobachtet worden. Die Übertragung auf den Menschen erfolgt fast ausschließlich durch die Hausmaus (direkter Kontakt, verunreinigte Lebensmittel, Staub), die als natürlicher Wirt des Virus anzusehen ist. Epidemien wurden bisher nicht beobachtet, wohl aber Gruppenerkrankungen (Hausgemeinschaften). Eine Übertragung von Mensch zu Mensch ist nicht bekannt.

Klinik: Die Inkubationszeit beträgt 6—13 Tage. In den meisten Fällen führt wahrscheinlich der Kontakt mit dem Virus zu einer stummen Immunisierung. Die klinisch manifesten Erkrankungen zeigen zunächst das Bild eines grippalen Infektes mit Fieber, Glieder-, Brustkorb- und Rückenschmerzen sowie gelegentlichem Auftreten von Exanthemen. In einem Teil der Fälle folgt nach einem kurzen, beschwerdefreien Intervall unter erneutem Fieberanstieg ein meningitisches Stadium mit ausgeprägten meningitischen Symptomen bei mäßiger Erhöhung der Liquorzellzahl (vorwiegend mononukleäre Zellen). Bildung von Spinngewebsgerinnsel im Liquor und eine Erniedrigung des Liquorzuckers kommen vor und können zu der Fehldiagnose Meningitis tuberculosa (S. 72) führen. Lymphknotenschwellungen, Leber- und Milzvergrößerung sind oft nachweisbar. Die Prognose ist im allgemeinen gut, wenn auch die Rekonvaleszenz häufig verzögert ist. Als gefährliche Komplikation kann sich eine Enzephalitis und Myelitis ausbilden.

Diagnose: Die Diagnose wird durch den direkten Virusnachweis aus Blut oder Liquor und durch den Nachweis komplementbindender (in der Frühphase) oder neutralisierender (in der 3.—5. Woche) Antikörper gestellt.

b) Enzephalomyokarditis (Dreitage-Fieber)

Der natürliche Wirt des Enzephalomyokarditis- (Mengo-, EMK-, Columbia-SK-) Virus ist wahrscheinlich die Ratte. Die Übertragungsweise auf den Menschen ist unbekannt, möglicherweise spielen Arthropoden (Mücken) eine Rolle. Beim Menschen tritt die Erkrankung akut mit Fieber, starkem Kopfschmerz und meningitischen Symptomen ein. Nach 2—3 Tagen klingt das Fieber ab, und es erfolgt eine rasche Erholung. Myokardschädigungen wurden bisher nur vereinzelt beim Menschen, dagegen oft bei experimentell infizierten Tieren gesehen.

Die Diagnose kann durch den direkten Virusnachweis aus Blut, Stuhl oder Liquor und durch den Anstieg neutralisierender, komplementbindender oder hämagglutinierender Antikörper gestellt werden.

c) Lyssa (Tollwut)

Die Lyssa, seit dem Altertum in Europa, Asien und Afrika bekannt, ist fast über alle Teile der Welt (Australien ist frei von Lyssa) verbreitet. Wildlebende Tiere (Karnivoren, in Europa besonders Füchse, Fledermäuse) bilden das Virusreservoir.

Die Übertragung des Tollwutvirus auf den Menschen erfolgt in unseren Breiten fast immer durch tollwütige Hunde, seltener durch Katzen, Rehe oder Füchse. Natürlich infizierte Hunde zeigen eine Inkubationszeit von 10 Tagen bis zu 8 Monaten, ehe die ersten Krankheitszeichen auftreten, die bei der sog. *Wut-Form* sich zunächst in Unruhe, Furcht, Reizbarkeit, aber auch ungewöhnlicher Zutraulichkeit äußern können, bis dann Anfälle von Bösartigkeit auftreten. Bei der sog. *Lähmungsform* geht eine auffallende Apathie dem Lähmungszustand voraus. Die Wildtiere verlieren dabei jede Scheu vor dem Menschen. Der Tod erfolgt innerhalb von 10 Tagen nach Beginn der ersten Krankheitszeichen. Die gestorbenen Tiere sind noch über mehrere Tage als infektiös zu betrachten. Die Viren werden mit dem Speichel der tollwutkranken Tiere auf den Menschen übertragen. Die Infektion des Menschen erfolgt meist von Biß- oder Kratzwunden aus. Durch die intakte Haut können die Viren nicht eindringen, wohl aber durch die Schleimhäute. Ob ein von einem tollwütigen Tier gebissener Mensch erkrankt, hängt von der Größe der Wunde ab. Das Virus breitet sich auf dem Nervenwege entlang den Neuronen aus und läßt sich zunächst in den Zellen des ZNS nachweisen, in deren Segmentgebiet die Eintrittspforte lag, ehe weitere Gebiete befallen werden. Charakteristisch sind die in den Spätstadien auftretenden Negrischen Körperchen (Einschlußkörperchen), die sich am häufigsten in den Ganglienzellen des Ammonshorns finden. Fast immer läßt sich das Virus auch in den Speicheldrüsen, besonders der Glandula submandibularis nachweisen.

Das Lyssa-Virus ist mit 160—200 mμ ein relativ großes Virus. Durch fortgesetzte Tierpassagen (Mäuse, Kaninchen, Hühnerembryonen) wird das Virus soweit modifiziert, daß es unter Beibehaltung der antigenen Eigenschaften für Menschen und Hunde nicht mehr pathogen ist und als Vakzinevirus (wegen der konstanteren und kürzeren Inkubationszeit Virus fixe genannt) verwendet werden kann.

Klinik: Die Inkubationszeit schwankt in Abhängigkeit von der Massivität der Infektion zwischen 10 Tagen und 6—8 Monaten; sie dauert im Durchschnitt 1—3 Monate. Die Erkrankung beginnt mit uncharakteristischen Symptomen wie Fieber, Unwohlsein und Kopfschmerzen, besonders Nackenkopfschmerzen. Nach 2—4 Tagen treten zunächst Parästhesien und Juckreiz an der Eintrittspforte der Viren (Bißwunde) und den von hier aufsteigenden Nervenbahnen auf. Zwei Verlaufsformen können sich dann entwickeln; die eine beginnt mit dem *Exzitationsstadium (rasende Wut)*, die andere mit dem *paralytischen Stadium (stille Wut)*. Die Exzitation ist gekennzeichnet durch zunehmende Gereiztheit, Schlaflosigkeit, Unruhe und Angst. Die Reflexe sind gesteigert; es treten Hyperästhesien, Licht- und Lärmempfindlichkeit auf. Ausdruck der Sympathikusreizung sind Tachykardie, Pupillenerweiterung, Speichelfluß und Schwitzen. Durch Reizung der Rachenschleimhaut beim Schlucken werden Schlundmuskelkrämpfe ausgelöst, die das Trinken unmöglich machen und im fortgeschrittenen Stadium schon durch das Geräusch oder den Anblick von Wasser ausgelöst werden (Hydrophobie). Unter zunehmendem Fieber und Krämpfen tritt dann der Tod, meist nach einem kurzdauernden paralytischen Stadium, ein. Das paralytische Stadium ist durch Lähmungen der peripheren und Gehirnnerven, Reflexauslöschung und Sensibilitätsabschwächung bei erhaltenem Bewußtsein gekennzeichnet. Eine manifest gewordene Tollwuterkrankung führt beim Menschen immer zum Tode.

Diagnose: Die Diagnose bereitet bei vollentwickeltem Krankheitsbild durch die charakteristische Symptomatik meist keine Schwierigkeiten. Da in diesem Stadium jede Therapie versagt, ist für eine Heilung die Frühdiagnose allein entscheidend. Diese kann nur durch den Nachweis der Tollwut bei dem als Überträger in Frage kommenden Tier gestellt werden, was immer in Zusammenarbeit mit einem veterinärmedizinischen Institut geschehen sollte. Tollwutverdächtige Tiere wurden früher nicht sofort getötet, sondern über 7 Tage beobachtet. Traten in diesem Zeitraum beim Tier keine tollwutverdächtigen Zeichen auf, konnte eine Tollwutinfektion ausgeschlossen werden. Heute läßt sich die Diagnose wesentlich schneller an Gehirnschnitten mit Hilfe der Immunfluoreszenz stellen.

Differentialdiagnostische Schwierigkeiten kann manchmal die Tetanusinfektion (S. 74) bereiten, bei der auch Schluckkrämpfe auftreten, die sich aber durch das Fehlen der Zeichen der rasenden oder stillen Wut von der Lyssa unterscheidet, während bei der Tollwut ein Trismus fehlt.

Therapie und Prophylaxe: Die lokale Wundversorgung durch gründliches Auswaschen (Seifenlösung, Zephirollösung, Antiserum), Ätzen, Umspritzen des Wundgebietes mit Antiserum und evtl. Exzision muß, wenn sie erfolgreich sein soll, möglichst rasch erfolgen, da schon nach wenigen Stunden eine Fixierung des Virus an das Nervengewebe erfolgt. Mit der aktiven Immunisierung, die seit PASTEUR mit dem Virus fixe durchgeführt wird, soll bei wohlbegründetem Tollwutverdacht (Biß- und Kratzwunden) sofort begonnen werden. Die in Deutschland gebräuchliche Hempt-Vakzine enthält inaktiviertes Virus fixe. Im allgemeinen genügen 6 subkutane Injektionen, nur bei schweren Verletzungen wird eine 7. Impfung angeschlossen. Als Komplikationen können lokale und allgemeine allergische Reaktionen und in 0,02—0,04% der Fälle Enzephalitis und Myelitis auftreten. Bei Lokalreaktionen (nach 1 Woche) kann die Impfung fortgesetzt werden; Allgemeinreaktionen zwingen zur Unterbrechung. Beim Auftreten von Nervenschädigungen kann der Versuch einer Behandlung mit Prednison gemacht werden. Liegen 6 Monate zwischen der letzten Impfung und einer erneuten Tollwutinfektion, muß wieder eine vollständige Immunisierung durchgeführt werden. Bei kürzeren Zeitabständen genügen 2 Auffrischungsimpfungen. Zur passiven Immunisierung steht heute ein hochwertiges Pferdeimmunserum (Behring-Werke) zur Verfügung. Es sollte bei Bißwunden und größeren Kratzwunden durch tollwutverdächtige Tiere immer, und zwar innerhalb der ersten 72 Stunden, gegeben werden (i.m. und lokal). Die aktive Immunisierung soll sich 24 Stunden später anschließen und länger als normal durchgeführt werden. Die Prophylaxe besteht in der Bekämpfung der Tollwut unter den Wildtieren und strengen Quarantänemaßnahmen bei Tollwutfällen unter den Haustieren.

Schon der Verdacht einer Tollwutinfektion bei Menschen und Tieren ist meldepflichtig.

d) Encephalitis lethargica
(Encephalitis epidemica, v. Economosche Krankheit)

Bisher ist nicht bewiesen, daß die Encephalitis epidemica durch ein Virus hervorgerufen wird, doch sprechen viele Gründe dafür. Ihr Auftreten wurde am

Ende des 19. Jahrhunderts und zu Beginn dieses Jahrhunderts bis etwa 1925 beobachtet. Seitdem scheinen die Epidemien erloschen zu sein. Die erste eingehende Beschreibung stammt von v. ECONOMO. Der Übertragungsweg und die Dauer der Inkubationszeit sind unbekannt. Die Erkrankung tritt fast ausschließlich in den Wintermonaten auf und unterscheidet sich dadurch von den meisten übrigen Virusenzephalitiden. Die pathologisch-anatomischen Veränderungen (Ganglienzelldegenerationen, perivaskuläre Infiltrate) betreffen vorwiegend die großen Ganglienzellgruppen in Groß-, Mittel- und Kleinhirn.

Klinik: Die charakteristischen Symptome im akuten Stadium sind hohes Fieber, Schlafsucht (Lethargia) und Hirnnervenlähmungen, wobei vorwiegend die Augenmuskelnerven betroffen sind. Dazu kommt eine vielgestaltige neurologische Symptomatik, aus der sich zwei Erscheinungsformen herausheben lassen. Die *amyostatisch-lethargische Form* zeigt Schlafsucht, Bewegungsarmut, Masken- und Salbengesicht und evtl. Lähmung der Extremitäten, Lähmung der Augenmuskeln, Meningismus und Parästhesien, die *hyperkinetische Form* Schlaflosigkeit, Unruhe, choreiforme Bewegungen und myoklonische Zuckungen. Die Krankheit kann in wenigen Tagen zum Tode führen (30%). Im Liquor findet man neben einer Zellvermehrung (Lymphozyten bis 1000/3 Zellen) und Eiweißvermehrung eine Erhöhung des Liquorzuckers. Pyramidenzeichen treten nicht auf; Reflexe und Sensibilität sind nicht gestört. An das akute Stadium schließt sich ein mehr oder weniger langes Übergangsstadium an mit psychoneurotischen Veränderungen, Schlafstörung, Reizbarkeit und Depression, das dann schließlich in das chronisch progrediente Stadium des *Parkinsonismus* übergeht. Das Intervall zwischen dem akuten und dem chronischen Stadium kann bis zu 35 Jahren betragen und manchmal völlig symptomenfrei sein.

Diagnose: In ausgeprägten Fällen bereitet das akute Bild der Encephalitis epidemica mit der Trias Fieber, Schlafsucht und Lähmungen keine diagnostische Schwierigkeit. Die Symptome können sehr diskret sein, und man muß sorgfältig danach fahnden (z. B. Nystagmus, Konvergenzschwäche, Anisokorie).

Differentialdiagnostisch grenzt sich die Encephalitis epidemica von den anderen primären Virusenzephalitiden durch ihr Auftreten in den Wintermonaten ab, während die para- und postinfektiösen Enzephalitiden durch die Grundkrankheit gekennzeichnet sind. Das Auftreten des Parkinson-Syndroms ist nachträglich ein Hinweis für eine durchgemachte Encephalitis epidemica.

Therapie: Eine ätiologische Therapie ist nicht bekannt. Im akuten Stadium kann, falls vorhanden, Rekonvaleszentenserum gegeben werden. Die übrige Behandlung ist rein symptomatisch: Antineuralgika, Narkotika, Atropin sowie Nebennierenrindenhormone.

Erkrankungs- und Todesfälle sind meldepflichtig.

4. Enzephalitis und Meningitis im Verlauf von anderen Virusinfektionen

Im Verlauf einer Reihe von Viruserkrankungen können Enzephalitiden auftreten, die wegen ihres gleichartigen klinischen Erscheinungsbildes zu einer Gruppe zusammengefaßt werden. Am häufigsten beobachtet man diese Enzephalitisformen bei Masern, Mumps und Varizellen sowie nach der Pockenschutzimpfung mit dem Vakzine-Virus. Je nach dem zeitlichen Auftreten der Enzephalitis im Ablauf der Grundkrankheit spricht man von *Inkubations-, parainfektiöser, postinfektiöser* bzw. *postvakzinaler Enzephalitis.* Die Pathogenese ist bis heute noch nicht geklärt. Viele direkte Virusisolierungen sprechen für einen unmittelbaren Befall des ZNS durch das Virus der Grundkrankheit, während die Gutartigkeit, die pathologisch-anatomischen Bilder und Tierversuche an eine Neuroallergie denken lassen.

Zu *Beginn* der Inkubations-, parainfektiösen und postinfektiösen Enzephalitis stehen meist hohes Fieber, Erbrechen, unwillkürliche Harn- und Stuhlentleerungen und tonisch-klonische Krämpfe im Vordergrund. Bewußtlosigkeit und Lähmungen können auftreten. Der Liquor ist oft unverändert; Zellzahlerhöhungen bis zu 1000/3 Zellen (überwiegend mononukleäre Zellen) und Eiweißvermehrung kommen aber als Ausdruck der meningealen Beteiligung vor. Todesfälle sind sehr selten, jedoch kommt es in 50% der Fälle zu bleibenden Schäden.

Auch die *postvakzinale Enzephalitis* wird vor, während und nach der lokalen Impfreaktion beobachtet. Die Inkubationszeit schwankt zwischen 4 und 18 Tagen und beträgt im Mittel 9—12 Tage. Besonders gefährdet sind Erstimpflinge. Bei Wiederimpfungen kommen neurale Komplikationen praktisch nicht vor. Das *klinische* Bild ist gekennzeichnet durch Fieber, Erbrechen, Somnolenz, Paresen und gelegentlich auch durch meningitische Symptome. Kleinkindern kann die Enzephalitis ohne Vorboten innerhalb von Stunden den Tod bringen. Die postvakzinale Enzephalitis hat eine Letalität von 30—50%, und bei den Überlebenden muß man in etwa 30% mit einer Defektheilung rechnen.

Schon Verdachtsfälle sind meldepflichtig.

Neben einer Enzephalitis beobachtet man bei einer Reihe von Viruserkrankungen eine *Begleitmeningitis,* die meist sehr flüchtig ist, manchmal aber das klinische Bild beherrschen kann. Diese sogenannten atypischen, bzw. aseptischen lymphozytären Meningitisformen können außer bei den Enterovirusinfektionen und der lymphozytären Choriomeningitis, besonders bei der Parotitis epidemica, aber auch bei Masern, Röteln, Varizellen, Herpes zoster, Pfeifferschem Drüsenfieber und Hepatitis epidemica auftreten. Zahlreiche aseptische Meningitiden lassen sich auch heute noch nicht ätiologisch klären.

Im Liquor herrschen von Anfang an die lymphozytären Zellelemente vor (bis zu 3000/3 Zellen); die Eiweißproben fallen positiv aus. Der Verlauf ist meist gutartig. Bleibende Schäden kommen fast nie vor.

C. Exanthematische Viruskrankheiten und Viruskrankheiten der Haut

1. Varizellen und Herpes zoster

Trotz der klinisch unterschiedlichen Erscheinungsformen werden beide Krankheitsbilder durch das gleiche Virus hervorgerufen. Nach neueren Vorstellungen stellen die Varizellen die Erstinfektion mit dem VZ-(Varizellen-Zoster-)Virus dar, während der Herpes zoster die Folge einer Reinfektion oder wohl häufiger die Aktivierung des latent vorhandenen Virus ist. Es ist daher nicht verwunderlich, daß Herpes-zoster-Infektionen bei Erwachsenen durch ein varizellenkrankes Kind ausgelöst werden können und umgekehrt ein Herpes-zoster-Kranker die Kontaktperson für Varizelleninfektionen bei Kindern sein kann. Die weder serologisch noch morphologisch unterscheidbaren Viren beider Krankheitsformen haben Quaderform und sind etwa 220 mμ groß.

Die Varizellen sind durch eine hohe Kontagiosität gekennzeichnet. Die Übertragung geschieht durch Tröpfcheninfektion, über den Luftweg („Wind"-Pocken) oder durch direkten Kontakt. Die große Empfänglichkeit des Menschen für das Virus macht die Varizellen zu einer Kinderkrankheit. Die Übertragungsmöglichkeit besteht vom Aufschießen der Bläschen bis zum Abfallen der Borken. Die manifeste oder stumme Infektion hinterläßt eine lebenslängliche Immunität für diese Krankheitsformen durch das VZ-Virus. Der Häufigkeitsgipfel liegt in den Winter- und Frühjahrsmonaten.

Klinik: Die Inkubationszeit der Varizellen beträgt im Durchschnitt 12 bis 16 Tage. Ein kurzes Prodromalstadium mit Kopfschmerzen, leichtem Fieber, geringem Krankheitsgefühl und einem skarlatiniformen Exanthem kann dem eigentlichen Varizellenausschlag 1—2 Tage vorausgehen. Unter Fieberanstieg schießen zunächst linsengroße rundliche Papeln auf, aus denen sich schnell wasserhelle einkammerige Bläschen bilden. Nach wenigen Tagen beginnen die Bläschen einzutrocknen; es entsteht eine Kruste, die nach 1—2 Wochen abfällt. Bei sekundärer Vereiterung der Bläschen erfolgt die Abheilung unter Narbenbildung. Der Varizellenausschlag breitet sich vom Kopf und Rumpf bis zu den Extremitäten aus. Der behaarte Kopf ist fast immer befallen, die Schleimhäute (Mund, Rachen, Konjunktiven, Genitalien) können mitbetroffen sein, während im Gegensatz zu den echten Pocken die Hände und Füße fast immer frei bleiben. Die Effloreszenzen treten schubweise auf und lassen so das bunte Varizellenbild entstehen, bei dem alle Stadien der Effloreszenzen nebeneinander zu sehen sind. Im ganzen sind die Windpocken eine harmlose Krankheit, und Komplikationen in Form von Myokarditis, Nephritis, Otitis, Arthritis, Bronchopneumonie und Beteiligung des ZNS sind selten. Gefährdet sind besonders Kinder, die wegen einer anderen Krankheit (z. B. Leukämie) mit hohen Dosen Prednison behandelt werden.

Die Diagnose der Windpocken läßt sich fast immer nach dem klinischen Bild stellen. Serologische Untersuchungen haben bisher keinen Eingang in die Routinelaboratorien gefunden. Differentialdiagnose gegenüber den echten Pocken S. 28.

Die Therapie beschränkt sich auf symptomatische Maßnahmen wie Puderbehandlung (juckreizstillender Puder), Mundspülungen (Kamillentee, 1%iges Kaliumpermanganat) und bei Sekundärinfektionen Sulfonamide und Antibiotika. Eine spezifische Therapie ist nicht bekannt, Rekonvaleszentenserum nutzlos. Ansteckungsgefahr besteht bis zum Abfall der Krusten.

Der Herpes zoster besitzt gegenüber den Varizellen nur eine geringe Kontagiosität. Typisch ist die Manifestation im Segmentbereich eines oder mehrerer benachbarter Spinalganglien, wobei neben dem gewöhnlichen unilateralen auch ein bilateraler Befall auftreten kann. Es kommt nicht nur zur Neuritis, sondern auch zur Myositis und Angiitis in dem betroffenen Gebiet. Als sogenannter symptomatischer Herpes zoster kann die Reaktivierung des VZ-Virus und damit die Manifestation des Herpes zoster durch mechanische und traumatische Momente sowie blastomatöse Erkrankungen erfolgen. Eine Generalisation beobachtet man besonders bei Lymphadenosen. Ein Zoster ohne Bläschenausschlag kommt vor (Zoster sine herpe).

Klinik: Die Inkubationszeit ist mit 7—14 Tagen etwas kürzer als bei den Varizellen. Die wasserhellen Bläschen treten in Schüben auf der geröteten Haut auf. Das betroffene Segment schmerzt häufig schon vor dem Aufschießen der Bläschen.

Neben den Sensibilitätsstörungen können auch vegetative Ausfallserscheinungen und Motilitätsstörungen auftreten. Die meistens sehr heftigen Schmerzen überdauern oft längere Zeit die Eruption der Bläschen. Nach etwa einer Woche heilen die Bläschen unter Krustenbildung ab und hinterlassen oft Pigmentverschiebungen. Als Sonderformen werden der Zoster oticus mit Befall des äußeren und inneren Ohres sowie mit einer Fazialisparese und der Zoster ophthalmicus im Gebiet des ersten Trigeminusastes mit Befall des Bulbus oculi beobachtet. Bei schwerem Verlauf können die Bläschen hämorrhagisch und nekrotisch werden; Enzephalomyelitis kommt vor.

Die Diagnose läßt sich bei der Trias Bläschenausschlag, segmentale Ausbreitung und heftige neuralgiforme Schmerzen unschwer stellen. Im Liquor findet man regelmäßig eine Vermehrung der Zellzahl (100—200/3 Zellen), ohne daß klinisch meningitische Zeichen erkennbar werden. Das VZ-Virus kann aus dem Bläscheninhalt gezüchtet und auch lichtmikroskopisch dargestellt werden (Paschen-Körperchen).

Die Therapie beschränkt sich auch hier auf symptomatische Maßnahmen. Manchmal lassen sich durch Impletolquaddeln in dem betroffenen Segment die Schmerzen gut beeinflussen. Der Herpes zoster hinterläßt im allgemeinen eine langdauernde Immunität.

2. Herpes simplex

Das Herpesvirus ist 100—150 mμ groß und sehr empfindlich gegen Wärme. Es läßt sich auf verschiedene Tierarten (Kaninchenkornea) übertragen sowie im bebrüteten Hühnerei und in der Gewebekultur züchten.

Die primäre Infektion mit dem Herpesvirus erfolgt, wenn der mütterliche Antikörperschutz abgeklungen ist, meist im frühen Kindesalter. Sie führt zur Antikörperbildung, geht aber in der Regel gleichzeitig in eine latente Infektion über, die über Jahre, manchmal das ganze Leben hindurch, persistent bleiben und jederzeit trotz meßbaren Antikörperspiegels zu einem lokalen Rezidiv führen kann. Die auslösenden Faktoren eines Rezidivs sind mannigfacher Art, wie Kältetraumen, Fieber, Menstruation, psychische Erregung, Medikamente, bestimmte Speisen u. a. Viele Infektionskrankheiten gehen mit einem Herpesrezidiv einher, andere wie Typhus, Meningitis tuberculosa, Poliomyelitis und Diphtherie so gut wie nie, was als differentialdiagnostisches Kriterium verwertet werden kann. Nach jedem Rezidiv besteht eine Immunitätsphase von 3—4 Wochen, während der ein Rezidiv niemals auftritt.

Klinik: Die *Erstinfektion* mit dem Herpesvirus verläuft im allgemeinen stumm, kann aber im frühen Kindesalter als Allgemeinkrankheit unter dem Bilde einer herpetischen Gingivitis und Stomatitis aphthosa mit allgemeinem Krankheitsgefühl, Fieber und Lymphknotenschwellung einhergehen. Manchmal entwickeln sich aus den Herpesbläschen Ulzerationen an der Wangen- und Rachenschleimhaut. Bei ekzematösen Kindern kann eine solche Herpesinfektion tödlich verlaufen (Ekzema herpeticum). Fast immer zum Tode führt auch die Herpessepsis der Neugeborenen. Die *rekurrierende Form* manifestiert sich mit Vorliebe an den Haut-Schleimhautübergangsstellen und wird als Herpes labialis, H. febrilis, H. facialis, H. progenitalis oder allgemein als H. simplex bezeichnet. Eine gefährliche Lokalisation stellt die Hornhaut dar (Keratoconjunctivitis herpetica), da es dabei zur

Zerstörung der Kornea kommen kann. Manchmal entwickeln sich die Bläschen auf einer traumatisch vorgeschädigten Haut (H. traumaticus).

Die Herpesbläschen treten in kleinen Gruppen unter Brennen und Jucken auf. Sie werden bis stecknadelkopfgroß und sind prall gefüllt mit klarer Flüssigkeit, die sich durch Sekundärinfektionen meist eitrig trübt. Unter Krustenbildung erfolgt dann die Abheilung ohne Narbe.

Als zerebrale Komplikation kann bei einer Erstinfektion neben einer abakteriellen Meningitis auch eine parainfektiöse Enzephalitis auftreten (S. 25).

Die Diagnose stellt sich aus dem klinischen Bild mit typischer Lokalisation der Herpesbläschen an den Übergangsstellen von Haut und Schleimhaut. Zur Züchtung des Virus eignen sich Bläscheninhalt, Rachenspülwasser, Liquor und Organbrei. Der Nachweis der Antikörper kann durch den Neutralisationstest oder die KBR geführt werden.

Die Therapie beschränkt sich auf die Verhinderung einer Sekundärinfektion durch Auftragen antibiotikahaltiger Salben. Die Infektion der Hornhaut kann erfolgreich durch die lokale Anwendung von Joddesoxyuridin (IDU) bekämpft werden.

3. Herpes-Virus-B-Infektion

Das Herpes-Virus B (Herpes-Virus simiae) hat erst in den letzten Jahren als Erreger einer Infektionskrankheit für den Menschen Bedeutung gewonnen. Das dem H. simplex antigenetisch verwandte Virus kommt bei Affen (z. B. M. rhesus) in Form inapparenter Infektionen vor und kann durch einen Biß übertragen werden. Durch die steigende Verwendung von Affennierenzellen in der Gewebekultur zur Impfstoffherstellung (Poliomyelitis) hat die Infektionsmöglichkeit zugenommen.

Soweit man bisher übersehen kann, verlaufen solche Herpes-Virus-B-Infektionen in Form einer aufsteigenden Lähmung oft tödlich. An der Bißstelle entstehen zunächst nekrotisierende Herpesbläschen und eine entzündliche Beteiligung der regionalen Lymphknoten. Ein bis zwei Wochen später entwickelt sich die meist zum Tode führende aufsteigende Lähmung, der eine aufsteigende Myelitis zugrunde liegt. Therapeutisch kann eine Behandlung mit an Herpes-simplex-Antikörpern reichem Gammaglobulin und mit hohen Dosen Prednison versucht werden.

4. Pocken (Variola vera)

Durch den modernen, außerordentlich angewachsenen Reiseverkehr zwischen allen Ländern und Kontinenten haben die Pocken auch für Europa wieder eine größere Bedeutung gewonnen. Besonders die schnellen Flugverbindungen lassen das Problem eines ausreichenden allgemeinen Bevölkerungsschutzes erneut aktuell werden, da durch sie mit Pocken Infizierte noch innerhalb der Inkubationszeit aus den Epidemiegebieten in ihre Heimatländer gelangen können. Außerdem handelt es sich in solchen Fällen fast immer um Personen, die kürzlich geimpft worden sind und bei einer Infektion nur die diskreten und leicht zu verkennenden Symptome einer Variolois zeigen. Die moderne Zivilisation bietet zudem in einem kurzen Zeitraum so viel Kontaktmöglichkeiten (Flugzeug, Flughafen, Restaurant,

Taxen, öffentliche Verkehrsmittel, Arbeitsplatz usw.), daß ein Pockenkranker in rascher Folge zahlreiche weitere Menschen infizieren kann.

Deutschland erlebte die letzte große Pockenepidemie nach dem deutsch-französischen Kriege 1870/71 mit über 180 000 Toten. Nach Einführung des Impfgesetzes im Jahre 1874 verschwanden die Pocken rasch in Deutschland und traten dank des guten Impfschutzes auch während der beiden Weltkriege nicht nennenswert in Erscheinung. So kam es, daß die gesetzlich vorgeschriebenen Pockenschutzimpfungen, begünstigt durch die Wirren der Kriegs- und Nachkriegs-jahre, immer großzügiger unterlassen wurden und daß noch vor wenigen Jahren auch in Fachkreisen ernsthaft die Aufhebung der Zwangsimpfung diskutiert wurde. Erst die in den letzten Jahren eingeschleppten Pockeninfektionen (Hamburg 1954, Heidelberg 1958, Ansbach 1961, Düsseldorf und Monschau 1962, Kulmbach 1965, Hannover und Regensburg 1967, Menden 1970) machten die bedrohliche epidemio-logische Situation in einer Bevölkerung, von der in manchen Gebieten nur 20—30% jemals gegen Pocken geimpft worden waren, deutlich. (Um ein seuchenhaftes Aus-breiten einer hochkontagiösen Infektionskrankheit zu verhüten, müssen 70% der Bevölkerung einen wirksamen Impfschutz besitzen.)

Die Pockenviren gehören zu den größeren Virusarten (0,2 μ) und zeigen bei elektronenmikroskopischen Untersuchungen eine typische Quaderform. Sie lassen sich auf der Chorioallantoismembran des befruchteten Hühnereies und in der Gewebekultur züchten. Im Trockenen und unter 37° C können die Viren über lange Zeit ihre Infektiosität beibehalten. — Die Pocken sind heute noch in ver-schiedenen Teilen der Welt endemisch, so in Mittel- und Südamerika, in Afrika und in Ostasien. In Indien, China und Indonesien treten jährlich zahlreiche Pockenfälle auf. In Indien findet man noch vorwiegend die in früheren Jahr-hunderten vorherrschende schwere Form der Pocken (Variola major), während in den übrigen Teilen der Welt seit dem 19. Jahrhundert meist eine milde Verlaufs-form beobachtet wird (Variola minor oder Alastrim). Das Variola minor-Virus wird heute als abgeschwächtes Variola-major-Virus angesehen.

Die Übertragung der Pocken erfolgt durch Kontakt von Mensch zu Mensch von den Haut- und Schleimhauteffloreszenzen, durch Tröpfcheninfektion, Staub-inhalation oder Kontakt mit infizierten Gegenständen aus der Umgebung des Kranken. Eine diaplazentare Übertragung ist möglich. Die Eintrittspforte für das Virus ist im allgemeinen die Schleimhaut des Respirationstraktes. Nach Vermehrung in den regionalen Lymphknoten gelangt das Virus wahrscheinlich über eine erste Virämie in die Zellen des RES, wo eine starke Vermehrung stattfindet. Durch eine zweite Virämie kommt es dann mit dem Ende der Inkubationszeit zum Befall der Haut, Schleimhäute und Organe.

Klinik: Die Inkubationszeit beträgt bei der Variola vera ziemlich konstant 11 Tage. Die Inkubationszeit der Variolois, d. h. der echten Pocken bei Per-sonen, die von einer Schutzimpfung oder früher durchgemachten Pockenkrank-heit eine Teilimmunität besitzen, zeigt dagegen eine größere Schwankungsbreite (7—18 Tage).

Die *Variola vera* beginnt meist plötzlich mit hohem Fieber, Übelkeit, Erbrechen, schwerem Krankheitsgefühl, Unruhe sowie heftigen Kreuz- und Gliederschmerzen. Als charakteristisch für die Pocken gilt auch der frühzeitige Hodenschmerz und der vorzeitige Eintritt der Menses. Nach 2—4 Tagen treten katarrhalische und manchmal auch gastrointestinale Erscheinungen als Ausdruck des Befalls der

Schleimhäute auf. Nach einem flüchtigen Initialexanthem schießen unter Fieberabfall und Besserung des Allgemeinbefindens die eigentlichen Pocken auf. In
24—48 Stunden erscheinen die Effloreszenzen in Schüben zunächst im Gesicht,
an den oberen Extremitäten und am Rumpf und dann auch an den unteren Extremitäten. Die dem Licht ausgesetzten Stellen wie Gesicht und Handrücken sind
besonders dicht besät. Fußsohlen und Handinnenflächen sind in Form harter
Infiltrate mitbetroffen. Etwa eine Woche nach Beginn des Ausschlages haben sich
unter erneutem Fieberanstieg über Papeln und Bläschen die typischen gekammerten
Pockenpusteln mit eitrig getrübtem Inhalt, zentraler Delle, umgebendem Ödem und
rotem Hof gebildet. Die meist sekundär vereiternden Pusteln können, wenn sie
dicht gesät sind, konfluieren und in Geschwüre, Phlegmone und Gangrän mit
Lymphangitis und Abszeßbildungen an den inneren Organen übergehen. Besonders
quälend für die Kranken sind die Beteiligung der Konjunktiven, der Schleimhäute
des Mundes, Rachens, der Trachea, Speiseröhre, des Rektum, der Urethra sowie
Effloreszenzen unter den Finger- und Zehennägeln. Die abheilenden Pusteln ver-
krusten, und die Schorfe fallen in der dritten Krankheitswoche ab. Meist bleibt
eine Narbe zurück.

Bei schwerstem Verlauf treten schon mit dem Initialexanthem ausgedehnte
Hämorrhagien auf, und es kommt in wenigen Tagen zum Exitus letalis, ohne daß
sich die eigentlichen Pusteln entwickeln (Purpura variolosa). Einen schweren Verlauf nehmen auch die sekundär hämorrhagisch werdenden Pocken, die früher als
schwarze Blattern bezeichnet wurden und die *Variola confluens*, bei der große Teile
der Haut zu einer eitrigen Pusteldecke verschmelzen.

Die in den letzten Jahrzehnten vielfach beobachtete *Variola minor oder Alastrim*
gleicht in ihrem Ablauf der Variola major, nur daß die Symptome milder sind
und Todesfälle kaum vorkommen. Die Inkubationszeit ist im Durchschnitt etwas
länger (15 Tage), die Alastrim-Pustel sitzt oberflächlicher und zeigt weniger Begleit-
ödem. Die Alastrim wird heute als selbständige Krankheitseinheit angesehen.

Besondere Aufmerksamkeit verdient die bereits oben erwähnte *Variolois*, die
je nach Immunitätsgrad des Erkrankten alle Übergänge vom Vollbild der Variola
major bis zur sogenannten Variola sine exanthemate und Pharyngitis variolosa
zeigen kann, bei denen es gar nicht zu Hauterscheinungen kommt und das Allgemeinbefinden wenig gestört zu sein braucht. Die Ausprägung des Initialstadiums
wechselt von Fall zu Fall ebenso wie die Dichte und Schnelligkeit der Pustel-
entwicklung und -abheilung. Meist und charakteristisch erscheinen die Effloreszenzen in Schüben, so daß ein buntes Bild entsteht. Auf die epidemiologische
Bedeutung solcher „atypischer" Pocken bei Geimpften wurde schon hingewiesen.

Diagnose: Das Vollbild der Variola vera kann schon nach dem klinischen
Aspekt nicht verkannt werden. Wichtig ist die Frühdiagnose und die Erkennung
abortiver Fälle, die heute durch die modernen Laboratoriumsmethoden mit großer
Sicherheit in kurzer Zeit möglich sind. Der direkte Nachweis des Pockenvirus kann
in wenigen Stunden aus dem Pustelinhalt geführt werden. Lichtmikroskopisch
sind nach entsprechender Färbung (Giemsa, Herzberg) die rundlichen bis ovalen
Paschenschen Elementarkörperchen (Viruspartikel) nachzuweisen, während das
Elektronenmikroskop die typische Quaderform der Viren zeigt. Durch das Kultur-
verfahren auf der Chorioallantoismembran bebrüteter Hühnereier ist nach 2 bis
3 Tagen die Diagnose und die Unterscheidung vom Vakzine-Virus möglich. Bei
den serologischen Untersuchungen (KBR, HAH-Test) ist erst vom 10. Tage ab

ein positives Ergebnis zu erwarten. Aus dem Blut läßt sich das Virus in den ersten Krankheitstagen isolieren. Der sogenannte Paulsche Versuch, bei dem Pustelinhalt auf die Kaninchen-Kornea übertragen wird und histologisch die dann entstehenden Einschlußkörperchen (Guarnierischen Körperchen) nachgewiesen werden, wird heute kaum noch durchgeführt.

Differentialdiagnostisch wichtig ist die Unterscheidung gegenüber den Varizellen. Im Gegensatz zu den mehrkammerigen Pockenpusteln sind die Varizellen-effloreszenzen einkammerig und fallen beim Einstich vollständig zusammen. Sie schießen unter Fieberanstieg in mehreren Schüben auf (buntes Bild) und sind besonders am Stamm lokalisiert, selten an Fußsohlen und Handflächen. Der Befall der behaarten Kopfhaut, der bei den echten Pocken nie beobachtet wird, kommt vor. Die Varizellenbläschen bilden sich ohne Übergang über eine Papel innerhalb von 24 Stunden aus der Makula.

Im Initialstadium sind bei der Variola vera gegenüber anderen fieberhaften Infektionskrankheiten wie Influenza, Salmonellosen, Leptospirosen, tropischen Viruskrankheiten sowie Masern und Scharlach die starken Kreuzschmerzen das führende Symptom.

Therapie: Eine spezifische Therapie gegen Pocken gibt es nicht. Die Pflege der Erkrankten, insbesondere die Hautpflege, steht im Vordergrund der Behandlung. Eine Unterstützung des Kreislaufs ist oft erforderlich. Der Befall der Mundschleimhaut zwingt häufig zu einer künstlichen Ernährung und parenteralen Flüssigkeitszufuhr. Antibiotika helfen heute die gefährlichen Sekundärinfektionen zu verhindern und das Suppurationsstadium zu überwinden.

Prophylaxe: In der Prophylaxe der Pocken steht an erster Stelle die Pockenschutzimpfung, auf die unten näher eingegangen werden soll. Treten Pockenfälle auf, so ist es notwendig, möglichst weite Bevölkerungskreise in der Umgebung der Pockenkranken, insbesondere Kontaktpersonen mit Pockenverdacht, zu impfen, da bei frühzeitiger Revakzinierung (bis zum 8. Tag nach der möglichen Infektion) der Impfschutz noch früher einsetzt als das Generalisationsstadium der echten Pocken.

Eine strenge Isolierung des Pockenkranken und des Pflegepersonals in einer abgeschlossenen Isolierabteilung ist unbedingt erforderlich. Alle Gegenstände einschließlich Wäsche, Geschirr usw. müssen innerhalb der Isolierabteilung bleiben und dort entweder desinfiziert oder verbrannt werden. Kontaktpersonen ersten Grades sind gesetzlich verpflichtet, sich in Quarantäne zu begeben. Kontaktpersonen zweiten Grades (d. h. solche Personen, die mit Kontaktpersonen ersten Grades zusammengekommen sind) müssen überwacht werden.

Ansteckungsgefahr besteht von den letzten Tagen der Inkubationszeit bis zum Abfall der letzten Pustel. Die Schleimhauteffloreszenzen heilen früher ab als die Hauteffloreszenzen, aber in den Krypten der Tonsillen können sich lange Pockenviren halten. Besonders lange bestehen die Pockenpusteln unter den Finger- bzw. Zehennägeln, die meistens entfernt werden müssen. Die abgefallenen trockenen Krusten können monatelang infektiös bleiben.

Zur *Pockenschutzimpfung* wird heute allgemein das lebende Vakzine-Virus verwandt, das in Deutschland von Kälbern gewonnen wird. In beschränktem Umfang steht auch ein Impfstoff aus Gewebekulturen zur Verfügung. Obgleich sich das Vakzine-Virus wahrscheinlich von dem Kuhpocken-Virus ableitet, sind beide Viren heute nicht mehr identisch.

Bis zur Einführung der Impfung mit Kuhpocken durch JENNER Ende des 18. Jahrhunderts kannte man schon im Altertum eine künstliche Übertragung des Pustelinhalts echter Pocken auf die Haut oder Nasenschleimhaut (Variolisation). Als Impftechnik wird heute in Deutschland die Hautskarifizierung, in anderen Ländern die intra- oder subkutane Impfung verwandt. Die lokale Hautreaktion beginnt am zweiten Tag nach der Impfung mit einer Rötung und zeigt am 7.—8. Tag die typische Pustelbildung. Fieber und Schwellung der regionalen Lymphknoten können dabei vorkommen. Bei der Revakzination tritt die Pustelbildung meist früher ein (3.—5. Tag) und klingt schneller wieder ab. Tritt keine Impfreaktion auf, so kann eine gute Immunitätslage, ein avirulenter Impfstoff oder eine fehlerhafte Impftechnik deren Ursache sein. Die Impfung ist dann nach einiger Zeit zu wiederholen.

Die Dauer des Impfschutzes beträgt etwa 5—10 Jahre. Bei Reisen aus und nach endemischen Pockengebieten darf nach den Richtlinien der WHO die letzte Impfung nicht länger als drei Jahre zurückliegen.

Komplikationen: Offenbar kommt es immer zu einer Ausbreitung des Vakzinevirus im Organismus auf dem Blutwege, die gewöhnlich ohne Krankheitsfolgen bleibt. Als Folge einer Überempfindlichkeitsreaktion kann die örtliche Reaktion sehr stark sein und das Erythem mit Schwellung des Armes über handgroß werden. Folge einer direkten lymphogenen Ausbreitung des Virus sind die Nebenpocken in der Umgebung der Impfstelle. Ekzematiker sind gefährdet durch lokale Ausbreitung des Pockenvirus an den veränderten Hautstellen (Ekzema vaccinatum) wie auch durch eine generalisierte Ausbreitung auf hämatogenem Wege (Vaccina generalisata). Durch Schmierinfektion können an allen Körperstellen Vakzinepusteln entstehen und Übertragungen auf andere Menschen erfolgen. Wegen der Gefahr einer diaplazentaren Übertragung sollte in der Schwangerschaft keine Pockenschutzimpfung durchgeführt werden.

Die gefährlichste Impfkomplikation ist die *postvakzinale Enzephalitis* (S. 25).

Die Häufigkeit der postvakzinalen Enzephalitis beträgt etwa 1 : 15 000 Impfungen und steigt nach dem 3. Lebensjahr bis auf 1 : 2000 Impfungen an. In Deutschland wird deshalb allgemein nach dem 3. Lebensjahr keine erste Pockenschutzimpfung mehr durchgeführt. Müssen ältere Erstimpflinge geimpft werden, z. B. bei einer Pockenepidemie, so impft man zunächst mit einer Totvakzine, evtl. mit Gammaglobulin, voraus. Die übliche Pockenschutzimpfung erfolgt 8—14 Tage später. Neurale Impfkomplikationen sind bei diesem Verfahren bisher selten beobachtet worden.

Als erstes Chemotherapeutikum hat Methisazon (Marboran) in der Prophylaxe der Pocken Erfolge gezeigt.

Bei den Pocken sind bereits Verdachtsfälle meldepflichtig; auch Impfkomplikationen müssen gemeldet werden.

5. Masern (Morbilli)

Die Masern sind über die ganze Welt verbreitet und stellen wegen der großen Empfänglichkeit des Menschen vorwiegend eine Krankheit des Kindesalters dar. In dicht besiedelten Gebieten entgeht praktisch keiner der Infektion mit dem Masernvirus, die in Form kleinerer Epidemien im 2—3-Jahresrhythmus abläuft, da in diesem Zeitraum jeweils wieder genügend masernempfängliche Kinder herangewachsen sind. Das Masernvirus ist ca. 140 mμ groß und läßt sich auf Affen übertragen, die an einem masernähnlichen Bild erkranken. Zur Züchtung verwendet man heute Gewebekulturen, aus denen Antigen für die KBR und den Neutralisationstest gewonnen werden können. Es besteht eine enge Antigengemeinschaft zum Staupe-Virus der Tiere. Züchten läßt sich das Virus aus dem Blut schon während der Inkubationszeit und bis zum Ausbruch des Exanthems, ferner aus Sekreten der Nase, des Rachens, der Bronchien und von den Konjunktiven. Beim Befall des ZNS ist es auch im Liquor nachweisbar.

Die Übertragung erfolgt auf direktem Wege durch Tröpfcheninfektion bei engem Kontakt. Außerhalb des Organismus ist das Virus wenig haltbar. Durch die große Empfänglichkeit des Menschen ist schon bei flüchtiger Annäherung an einen Masernkranken die Übertragung möglich. Die Eintrittspforte des Virus sind die Schleimhäute der Atemwege. Von hier aus breitet sich das Virus auf dem Blutwege aus. Durch die Reaktion des Virus mit den sich bildenden zellständigen Antikörpern kommt es zu den ersten klinischen Erscheinungen an den Schleimhäuten und der Haut. Eine intrauterine Übertragung des Virus kommt vor, führt aber offenbar nicht zu einer fetalen Schädigung wie bei den Röteln. Eine Maserninfektion der Mutter in den letzten Schwangerschaftswochen kann zur Geburt eines an Masern erkrankten Kindes führen.

Klinik: Das Krankheitsbild der Masern ist durch einen gesetzmäßigen Ablauf gekennzeichnet. Die Inkubationszeit bis zum Ausbruch des Exanthems beträgt ziemlich konstant 14 Tage. Die Prodromi beginnen 3—5 Tage vorher meistens mit hohem Fieber, Konjunktivitis (Lichtscheu), Schnupfen und einem Rachenkatarrh mit oft bellendem, kruppartigem trockenem Husten. Dieses katarrhalische Vorstadium kann von anderen „grippalen Infekten" durch den Nachweis der Koplikschen Flecken unterschieden werden. Das sind kalkspritzerartige weiße Flecken in einem roten Hof, die sich auf der Mundschleimhaut besonders um die Ausführungsgänge der Ohrspeicheldrüsen gruppieren.

Das Masernexanthem schießt unter erneutem Fieberanstieg zuerst im Gesicht auf und breitet sich in 2—3 Tagen über den ganzen Körper aus. Es besteht aus juckenden, linsengroßen, leicht erhabenen und unregelmäßig begrenzten roten Flecken (makulo-papulöses Exanthem), die zum Teil konfluieren und hämorrhagisch werden können. Die Wangen- und Rachenschleimhaut zeigt ein dunkelrotes Enanthem. Lymphknotenschwellungen sind immer nachweisbar, und manchmal ist eine vergrößerte Milz zu tasten. Im Urin findet man eine febrile Albuminurie und häufig eine positive Diazoprobe. Intestinale Störungen mit Appetitlosigkeit, Obstipation oder Durchfall sind häufige Begleiterscheinungen. Das akute Krankheitsbild dauert nur wenige Tage, dann klingt das Fieber ab, und das abblassende Exanthem zeigt eine kleieförmige Schuppung. In der Rekonvaleszenzphase besteht eine deutliche allgemeine Resistenzschwäche, in der die unspezifische Reaktionsbereitschaft des Organismus gehemmt ist (Negativwerden der Tuberkulinreaktion) und die deshalb gefährliche Komplikationen heraufbeschwören kann. Bleibt das Fieber über längere Zeit erhöht oder kommt es zum erneuten Fieberanstieg nach Abklingen des Exanthems, so muß man immer an eine Pneumonie denken, die als Begleitpneumonie durch bakterielle Sekundärinfektion, als primäre Masernpneumonie oder als gefährlichere interstitielle Pneumonie bei einer Maserninfektion auftreten kann. Relativ häufig kommt es zu Otitis media und Stomatitis, während die mit einer hohen Letalität (10—20%) belastete Masernenzephalitis (S. 24) seltener ist (1—2⁰/₀₀). In der Phase der Resistenzschwäche kann es zum Wiederaufflackern einer Tuberkulose kommen.

Diagnose: Die Diagnose der Masern bereitet nur im Stadium der Prodromi Schwierigkeiten, die sich von den katarrhalischen Erscheinungen anderer Infektionskrankheiten lediglich durch die Koplikschen Flecken unterscheiden können. Das Exanthem kann große Ähnlichkeit mit den Röteln und mit einem Arzneimittelexanthem haben. Der Virus- oder Antikörpernachweis spielt für die Routinediagnose keine Rolle.

Therapie: Die Therapie der Masern beschränkt sich zunächst auf symptomatische Maßnahmen, von denen Bettruhe, Abwenden der Kranken vom Licht, Hustenbekämpfung und Kreislaufüberwachung die wichtigsten sind. Bei Anzeichen einer Sekundärinfektion sind Sulfonamide und Antibiotika einzusetzen. Die Prophylaxe der Masern hat das Ziel, die Infektion bis mindestens jenseits des 3. Lebensjahres hinauszuschieben, da die Kinder dann weit weniger gefährdet sind als im Säuglings- und Kleinkindalter. Bei bedrohten Kindern kann der Ausbruch der Masern durch Gammaglobulin-Gaben (0,2 ml/kg Körpergewicht) noch bis zum 6. Tag der Inkubationszeit verhindert werden. Spätere Gammaglobulin-Injektionen können den Verlauf abschwächen. Zur aktiven Schutzimpfung stehen heute Impfstoffe mit abgetöteten oder lebenden Masernviren zur Verfügung. Die Masern hinterlassen eine lebenslängliche Immunität. Säuglinge sind bis zum 4. Lebensmonat durch die Antikörper der Mutter vor einer Infektion geschützt.

6. Röteln (Rubeola)

Die Röteln wurden lange Zeit als eine besonder Verlaufsform oder Abart der Masern angesehen, stellen aber — wie wir heute wissen — ein selbständiges Krankheitsbild dar. Über das Röteln-Virus ist noch recht wenig bekannt. Es läßt sich aus Rachensekret, Blut, Stuhl oder Urin auf Gewebekulturen züchten. Die Röteln treten meist in Form von Kleinraumepidemien (Schulen, Heime) auf, da im Gegensatz zu den Masern ein enger Kontakt für die Übertragung notwendig ist. Die Übertragung erfolgt wahrscheinlich über eine Tröpfcheninfektion, und die Infektion nimmt von den Schleimhäuten des Respirationstraktes ihren Ausgang. Der Verlauf der Röteln ist fast immer kurzdauernd und gutartig. Eine besondere Bedeutung haben die Röteln wieder erlangt, seitdem bekannt ist, daß latente und inapparente Infektionen bei Erwachsenen relativ häufig vorkommen und eine diaplazentare Übertragung des Rötelnvirus möglich ist. Eine Infektion der Mutter in den ersten Schwangerschaftsmonaten mit dem Rötelnvirus führt in etwa 20—30⁰/₀ der Fälle zu kindlichen Mißbildungen (Embryopathia rubeolica).

Klinik: Die Inkubationszeit beträgt bei den Röteln 2—3 Wochen. Das Krankheitsbild ist gekennzeichnet durch flüchtige katarrhalische Erscheinungen, Schwellung der zervikalen und okzipitalen Lymphknotenketten, durch das Rubeolenexanthem und durch eine Leukopenie mit Lymphomonozytose. Das blaßrote, nicht konfluierende makulöse Exanthem beginnt am Kopf und breitet sich schnell über den ganzen Körper aus. Es besteht nur 2—3 Tage und ist von wechselnd hohem Fieber begleitet. Das ganze Bild kann einem leichten Verlauf einer Maserninfektion sehr ähnlich sein, Koplikschen Flecken fehlen aber immer. Die Milz ist häufig tastbar. Als Komplikation kann bei Erwachsenen eine postinfektiöse Meningoenzephalitis auftreten (S. 25).

Eine Therapie ist bei dem leichten Verlauf der Röteln meist nicht erforderlich. Während der Fiebertage wird man in jedem Falle Bettruhe anordnen. Prophylaktisch können Rekonvaleszentenserum und Gammaglobulin angewendet werden. Eine aktive Immunisierung gegen Röteln ist heute möglich. Wichtig ist das Fernhalten Schwangerer von Rötelnkranken. Die Röteln hinterlassen im allgemeinen eine zuverlässige lebenslange Immunität.

7. Exanthema subitum (Roseola infantum)

Das Exanthema subitum ist eine Viruskrankheit des frühen Kindesalters. Über das Virus ist bisher wenig bekannt. Es läßt sich auf Affen übertragen und ist offenbar auch in der Gewebekultur züchtbar.

Klinik: Die Krankheit beginnt nach einer Inkubationszeit von 7—9 Tagen plötzlich mit hohem Fieber, Krampfbereitschaft und katarrhalischen Erscheinungen. Das Fieber klingt nach 3—5 Tagen kritisch ab, und es erscheint dann innerhalb von Stunden das blaßrosa rubeoliforme Exanthem. Das Exanthem beginnt am Rumpf und breitet sich schnell über Extremitäten, Hals und Nacken aus. Das Gesicht wird meist nur wenig befallen. Das Allgemeinbefinden ist besonders nach Ausbruch des Exanthems nicht gestört. Im Blutbild findet man eine Lymphomonozytose bei Leukopenie. Die Krankheit hinterläßt meistens eine dauernde Immunität.

Die Diagnose wird nach dem klinischen Bild gestellt. Differentialdiagnostisch sind besonders leichte Verläufe von Masern, Röteln und insbesondere ein Arzneimittelexanthem zu erwägen.

Eine Therapie ist nicht erforderlich.

D. Weitere Viruskrankheiten

1. Parotitis epidemica (Mumps, Ziegenpeter)

Die Parotitis epidemica ist eine in der ganzen Welt verbreitete Viruserkrankung, die schon im Altertum von HIPPOKRATES eingehend beschrieben wurde. Wegen der großen Empfänglichkeit des Menschen ist sie eine häufige Krankheit im Kindes- und Jugendalter. Die Übertragung des zur Myxo-Virusgruppe gehörenden Mumpserregers erfolgt nur bei engem Kontakt durch Tröpfcheninfektion, weshalb Epidemien fast immer auf einen kleinen Raum (Kinderheime, Schulklassen, Geschwister usw.) beschränkt bleiben. Einen ausgesprochenen Saisoncharakter weist die Parotitis epidemica nicht auf, aber oft häufen sich die Erkrankungsfälle in den kalten Wintermonaten. Die Infektion erfolgt per os, wobei die Parotis entweder direkt vom Munde aus oder erst über die immer stattfindende Virämie befallen wird. Der Name Parotitis epidemica ist insofern irreführend, als es sich immer um eine Allgemeinerkrankung handelt und die Parotis nur bevorzugt, aber keineswegs immer betroffen wird. Die Immunität ist nach manifester oder inapparenter Krankheit gut und dauerhaft. Zweiterkrankungen sind bisher nicht beschrieben worden.

Klinik: Die Inkubationszeit ist mit 18—21 Tagen relativ lang. Die Erkrankung beginnt ohne stürmische Anzeichen unter leichtem Krankheitsgefühl mit Fieberanstieg (bis 39° C) und schmerzhafter, zunächst einseitiger Schwellung der Ohrspeicheldrüse. Auf dem Höhepunkt der Schwellung, 2—3 Tage nach Krankheitsbeginn, ist das Ohrläppchen in typischer Weise abgehoben. Durch die teigig-ödematöse Schwellung der Umgebung der Parotis besteht oft eine Kieferklemme. Nach einigen Tagen folgt unter erneutem Fieberanstieg der Befall der anderen Seite. Die Schwellungen klingen jeweils nach 3—4 Tagen wieder ab. Die Submandibulardrüsen und seltener die Sublingualdrüsen können mitbefallen oder in einzelnen Fällen auch einmal allein betroffen sein.

Die wichtigsten *Komplikationen* der Parotitis epidemica sind Orchitis und Meningitis bzw. Enzephalitis, die 2—14 Tage nach der Speicheldrüsenschwellung auftreten können. Das Pankreas, die Ovarien oder andere Drüsen sowie die Leber sind seltener betroffen. Die schmerzhafte Orchitis kommt fast nur nach Eintritt der Pubertät vor und kann zur Hodenatrophie führen. Da sie im allgemeinen einseitig auftritt, ist die Gefahr der nachfolgenden Sterilität und des eunuchoiden Hochwuchses (S. 485) gering. Auf die zerebralen Komplikationen wurde schon auf S. 25 hingewiesen. Die in der Inkubationszeit oder während und nach der Infektion auftretende Enzephalitis kann manchmal die einzige Manifestation der Infektion mit dem Mumpsvirus sein und unter dem Bilde einer Enzephalomyelitis auch tödlich verlaufen. Das gleiche gilt von der relativ häufigeren Mumpsmeningitis, für die aber ein leichter Verlauf typisch ist.

Diagnose: Die Diagnose ist bei ausgeprägtem klinischem Bild mit Schwellung der Parotis leicht zu stellen, bei isoliertem Befall anderer Drüsen oder des Zentralnervensystems ist sie oft nur durch Laboratoriumsuntersuchungen möglich. Eine Isolierung des Virus gelingt in den ersten Tagen aus Sputum, Liquor und gelegentlich auch aus dem Blut. Für den Antikörpernachweis hat sich die KBR bewährt, die vom Ende der ersten Woche ab positive Resultate liefert. In vielen Fällen ist die Amylase im Serum erhöht.

Differentialdiagnostisch muß man an bakteriell-entzündliche Affektionen der Parotis denken, an eine Parotitis beim Sjögren-Syndrom (S. 158), an das Mikulicz-Syndrom, an einen Speichelsteinverschluß des Ausführungsganges und an einen Mischtumor.

Therapie: Die Therapie ist rein symptomatisch. Die schmerzhafte Schwellung kann durch feucht-warme Umschläge oder Ölverbände gemildert werden. Für einige Tage muß flüssige Kost gegeben werden. Der Speichelfluß sollte durch Kaugummi oder Lutschen von Zitronenscheiben angeregt werden. Eine wirksame Prophylaxe gibt es bis heute nicht. Ein Isolierung der Erkrankten ist angebracht. Die Infektiosität ist von den ersten Tagen der Inkubationszeit bis zum Abklingen der Drüsenschwellung anzunehmen.

2. Infektiöse Mononukleose (Pfeiffersches Drüsenfieber)

Die Ätiologie der infektiösen Mononukleose ist bis heute noch nicht mit Sicherheit geklärt, wenn auch eine Virusinfektion sehr wahrscheinlich ist. Ohne einen jahreszeitlichen Rhythmus zu zeigen, tritt die infektiöse Mononukleose sporadisch oder in kleinen Epidemien besonders bei Kindern und Jugendlichen auf. Zahlreiche Infektionen verlaufen wahrscheinlich abortiv unter dem Bilde eines grippalen Infektes oder einer Angina. Die Übertragung erfolgt durch Tröpfcheninfektion. Für das Angehen der Infektion ist ein enger Kontakt notwendig, weshalb die Epidemien immer auf einen kleinen Raum beschränkt bleiben.

Klinik: Die Inkubationszeit beträgt 4—10 Tage. Das klinische Bild ist sehr variabel in der Schwere der Krankheitserscheinungen und Organbeteiligungen. Der akute oder schleichende Beginn ist gekennzeichnet durch allgemeine Abgeschlagenheit, Kopfschmerzen und katarrhalische Erscheinungen mit follikulärer, lakunärer oder pseudomembranöser Angina (s. Abb. S. 575). Das Fieber ist unregelmäßig und wechselnd hoch, so daß zunächst das Bild eines grippalen Infektes mit einer Angina entsteht. Erst die in der zweiten Woche einsetzenden Lymphknotenschwellungen weisen auf die richtige Diagnose hin. Besonders betroffen sind die Hals- und Nackenlymphknoten und etwas später meist auch die Achsel-, Inguinal- und Hiluslymphknoten. Die Lymphknoten sind druckschmerzhaft, können bis hühnereigroß werden und zeigen keine Einschmelzungstendenz. Die Milz ist regelmäßig und die Leber fast immer deutlich vergrößert. Dyspeptische Beschwerden, Appetitlosigkeit, Druckgefühl im Oberbauch und in manchen Fällen ein Sklerenikterus sind die klinischen Erscheinungen der meist wenig hervortretenden aber histologisch deutlich ausgeprägten Hepatitis. Als Zeichen der Leberschädigung läßt sich oft eine deutliche Erhöhung der entsprechenden Serumfermentaktivitäten, z. B. der GOT, nachweisen. Das Blutbild zeigt ganz charakteristische Veränderungen, die bei unklarem Krankheitsbild die Diagnose schnell sichern. Man findet eine deutliche Leukozytose (bis zu 30 000 Zellen) mit ausgesprochener Lymphomonozytose (bis zu 90%). Große und kleine Lymphozyten, Übergangsformen von Lymphozyten zu den Monozyten und echte Monozyten lassen im akuten Stadium ein recht buntes Bild entstehen, welches im weiteren Verlauf durch das Überwiegen der kleinen Lymphozyten wieder uniformer wird. Neben der Hepatitis können als Komplikationen Meningitis, Enzephalitis, Polyneuritis, Bronchitis, Viruspneumonie, Nephritis, Myokarditis, Hypersplenismus und Milzruptur auftreten. Die Organmanifestationen überdauern im allgemeinen die Blutbildveränderungen. Lymphknotenschwellungen sind über lange Zeit nachweisbar.

Diagnose: Die Diagnose ergibt sich aus den generalisierten Lymphknotenschwellungen in Verbindung mit den typischen Blutbildveränderungen. Bei 50—80% der Patienten treten heterophile Antikörper auf, die durch ihre Fähigkeit, Hammelerythrozyten zu agglutinieren, nachgewiesen werden können (Hanganatziu-Deichersche Reaktion bzw. Paul-Bunnel-Test). Schwierigkeiten kann die *Differentialdiagnose* gegenüber Rubeolen, Plaut-Vinzent-Angina, Rachendiphtherie und anderen Erkrankungen mit Drüsenmanifestation (Tbc., Lymphadenose, Lymphogranulomatose, Lues usw.) bereiten.

Therapie: Eine ätiologische Therapie gibt es nicht. Die Behandlung hat sich insbesondere nach den hepatischen und zerebralen Komplikationen zu richten. In schwer verlaufenden Fällen und bei Anzeichen von Sekundärinfektionen sind Glukokortikoide und Breitbandantibiotika indiziert. Eine Isolierung des Kranken ist anzuraten.

3. Lymphogranuloma inguinale (L.i.)

Das L.i.-Virus gehört zur Gruppe der sog. großen Viren (Psittakose-Lymphogranuloma-inguinale-Trachom-Virusgruppe, auch Miyagawanellen genannt), die viele gemeinsame Eigenschaften haben, wie z. B. ein gruppenspezifisches hitzestabiles Antigen und die Ansprechbarkeit auf Sulfonamide und Breitbandantibiotika. Das L.i.-Virus ist über die ganze Welt verbreitet, Infektionen sind in

Deutschland aber selten. Die Übertragung erfolgt mit dem Geschlechtsverkehr. Die Hauptinfektionsquelle stellen latente Infektionen bei klinisch gesunden Prostituierten dar.

Klinik: Die Primärläsion tritt wenige Tage bis Wochen nach der Ansteckung meist an den Genitalorganen auf. Es entsteht zunächst ein herpetiformes Bläschen, das in ein scharf begrenztes, flaches, graues Ulkus mit geröteter aber wenig infiltrierter Umgebung übergeht. Das wenig schmerzhafte Ulkus heilt oft unbemerkt ohne Narbenbildung ab. 2—3 Wochen später schließt sich das Sekundärstadium an. Es kommt zu einem ein- oder seltener beidseitigen Befall der regionalen Inguinal- und Beckenlymphknoten. Diese werden hart, druckschmerzhaft und verbacken untereinander und mit der darüber liegenden Haut, die sich dunkelrot verfärbt (Bubonen). In 50% der Fälle kommt es zur Einschmelzung und zum Durchbruch der eitrigen Massen aus vielen kleinen Fistelöffnungen. Das Sekundärstadium kann durch die Ausbreitung des Virus über den ganzen Organismus von Allgemeinreaktionen wie Fieber, Übelkeit, Appetitlosigkeit, Gliederschmerzen, flüchtigem Exanthem, Kopfschmerzen und Meningismus begleitet sein. Auch generalisierte Lymphknotenschwellungen kommen vor.

Tritt in unbehandelten Fällen in diesem Stadium keine Spontanheilung ein, so entsteht ein langsam fortschreitender, chronisch-entzündlicher Prozeß mit Infiltrationen, Einschmelzungen, Fistel- und Strikturenbildung sowie elephantiastischer Anschwellung des genito-ano-rektalen Gebietes durch Behinderung des Lymphabflusses. Durch Sekundärinfektionen kann ein monatelanges Siechtum zum Tode führen.

Diagnose und Differentialdiagnose: Die wenig schmerzhafte und wenig auffällige Primärläsion wird oft nicht erkannt. Est die Lymphknotenveränderungen lassen außer an entsprechende Veränderungen bei der Lues, beim Ulcus molle, bei der Tuberkulose, Pest und Tularämie an eine L.i. denken. Die Viruselementarkörperchen können mit dem Lichtmikroskop aus dem Buboneneiter oder aus einem Lymphknotenpunktat nachgewiesen werden (Giemsa-Färbung). Das Virus läßt sich in der Gewebekultur, im Hühnerei oder Mäusehirn züchten. Serologisch hat sich heute die Komplementbindungsreaktion mit einem Gruppenantigen bewährt. Neben der Ornithose-Infektion findet man manchmal auch bei der Lues positive Titer in der KBR und umgekehrt bei dem L.i. eine positive Wassermannsche Reaktion. Der wichtigste diagnostische Nachweis ist auch heute noch der Frei-Test, der auf einer kutanen Überempfindlichkeit Infizierter gegenüber abgetöteten Viren (0,1 ml intrakutan) beruht. Die Reaktion wird 1—6 Wochen nach Beginn der Lymphknotenschwellungen positiv und ist oft über Jahre auslösbar. Bei Infektionen mit Viren der gleichen Gruppe (z. B. Ornithose) sind falsch positive Ergebnisse möglich.

Therapie: Sulfonamide und Breitbandantibiotika sind besonders in den Anfangsstadien der Krankheit erfolgversprechend.

4. Katzenkratzkrankheit (Maladie des griffes de chat)

Das Virus der Katzenkratzkrankheit gehört ebenfalls zur Psittakose-L.i.-Gruppe. Es kommt wahrscheinlich primär bei Vögeln vor. Katzen beherbergen gelegentlich, ohne selbst zu erkranken, das Virus und übertragen es durch Biß- oder Kratzwunden auf den Menschen.

Klinik: An der Biß- oder Kratzwunde bildet sich eine kleine rote Hautpustel, die oft nicht bemerkt wird. Es kommt dann zu einer Schwellung der regionalen Lymphknoten mit subfebrilen Temperaturen, die sich über mehrere Wochen hinziehen können. Im Blutbild findet man in dieser Zeit eine Vermehrung der eosinophilen Zellen bei normalen oder erniedrigten Leukozytenzahlen. In einem Teil der Fälle kann es zur Einschmelzung der entzündeten Lymphknoten und zum Durchbruch des Eiters nach außen kommen. Im allgemeinen verläuft die Krankheit gutartig und heilt meistens ohne Therapie aus.

Die Diagnose kann gesichert werden durch den mikroskopischen Nachweis von Einschlußkörperchen (Giemsa-Färbung) im Abszeßeiter oder, ähnlich dem Frei-Test, durch einen Intrakutantest mit einem aus dem Eiter hergestellten Antigen. In der KBR erhält man mit einem gruppenspezifischen Psittakose-Antigen meist ein positives Ergebnis.

Therapeutisch gibt man Sulfonamide und Breitbandantibiotika.

II. Die bakteriellen Erkrankungen des Menschen

A. Pertussis (Keuchhusten)

Der Keuchhusten ist eine seit alters her bekannte und über die ganze Welt verbreitete Krankheit. Eine manchmal epidemieartige Häufung der Krankheitsfälle tritt alle 2—5 Jahre ein, wenn jeweils wieder eine genügend große Zahl anfälliger Kinder herangewachsen ist. Ansteckungsgefahr besteht besonders im katarrhalischen Vorstadium, aber wohl auch noch während der ganzen Hustenperiode. Für die Übertragung, die durch Tröpfcheninfektion und direkten Kontakt erfolgt, spielen abortiv Erkrankte eine große Rolle. Die Erreger, gramnegative, gegen Austrocknung empfindliche ovoide Stäbchen *(Bordetella pertussis)*, siedeln sich auf den Schleimhäuten des Respirationstraktes an, wo es durch Endotoxineinwirkung zu Epithelnekrosen kommt. Die Epithelnekrosen bereiten den Weg für die gefürchteten Superinfektionen, auf denen fast ausschließlich die relativ hohe Mortalität des Keuchhustens im Säuglingsalter beruht. Die durchgemachte Krankheit hinterläßt meist eine lebenslängliche Immunität.

Klinisch gleiche Krankheitsbilder können durch *Bordetella parapertussis* und *Bordetella bronchiseptica* hervorgerufen werden. Die Infektionen verlaufen mit weniger Komplikationen; eine Kreuzimmunität mit den Keuchhustenerregern besteht nicht.

Klinik: Die Inkubationszeit des Keuchhustens beträgt 1—2 Wochen. Der Beginn ist uncharakteristisch mit einem katarrhalischen Stadium. Es entwickelt sich eine Bronchitis mit trockenem Husten, die den üblichen therapeutischen Bemühungen trotzt. Das Allgemeinbefinden ist wenig gestört; es können subfebrile Temperaturen auftreten. Mit der zweiten Krankheitswoche rücken die Hustenstöße näher zusammen und treten besonders nachts auf. Die typischen Keuchhustenanfälle sind dann nicht mehr zu verkennen (Stadium convulsivum). Ausgelöst durch mannigfache Reize (Lachen, Essen, Trinken usw.) tritt eine Folge von exspiratorischen Hustenstößen auf, bis eine maximale Exspirationsstellung des Thorax erreicht ist. Die Kinder werden zyanotisch, das Gesicht schwillt an, und es können gelegentlich konjunktivale und andere Schleimhautblutungen auftreten. Der Hustenkrampf (Stickhusten) löst sich dann mit einer ziehenden, pfeifenden Inspiration. Meist folgen mehrere Hustenanfälle nacheinander, bis unter Würgen und Erbrechen etwas zäher Schleim herausgebracht wird. Dauer, Anzahl und Schwere der Hustenanfälle wechseln von Fall zu Fall und sind mitbestimmt durch psychische Faktoren (neuropathische Kinder, überängstliche Eltern!).

Außerhalb der Anfälle, die sich über 3—6 Wochen hinziehen können, bieten insbesondere die älteren Kinder einen gesunden Eindruck. Im Stadium decrementi nehmen die Hustenanfälle dann allmählich wieder ab.

Die wichtigste und gefährlichste *Komplikation* des Keuchhustens ist die Bronchopneumonie, die durch Pertussis-Bakterien selbst oder durch Superinfektion hervorgerufen wird. Todesfälle kommen besonders im frühen Säuglingsalter vor, während nach dem 3. Lebensjahr kaum mehr eine Lebensgefahr besteht. Seltene Komplikationen sind zerebrale Blutungen und Enzephalopathien, deren Genese noch unklar ist.

Diagnose: Die Diagnose ist im Frühstadium nur mit Sicherheit durch den Erregernachweis (Nasen- und Rachenabstriche, Hustenplatten) möglich. Die charakteristische und oft hochgradige Lymphozytose ist vielfach erst im Stadium convulsivum nachweisbar, wenn auch schon die typischen Hustenanfälle eine eindeutige Diagnose erlauben. In Zweifelsfällen und bei abortiven Verläufen kann noch der Antikörpernachweis (Agglutination, Präzipitation, KBR) herangezogen werden.

Therapie und Prophylaxe: Einen entscheidenden Fortschritt in der Behandlung des Keuchhustens hat die Einführung der Breitbandantibiotika gebracht. Sie sollten mit Ausnahme von Tetrazyklinen im Säuglings- und Kleinkindesalter frühzeitig angewandt werden. Bei älteren Kindern kann man sich mit der antibiotischen Therapie abwartend verhalten. Besonders gefährdete Kinder können durch eine passive Immunisierung (Pertussis-Hyperimmunglobulin) geschützt werden. Hustendämpfende Mittel (Codein, Dicodid) sind erforderlich, wenn die Zahl und Stärke der Hustenanfälle die Kinder insbesondere in der Nacht zu sehr belästigen. Eine vollständige Unterdrückung des Hustens mit den oben genannten Mitteln ist zu vermeiden.

In der Allgemeinbehandlung ist frische Luft (auch im Winter) ebenso wichtig wie die psychische Führung der Kinder. Ängstliches Eingehen auf jeden Hustenanfall und zu große Fürsorge der Eltern führen zur Einbahnung der Hustenanfälle. Klimawechsel, Unterdruckkammer, Höhenflüge und Aufenthalt in Höhlen wirken begünstigend auf die Abnahme der Hustenanfälle. Bei häufigem Erbrechen sind viele kleine Mahlzeiten mit breiiger Nahrung zu geben. In schwerverlaufenden Fällen hat eine passive Immunisierung mit einem Hyperimmunserum vor allem bei Säuglingen Aussicht auf Erfolg.

Zur Prophylaxe hat in den letzten Jahren die aktive Schutzimpfung mit einem Adsorbat-Impfstoff aus abgetöteten Pertussis-Bakterien an Bedeutung gewonnen, die in Kombination mit anderen Impfstoffen (Diphtherie, Tetanus, Poliomyelitis, s. S. 43), durchgeführt wird. Selbstverständlich darf in keinem Fall die Expositionsprophylaxe außer acht gelassen werden.

Krankheits- und Todesfall sind beim Keuchhusten meldepflichtig.

B. Diphtherie

Noch vor wenigen Jahrzehnten eine weitverbreitete und gefürchtete Krankheit, gehört die Diphtherie heute in Europa schon fast zu den Seltenheiten.

Eine hinreichende Erklärung für diesen Wandel kennen wir nicht, wenn auch als Teilursache die heutzutage weit verbreitete aktive Diphtherie-Schutzimpfung eine Rolle spielen mag.

Die Übertragung des Diphtheriebakterium erfolgt von Mensch zu Mensch durch Tröpfcheninfektion, direkten Kontakt oder auch durch Staub und infizierte Gegenstände (z. B. Spielzeug). Die Kontagiosität ist nicht sehr groß. Kinder sind besonders anfällig. Die Diphtherieempfindlichkeit läßt sich mit dem sogenannten Schick-Test ziemlich sicher feststellen: Man spritzt eine kleine Menge Diphtherietoxin in die Haut und erhält bei einem genügend hohen Antitoxinspiegel im Serum des Probanden keine Reaktion (gute Abwehrlage nach durchgemachter Krankheit oder Schutzimpfung), während bei Ungeschützten eine entzündliche Rötung entsteht. Die Immunität nach einer überstandenen Diphtherie ist gut, Zweiterkrankungen kommen kaum vor.

Die 1884 von LOEFFLER zum erstenmal kulturell gezüchteten *Diphtheriebakterien* sind grampositive pleomorphe Stäbchen, die mit der Neisserschen Färbung die charakteristischen Polkörperchen zeigen (Abb. S. 46). Die Virulenz des Diphtheriebakterium beruht auf seiner Toxinbildung, die von Stamm zu Stamm außerordentlich schwanken kann (Gravis- und Mitisstämme). Die Bakterien können auf Schleimhäuten und verletzter Haut (Wunddiphtherie) haften. Durch die Toxineinwirkung kommt es lokal zu Nekrosen und zur Bildung eines fibrinhaltigen Exsudates. Über Lymph- und Blutwege gelangt das Toxin in den ganzen Organismus und führt zu Zellschädigung und Zelltod.

Klinik: Die Inkubationszeit wird mit 3—5 Tagen angenommen. Der Beginn der Diphtherie ist recht uncharakteristisch mit Fieber, allgemeiner Abgeschlagenheit, Glieder- und Kopfschmerzen. Hals- und Schluckbeschwerden stehen zunächst nicht im Vordergrund. Auf den geröteten und geschwollenen Tonsillen bilden sich dann rasch, bisweilen nur einseitig, weißliche, konfluierende Beläge, die fest auf der Unterlage haften und auf die Umgebung übergreifen können (s. Abb. S. 586). Sehr typisch ist ein eigenartiger süßlicher Mundgeruch, der den Erfahrenen schon beim Betreten des Krankenzimmers auf die Diagnose hinweist. Die regionalen Halslymphknoten sind geschwollen und druckschmerzhaft. Nimmt die Rachendiphtherie einen schweren Verlauf, so greifen die Beläge unter zunehmendem Krankheitsgefühl, klossiger Sprache sowie Schluck- und Atembeschwerden auf den Rachen, die Uvula und die Wangenschleimhaut über. Die gefürchtete *Kehlkopfdiphtherie* kann aus solch einer schwerverlaufenden diphtherischen Angina entstehen, sie kann aber auch durch primären Befall der Larynxschleimhaut bedingt sein. Sie geht mit lautem Krupphusten (Schafshusten) einher, der stets von einer starken Heiserkeit begleitet ist. Eindrucksvoll ist die zunehmende Behinderung der Atmung. Man hört einen lauten Stridor, die Kranken werden ängstlich, zyanotisch und ringen mit großer Anstrengung nach Luft. Der Erstickungstod ist dann oft nur durch eine Intubation oder Tracheotomie zu verhindern. In manchen Fällen stehen die *toxischen Schäden* frühzeitig ganz im Vordergrund des Erscheinungsbildes (Diphtheria gravissima). Lokal entsteht ein sich schnell ausbreitendes Ödem und führt zu einer Anschwellung des ganzen Halsgebietes („Collum proconsulare", „Cäsarenhals"). Das den Körper überschwemmende Toxin führt in wenigen Tagen zur Zerstörung des Myokards mit Versagen des Kreislaufs.

Weniger massive Toxineinwirkung führt häufig zu Spätfolgen an Herz und Nervensystem: Störung von Reizbildung und Reizleitung des Herzens (Extrasystolen, Herzblock, Arrhythmia absoluta z. B.) sowie Gaumensegel-, Augenmuskel- und Fazialisparese neben peripherer Radikulitis.

Die *Nasendiphtherie* kommt vorwiegend bei Säuglingen, oft ohne auffällige Allgemeinsymptome vor. Die Lokalisation der Diphtherie an Konjunktiven, Vulva, Nabel, Gehörgang und Wunden wird seltener angetroffen.

Diagnose: Die Diagnose einer Diphtherie wird gesichert durch den Nachweis (mikroskopisch, kulturell) der Diphtheriebakterien. In typischen Fällen kann die Diphtherie bereits an den zusammenhängenden, auf der Unterlage fest haftenden und auf die Umgebung übergreifenden Tonsillenbelägen sowie an dem süßlichen Mundgeruch erkannt werden.

Therapie und Prophylaxe: Die Behandlung der Diphtherie wird beherrscht von der Notwendigkeit einer möglichst frühzeitigen Neutralisation des gefährlichen Diphtherietoxins, ehe es in den Zellen verankert ist. Jeder Diphtherieverdacht ist deshalb als Diphtherie anzusehen und sofort mit Antitoxinserum zu behandeln. Es ist ein Kunstfehler, erst das Ergebnis der bakteriologischen Kultur abzuwarten. Die Dosis richtet sich nach Zeitpunkt und Schwere des Krankheitsbildes und schwankt zwischen 100—150 E/kg Körpergewicht. Man gibt heute vorwiegend das gereinigte und eiweißarme Fermoserum, das die Gefahr einer Serumkrankheit wesentlich herabgesetzt hat. Die intramuskuläre Injektion ist in dringenden Fällen wegen der schnelleren Resorption der subkutanen vorzuziehen. Bei malignen Verlaufsformen können auch höchste Dosen Antitoxin wirkungslos bleiben, was dafür spricht, daß noch andere Komponenten als das Diphtherietoxin eine Rolle spielen.

Gleichzeitig mit der Serumtherapie beginnt man eine achttägige Behandlung mit Penicillin, um die Diphtheriebakterien selbst zu vernichten und Superinfektionen zu vermeiden.

Für die Lokalbehandlung eignen sich Spülungen mit Kamillentee, Absaugen des Sekretes und der Membranfetzen, hohe Luftfeuchtigkeit und flüssig-breiige Ernährung (evtl. Infusionen).

Bei drohender Kehlkopfstenose muß eine Intubation oder Tracheotomie durchgeführt werden. Im Notfall kommt in der Praxis auch die Konikotomie (Eröffnung des Kehlkopfes zwischen Schild- und Ringknorpel) in Frage.

Eine sorgfältige Beobachtung der Herz- und Kreislauffunktionen ist von Anfang an erforderlich. Neben Strophanthin sind Gefäßmittel gegebenenfalls stündlich oder als Dauertropfinfusion zu verabfolgen.

Die postdiphtherischen Lähmungen bilden sich von selbst wieder zurück. Man sorgt für die Ruhigstellung der betroffenen Gliedmaßen und gibt allenfalls Vitamin B. Bei Lähmung des Gaumensegels können schwere Schluckstörungen auftreten, die eine Sondenernährung notwendig machen.

Die Therapie greift in die Prophylaxe über bei der Behandlung der rekonvaleszenten oder gesunden Keimträger. Lassen sich nach dem Abklingen der klinischen Erscheinungen noch Diphtheriebakterien nachweisen (drei negative Abstriche in zweitägigem Abstand werden gefordert), so ist damit zu rechnen, daß diese Patienten Bakterienträger bleiben. Eine Sanierung ist dann durch Penicillin oder Erythromycin eventuell in Kombination mit einem künstlichen Fieberschub oder durch die Tonsillektomie zu erreichen.

Neben der Isolierung des Patienten und der Desinfektion von Auswurf, Gegenständen usw. liegt der Schwerpunkt der Prophylaxe heute in der aktiven Schutzimpfung. Man benutzt als Impfstoff Formoltoxoid in Form eines Adsorbatimpfstoffes, zweckmäßigerweise in Kombination mit Tetanus-, Pertussis- und Poliomyelitis-Impfstoff. Die erste Injektion erfolgt im 3. oder 4. Lebensmonat, zwei weitere folgen in Abständen von 4 Wochen. Nach einem Jahr wird eine Nachimpfung vorgenommen. Der Impfschutz setzt etwa mit der dritten Impfung ein und hält ungefähr fünf Jahre an.

Krankheits- und Todesfall sind bei der Diphtherie meldepflichtig.

C. Scharlach

Der Scharlach wurde erst Mitte des 17. Jahrhunderts als ein eigenes Krankheitsbild von anderen exanthematischen Erkrankungen abgetrennt. An der Streptokokkenätiologie des Scharlachs besteht heute kein Zweifel, ob auch noch Viren mitbeteiligt sind, ist bisher unbewiesen. Die Übertragung der Streptokokken erfolgt durch Tröpfcheninfektion oder infizierte Gegenstände, insbesondere durch gesunde Keimträger und abortiv Erkrankte. Die Eintrittspforte ist gewöhnlich der Rachen, seltener sind es Wunden oder die Uterusschleimhaut. Die Scharlachmorbidität erreicht zwischen dem 2. und 10. Lebensjahr ihr Maximum. Die Scharlachempfänglichkeit wird mit dem Dick-Test geprüft (spritzt man Streptokokken-Toxin in die Haut, so erfolgt beim „Immunen" keine Reaktion, während der für Scharlach Empfängliche eine deutliche Hautrötung zeigt).

Klinik: Die Inkubationszeit beträgt im allgemeinen 3—4 Tage. Die Erkrankung beginnt plötzlich mit Fieber, Erbrechen, Kopfschmerzen und rasch einsetzenden Schluckschmerzen. Es ensteht das Bild einer Streptokokkenangina. Der Rachen ist dunkelrot, die Tonsillen sind geschwollen und meist von lakunären, weißlichen Belägen bedeckt, die zum Teil zusammenfließen und das Bild einer lakunären oder diphtherischen Angina vortäuschen können (s. Abb. S. 575). Die Beläge beim Scharlach lassen sich aber leicht abwischen. Das Gesicht des Erkrankten ist fieberhaft gerötet, wobei in typischer Weise das Munddreieck blaß ausgespart bleibt. Die regionalen Lymphknoten sind geschwollen und druckschmerzhaft.

Nach 1—3 Tagen tritt das Scharlachexanthem auf. Es beginnt am Hals und breitet sich innerhalb von 24 Stunden über den ganzen Körper aus. Im Gegensatz zu anderen ähnlich aussehenden Exanthemen (Grippe, Arzneimittel, Masern) sind die großen Hautfalten (Leistenbeugen) besonders intensiv befallen. Das Gesicht bleibt frei. Die Effloreszenzen werden bis stecknadelkopfgroß, sind leicht erhaben und meist dicht gesät. Die Haut zwischen den Effloreszenzen ist ebenfalls gerötet, so daß eine mehr gleichförmige Rötung der Haut entsteht. Das Exanthem kann auch einmal sehr spärlich und flüchtig sein oder auch ganz fehlen, was mit der Toxinstärke des ätiologischen Streptokokkenstammes zusammenhängt. Durch intrakutane Injektion von antitoxischem Serum (Rekonvaleszenten- oder Pferdeimmunserum) kann das Exanthem ausgelöscht werden (Schultz-Charltonsches Auslöschphänomen).

Nach 2—3 Tagen blaßt das Exanthem unter lytischem Fieberabfall ab. Gleichzeitig bildet sich auch das Enanthem zurück. Der weiße Zungenbelag löst sich ab und hinterläßt die durch Papillenschwellung hochrote „Himbeer- oder Erdbeerzunge". In diesem Stadium kann es zu flüchtigen Proteinurien, myokarditischen

Zeichen und Gelenkschmerzen („Scharlachrheumatoid") kommen. Im Blutbild findet man eine Leukozytose mit Linksverschiebung und Eosinophilie. Im Urin wird vermehrt Urobilinogen ausgeschieden, das Rumpel-Leedesche Zeichen (toxische Kapillarschädigung) ist positiv.

In der 3. Woche tritt, wiederum am Hals beginnend, eine kleieförmige Schuppung ein. Die Schuppung wird auch in den Fällen beobachtet, die ohne Exanthem verlaufen sind und betrifft auch die nicht vom Exanthem befallen gewesenen Hautpartien.

2—7 Wochen nach der Erkrankung kann ein Scharlachrezidiv (Scharlach II) auftreten, das durch eine Reinfektion mit einem anderen Streptokokkentyp (Gefahr großer Scharlachstationen in den Krankenhäusern!) hervorgerufen wird. Es kommt wiederum zu einer Angina, evtl. auch zu einem Exanthem, insbesondere sind aber die Lymphknoten befallen, die dann eine große Tendenz zur Einschmelzung zeigen. Ein Übergreifen der eitrigen Prozesse führt häufig zu Nasennebenhöhlenaffektionen, Otitis media und Bronchopneumonien, die vor der Antibiotika-Ära oft das Leben des Erkrankten bedrohten.

Wie auch bei anderen Streptokokkeninfektionen können ca. 3 Wochen nach der Erst- bzw. Zweiterkrankung als Folgekrankheiten eine akute diffuse Glomerulonephritis, eine Polyarthritis oder Karditis (rheumatischer Formenkreis) auftreten.

Neben dem typischen Scharlachverlauf und abortiven, oft unbemerkten Verläufen ohne Exanthem, kennen wir in seltenen Fällen auch toxische Verlaufsformen, die mit schwerer Benommenheit, Krämpfen, Blutungen und Kreislaufversagen in wenigen Tagen ad exitum führen können. Die septischen Scharlachformen mit periodischer Einschwemmung von Streptokokken in den Organismus und metastatischen Absiedlungen in den Organen sind dank der Antibiotika-Therapie selten geworden.

Diagnose: Die Angina mit düsterroter Rachenschleimhaut (Enanthem), das charakteristische Exanthem mit besonders auffälligem Befall der Leistenbeugen, die Himbeerzunge und das positive Rumpel-Leede-Phänomen sind die wichtigsten diagnostischen Zeichen einer Scharlacherkrankung.

Therapie: Die Penicillin-Therapie steht heute im Vordergrund bei der Behandlung des Scharlachs und hat die gefürchteten bakteriellen Komplikationen fast ganz zurückgedrängt. Es genügt eine 10tägige orale Behandlung, wenn die Möglichkeit einer Reinfektion vermieden wird (Isolierung). Nach 2 Wochen können die Patienten das Krankenhaus wieder verlassen, während früher wegen der Streptokokkenausscheidung eine 6wöchige Isolierung erforderlich war. Der Rückgang der Rezidive und Komplikationen durch die frühzeitige Penicillin-Therapie scheint aber durch ein Ansteigen von Zweiterkrankungen erkauft zu werden, da durch die Abkürzung des Krankheitsverlaufes keine genügende Antikörperbildung ausgelöst wird.

Bei toxisch verlaufenden Fällen ist die rechtzeitige Gabe von antitoxischem Serum (Pferdeserum, Rekonvaleszenten-Serum) unbedingt erforderlich.

Prophylaxe: Eine aktive Immunisierung hat sich beim Scharlach nicht durchsetzen können. Wegen der vielen gesunden Keimträger und abortiven Verläufe läßt sich auch eine wirksame Expositionsprophylaxe kaum erreichen. Bei manifest Erkrankten soll eine Einzelisolierung angestrebt werden, bzw. sollen nur Patienten in gleichem Krankheitsstadium zusammen belassen werden. Die Ansteckungsgefahr nach Rückkehr aus dem Krankenhaus (sog. Heimkehrfälle) hat sich bei der verkürzten Isolierungszeit durch die Penizillinbehandlung nicht nachweisbar erhöht.

Krankheits- und Todesfall sind bei einer Scharlacherkrankung meldepflichtig.

D. Erysipel

Das Erysipel ist eine Infektion durch hämolysierende Streptokokken, die von kleinen Schrunden und Verletzungen der Haut oder Schleimhaut, Ekzemen, Ulcera cruris, Wunden („Wundrose") usw. ihren Ausgang nimmt. Die Entzündung breitet sich per continuitatem über die kleinen Lymphspalten aus. In ödematösem Gewebe (z. B. bei nephrotischen Ödemen) findet man eine besonders rasche Ausdehnung. Die Übertragung der Streptokokken erfolgt durch Schmutz- und Schmierinfektion.

Klinik: Die Inkubationszeit beträgt wenige Stunden bis Tage. Der Beginn ist plötzlich mit Schüttelfrost und hohem Fieber, gelegentlich mit Erbrechen. An der Eintrittspforte ist die Haut schmerzhaft geschwollen und gerötet. Die Rötung setzt sich manchmal mit gezackten Rändern scharf gegen die Umgebung ab. In lockeren Geweben können beträchtliche Schwellungen entstehen. Die Entzündung breitet sich rasch nach allen Seiten in der Haut aus und ist in den peripheren Anteilen immer hoch akut, während sie im zentralen Ausgangspunkt schon abklingt (im Gegensatz zur Phlegmone). Durch Fortschreiten in die Tiefe können subkutane Abszesse entstehen. Manchmal heben sich, besonders bei Säuglingen, größere Hautbezirke in Blasen ab. Die regionalen Lymphknoten sind schmerzhaft geschwollen. In schwerverlaufenden Fällen kann es zu erheblicher Beeinträchtigung des Allgemeinbefindens mit toxischer Schädigung von Kreislauf und Leber kommen. Die Infektion kann nach Tagen, manchmal auch erst nach Wochen (Erysipelas migrans) zum Stehen kommen und klingt dann unter lytischem Fieberabfall ab. Gefürchtete Komplikationen sind Phlegmonen, Sepsis, Meningitis, Endokarditis und als Nachkrankheit die akute diffuse Glomerulonephritis.

Das Erysipel hat eine ausgesprochene Neigung zu Rezidiven, da es keine Immunität, sondern eher eine erhöhte Disposition für die Infektion zurückläßt. Vor der Sulfonamid-Antibiotika-Ära hatte die Erkrankung eine hohe Letalität.

Therapie: Im Vordergrund der Therapie steht die Anwendung von Penicillin, gegen das die meisten beta-hämolysierenden Streptokokken empfindlich sind. Man gibt mindestens 1 Mill. E. Penicillin täglich und zwar 3 bis 5 Tage über den Fieberabfall hinaus.

Eine Isolierung der Patienten ist empfehlenswert, das Pflegepersonal ist zur sorgfältigen Desinfektion von Händen und Gegenständen anzuhalten, um eine Verschleppung der Keime zu vermeiden.

E. Sepsis

Die Definition der Sepsis hat manche Wandlungen und Einschränkungen erfahren. Nach der ursprünglichen Definition (SCHOTTMÜLLER 1914) liegt dann eine Sepsis vor, wenn von einem Bakterienherd im Körper periodisch oder dauernd pathogene Bakterien in das Blut eingeschwemmt und durch diese Invasion subjek-

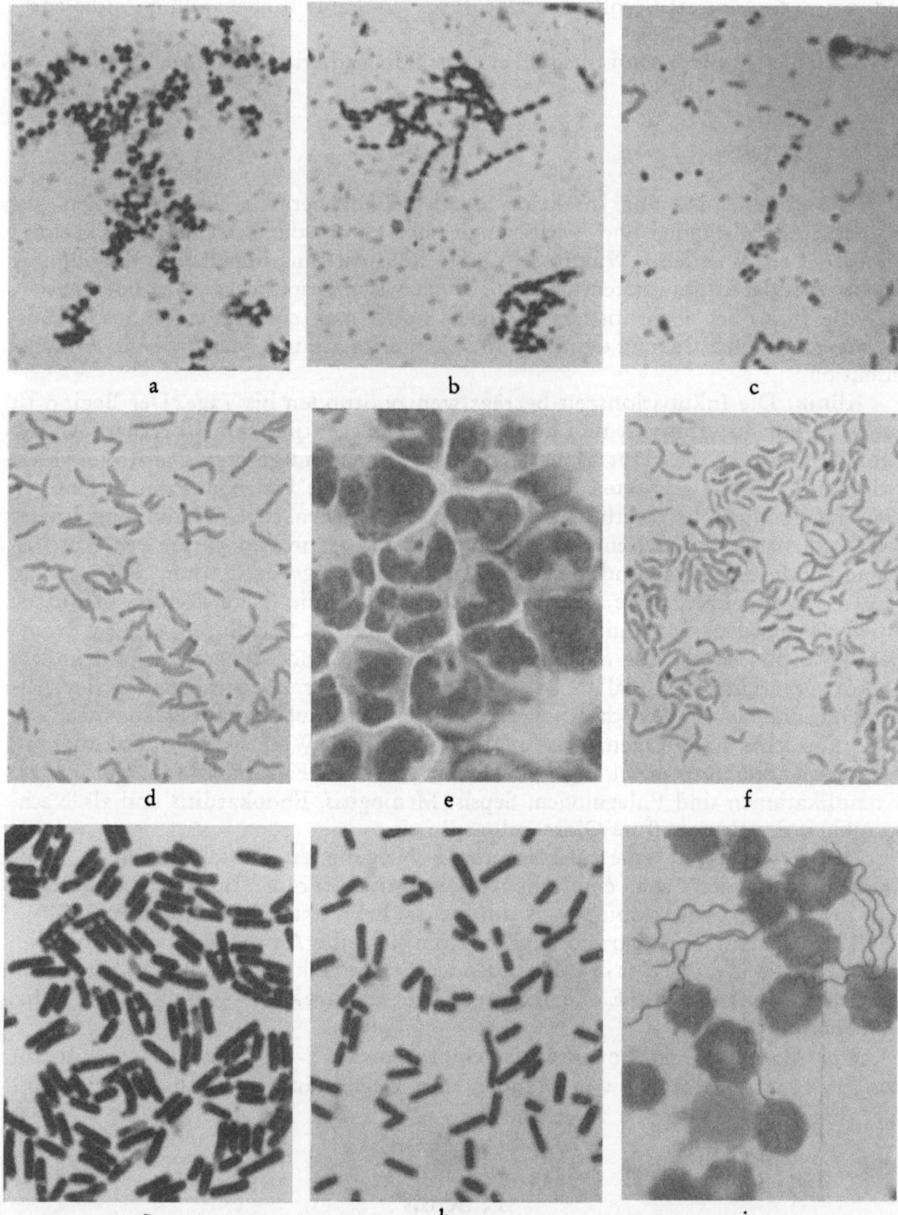

Tabellarische Übersicht über einige der wichtigsten Erreger bakterieller Krankheiten des Menschen:
a) Staphylokokken, b) Streptokokken, c) Enterokokken und Koli-Bakterien, d) Diphtherie-bakterien (Neissersche Polkörperchenfärbung), e) Meningokokken (intrazellulär), f) Cholera-Vibrionen (El Tor), g) Milzbrandsporen, h) Tetanusbazillen, i) Borellien.

tive und objektive Krankheitszeichen ausgelöst werden. Die Bakteriämie wie auch die Virämie sind dagegen transitorische Vorgänge, bei denen das Blut als Transportmittel dient und die meist kurzdauernde Anwesenheit der Keime im Blut selbst keine kennzeichnenden Krankheitssymptome auslöst.

Alle Arten pathogener Bakterien können zu einer Sepsis führen, wenn auch Streptokokken, Staphylokokken, Pneumokokken, Meningokokken und Kolibakterien (Abb. S. 46) die häufigste Ursache für eine Sepsis abgeben. Der Sepsisherd ist oft nicht identisch mit der Eintrittspforte der Bakterien, sondern bereits eine metastatische Absiedlung. Vom Ausgangsherd gelangen die Bakterien in die Blutbahn über eine Thrombophlebitis, Lymphangitis oder von einem Hohlorgan aus. Trotz der Verschiedenartigkeit der Erreger und der Ausgangsherde sind die klinischen Merkmale der Sepsis erstaunlich uniform, wobei sich alle Übergänge vom akuten bis zum chronisch-rezidivierenden Krankheitsbild (z. B. Endocarditis lenta) zeigen können.

Klinik: Das klinische Bild wird einerseits vom Sepsisherd bestimmt, andererseits von den Folgeerscheinungen der Bakterieneinschwemmung ins Blut. Der Sepsisherd kann erhebliche lokale Symptome auslösen, wie z. B. bei peritonsillarem Abszeß, Osteomyelitis, Thrombophlebitis, Endokarditis, Pyelitis oder Cholangitis, häufig jedoch ist er klinisch nicht faßbar. Jede Bakterieneinschwemmung wird mit Schüttelfrost, Fieberanstieg und anschließendem Fieberabfall unter starkem Schweißausbruch beantwortet. Neben dem klassischen „septischen" Fieberverlauf können auch andere Fiebertypen wie Kontinua oder irreguläres Fieber beobachtet werden. Bei alten Menschen kann die Temperatur manchmal über längere Intervalle normal sein. Das Allgemeinbefinden ist stark beeinträchtigt. Die Patienten sind oft leicht benommen. Die vergrößerte, „septische" Milz ist anfangs weich und nicht leicht zu tasten, wird aber bei längerem Bestehen der Sepsis deutlich palpabel. Die Haut zeigt toxisch-allergisch bedingte Exantheme verschiedener Ausprägung oder auch petechiale Blutungen (toxischer Kapillarschaden) und metastatische Absiedlungen. Die Gelenke sind häufig durch flüchtige seröse Entzündungen beteiligt. Im Blutbild findet man eine mehr oder weniger ausgeprägte Leukozytose mit Linksverschiebung und toxischer Granulierung der Leukozyten. Bei länger bestehender Sepsis bildet sich eine Infektanämie aus. Im Urin ist eine febrile Proteinurie nachweisbar, und beim Auftreten einer Herdnephritis erscheinen vermehrt Erythrozyten und Leukozyten im Urin. Die Extremitäten sind kalt und blaß, und häufig erhält die Haut als Ausdruck eines toxischen Leberschadens einen ikterischen Unterton. Die toxische Schädigung des Magen-Darm-Traktes äußert sich in Erbrechen und Durchfällen. Besonders gefürchtet sind die toxischen Herz- und Kreislaufschädigungen, die zu nicht mehr beherrschbaren Kollapszuständen führen können. Metastatische Absiedlungen können in allen Organen auftreten und ihrerseits wieder die Sepsis unterhalten. Eine deutliche Verschlechterung der Prognose bedeutet das Auftreten einer Herzklappenentzündung (S. 236).

Diagnose: Bei eindeutig feststellbarem Sepsisherd und typischem Fieberablauf ist die Diagnose Sepsis leicht zu stellen. Schwierigkeiten bereiten die Fälle, in denen der Ausgangsherd nicht auffindbar ist (sogenannte kryptogenetische Sepsis) und das Fieber keinen septischen Charakter zeigt. Wichtig für die Diagnose, aber noch mehr für die Therapie, ist der Erregernachweis aus dem strömenden Blut oder aus dem Sepsisherd, wofür Blutkulturen vor Beginn der Therapie anzulegen sind. Die besten Resultate erhält man, wenn das Blut im Fieberanstieg (halbstündliche Temperaturmessungen!) mehrmals am Tage abgenommen und direkt am Krankenbett in Bouillon-Kulturen und auf Agargußplatten überführt wird.

Therapie: Ziel jeder Sepsisbehandlung ist es, den Sepsisherd zu beseitigen, was zumeist nicht durch eine Antibiotika- und Sulfonamidtherapie, sondern nur chirurgisch gelingt. Bis eine Beseitigung des Herdes möglich ist oder wenn ein Ausgangsherd nicht gefunden werden kann, stehen Antibiotika- und Chemotherapie im Vordergrund der Behandlung. Solange das Ergebnis der bakteriologischen Untersuchung (Erregerzüchtung und Resistenzbestimmung) aussteht, muß man versuchen, aus dem Krankheitsbild, dem Sitz des Sepsisherdes oder der Organmetastasen Rückschlüsse auf die mögliche Erregerart zu ziehen und ein entsprechendes Therapeutikum einzusetzen. Breitbandantibiotika in Kombination mit Sulfonamiden erleichtern heute diese schwierige Entscheidung. In therapieresistenten Fällen sollte man sich daran erinnern, daß hohe Dosen Penicillin in Verbindung mit Sulfonamiden oft noch die Resistenz der Erreger durchbrechen können. Bewährt haben sich uns 5—10 Mill. E. Penicillin täglich als intravenöse Infusion und intramuskulär in Kombination mit einem intravenös injizierbaren Sulfonamid (z. B. 4 g Solu-Supronal pro die). Die neuen halbsynthetischen und synthetischen Penicilline werden vielversprechend in der Sepsisbehandlung angewandt. Neben dieser Therapie sind die Allgemeinbehandlung der Sepsis und insbesondere die Kreislaufüberwachung von entscheidender Bedeutung. (Über die Behandlung der Endocarditis lenta s. S. 236).

F. Salmonellosen

Salmonellen sind gramnegative, bewegliche Stäbchen, die sich serologisch in mehr als 450 Typen differenzieren lassen. Epidemiologisch unterscheidet man 3 große Gruppen: Eine 1. Gruppe von Salmonellen kommt nur beim Menschen vor. Sie werden repräsentiert durch *S. typhi, S. paratyphi A, B und C* und verursachen ein typhöses-paratyphöses Bild. Die 2. Gruppe umfaßt mehrere hundert Salmonellatypen, die beim Menschen und beim Tier vorkommen und Erreger der infektiösen Enteritis bzw. Gastroenteritis (bakterielle Lebensmittelvergiftung) sind. Ihre klassischen Vertreter sind *S. choleraesius, S. enteritidis* (Gärtner) und *S. typhi murium* (Breslau). Als 3. Gruppe werden die primären Tiersalmonellen abgetrennt.

Die *Übertragung* der Salmonellen erfolgt als Schmutz- und Schmierinfektion, durch verseuchtes Wasser bzw. verseuchte Lebensmittel und Zwischenträger (Fliegen). Während die orale Aufnahme von Typhus-Paratyphuskeimen in 30—80% der Fälle zu einer Erkrankung führt, beträgt dieser Prozentsatz bei den Enteritiserregern nur 5—30%.

1. Typhus — Paratyphus

Typhus-Paratyphus-Erkrankungen kommen in der ganzen Welt vor. Ihr Auftreten wird durch unhygienische Verhältnisse, Kriegs- und Notzeiten besonders gefördert. In Deutschland herrschen Typhus- und Paratyphus-B-Infektionen vor. Der Häufigkeitsgipfel liegt im Spätsommer. Als eine stets vorhandene Infektionsquelle sind auch in normalen Zeiten Dauerausscheider (S. 52). vor allem die unerkannten Dauerausscheider anzusehen. Die oral aufgenommenen Bakterien siedeln sich im Lymphsystem des unteren Dünndarms an und führen zur markigen Schwellung (1. Woche), Nekrotisierung (2. Woche), Geschwürsbildung und Schorfabstoßung (3. Woche) der Peyerschen Plaques und der Solitärfollikel. In der 4. Woche erfolgt die Reinigung und Vernarbung der Geschwüre. Über die Blutbahn gelangen die Keime in andere Organe und bilden dort die typischen Typhusgranulome (besonders in Leber und Milz).

Klinik: Die Inkubationszeit beim Typhus beträgt 1—3 Wochen. Kennzeichnend ist der langsame Beginn der Krankheit mit Abgeschlagenheit, Gliederschmerzen, Kopfschmerzen und katarrhalischen Erscheinungen (Angina typhosa), die die diagnostischen Überlegungen in eine falsche Richtung lenken können. Das Fieber steigt allmählich treppenförmig bis zu einer Kontinua zwischen 39 und 40° C an. Es stellt sich eine Bewußtseinstrübung ein, die der Krankheit ihren Namen gegeben hat ($T\tilde{v}\varphi o\varsigma$). Die Patienten werden benommen, apathisch, nachts können Fieberdelirien auftreten. Das subjektive Befinden ist meist durch ein schweres Krankheitsgefühl und hartnäckige Kopfschmerzen erheblich beeinträchtigt. Durchfälle werden in diesem ersten Stadium nicht beobachtet; es fällt im Gegenteil meist eine Obstipation auf. Als weitere diagnostische Hinweise findet man eine im Vergleich zur Fieberhöhe relative Bradykardie, im Blutbild eine Leukozytopenie mit Linksverschiebung und Aneosinophilie und einen zunächst weißlichgrauen, später bräunlichen Zungenbelag (Typhuszunge). An Brust, Bauch und Rücken erscheinen in Schüben im Laufe der 2. Krankheitswoche spärlich gesät die Typhusroseolen. Sie stellen Bakterienabsiedlungen in den Hautkapillaren dar und sind linsengroß, etwas erhaben und von nicht sehr intensiver, bräunlich-roter Farbe, die unter dem Glasspateldruck abblaßt. Die Milz ist in vielen Fällen vergrößert tastbar. Sie ist zu Beginn sehr weich und deshalb zunächst schwierig nachzuweisen. Im Urin wird die Diazoprobe positiv; eine febrile Proteinurie ist fast immer vorhanden. Die Blutkörperchensenkungsgeschwindigkeit ist auffälligerweise nur mäßig erhöht.

In der 3. Woche, in der die Komplikationsgefahr am größten ist, treten in etwa der Hälfte der Fälle die typischen erbsenbreiartigen Durchfälle auf. Der Leib ist oft meteoristisch aufgetrieben und druckschmerzhaft.

Die gefürchtetsten, aber seltenen *Komplikationen* sind die Darmblutung und die Darmperforation mit nachfolgender Peritonitis. Immer dagegen sind das Herz durch eine Myokarditis und der Kreislauf durch Toxineinwirkung gefährdet. Kreislaufversagen stellt bei den schweren Typhusverläufen die häufigste Todesursache dar. Dadurch, daß die Bakterien in die Blutbahn gelangen, sind metastatische Absiedlungen in allen Organen möglich (Leber, Milz, Gallenblase, Knochen-, Zentralnervensystem u. a.). Die Pneumoniegefahr ist wie bei allen benommenen Patienten groß.

Am Ende der 3. Krankheitswoche beginnt das Fieber, oft unter großen Schwankungen, allmählich abzusinken, und die Krankheitssymptome bilden sich zurück. In etwa 10% der Fälle beobachtet man nach 1—2 Wochen ein *Rezidiv*, das alle Zeichen der Ersterkrankung in abgemilderter und verkürzter Form aufweisen kann. Die Rezidive sind vielleicht die Folge einer schlechten Antikörperbildung, so daß die noch im Organismus vorhandenen Typhuskeime sich erneut ausbreiten können.

Verlaufsformen: Es gibt beim Typhus leichte und abortive Fälle, die nicht erkannt und behandelt werden und dann eine gefährliche Infektionsquelle darstellen. Bei foudroyanten und meist in wenigen Tagen zum Tode führenden Typhusverläufen stehen Hyperpyrexie und toxisches Kreislaufversagen im Vordergrund. Die Verlaufsart einer Typhuskrankheit erlaubt keinen sicheren Rückschluß auf die Erregerart. Wenn auch im allgemeinen die Paratyphusinfektionen milder und kurzdauernder sind, so ist das doch keineswegs die Regel. Darüber hinaus können Infektionen mit S. typhi oder S. paratyphi A und B durchaus unter dem Bilde einer akuten Enteritis auftreten. Der Paratyphus C entsteht gerne während einer anderen Infektionskrankheit (Hepatitis, Fleckfieber, Ruhr u. a.), bietet ein typhöses Krankheitsbild, führt aber nur zu geringen Darmveränderungen.

Diagnose: Bei jedem unklaren Fieberzustand muß an eine Typhuserkrankung gedacht werden. Relative Bradykardie, Benommenheit des Patienten und insbesondere die leicht nachweisbaren Blutbildveränderungen (Leukopenie, Linksverschiebung und Fehlen der eosinophilen Zellen) führen zusammen mit dem Nachweis von Roseolen, einem Milztumor und einer positiven Diazoprobe im Urin zur Diagnose. Bakteriologische und serologische Untersuchungen sichern die Diagnose und erlauben eine Bestimmung und Differenzierung der verantwortlichen Keime. Der früheste Keimnachweis gelingt aus dem strömenden Blut. Positive Bakterienkulturen aus Stuhl und Urin sind erst am Ende der ersten Krankheitswoche zu erwarten. Die Agglutinationsreaktion (Widal) wird nach 6—10 Tagen positiv.

Für die Bewertung der serologischen Befunde ist der Vergleich zwischen einer möglichst frühzeitig und einer zu einem späteren Zeitpunkt entnommenen Serumprobe entscheidend wichtig. Mäßig starke Titeranstiege können auch unspezifisch und als amnestische Reaktion nach früher durchgemachter Salmonella-Infektion oder nach Typhusschutzimpfung im Verlauf anderer fieberhafter Krankheiten beobachtet werden. Die Differenzierung in O- und H-Agglutinine bringt eine weitere Sicherheit der serologischen Diagnostik, da bei einer frischen Infektion meistens der O-Agglutinationstiter überwiegt. Eine negative oder verzögert ansteigende Widalsche Reaktion darf, zumal bei frühzeitiger Chloramphenicoltherapie, niemals als Beweis gegen eine Typhusinfektion gewertet werden.

Therapie: Das Mittel der Wahl in der Behandlung der Typhus-Paratyphuskrankheiten ist das Chloramphenicol. Man beginnt besonders bei schweren Krankheitsbildern mit einer kleineren Dosis (0,75—1,0 g am ersten Behandlungstag), um nicht schlagartig große Endotoxinmengen aus den Bakterien freizusetzen, und steigert dann auf 2—4 g täglich. Nach der Entfieberung, die gewöhnlich 4 bis 8 Tage nach Behandlungsbeginn eintritt, gibt man 1—1,5 g Chloramphenicol noch 8—10 Tage weiter. Wird dadurch keine Keimfreiheit im Stuhl erreicht, schließt man für 5—10 Tage eine zweite Kur in der gleichen Dosierung und gegebenenfalls eine dritte und vierte Kur an. Die Rezidive bei den Typhus-Paratyphus-Infektionen sprechen ebenfalls auf Chloramphenicol an. Bei schwerem, toxischem Verlauf können zusätzlich Glukokortikoid-Präparate in hoher Dosierung (z. B. 50—100 mg Prednison) lebensrettend wirken. Vom Ende der zweiten Krankheitswoche an sollten aber wegen der nekrotisierenden Prozesse am Darm und der damit verbundenen Perforationsgefahr Prednison-Gaben vermieden werden. So überzeugend die Erfolge der antibiotischen Therapie sind, so darf doch gerade bei den typhösen Krankheiten die Allgemeinbehandlung und Pflege mit vorsichtiger kalorien- und vitaminreicher

Darmschonkost (Vitamin B), Flüssigkeitszufuhr, Kreislaufbehandlung, Atemübungen (Pneumoniegefahr), Fieberdämpfung (Pyramidon in kleinen Dosen) und Bekämpfung zu heftiger Diarrhoe (geschabte Äpfel, Tannalbin, Opiumtropfen) nicht vernachlässigt werden.

Zur Prophylaxe dienen die aktive Schutzimpfung (enteral oder parenteral) sowie seuchenhygienische Maßnahmen.

2. Infektiöse Gastroenteritis, bakterielle Lebensmittelvergiftung

Die Enteritiserreger sind über die ganze Welt verbreitet. Die Übertragung erfolgt von verseuchten erkrankten oder nicht erkrankten Tieren auf den Menschen. Infiziertes Fleisch (Notschlachtungen), Eier (besonders Enteneier) oder verunreinigte Lebensmittel sind die Hauptinfektionsquellen. Die Verbreitung dieser Salmonellen und das Auftreten neuer Salmonellatypen nach dem Kriege in Deutschland war zu einem nicht unerheblichen Teil auf die Einfuhr verseuchter Eiprodukte oder verseuchten Tierfutters (Fischmehl, Tierkörpermehl) zurückzuführen. Der Erkrankungsgipfel der bakteriellen Lebensmittelvergiftung liegt in den warmen Sommermonaten. Da die Infektion häufig durch infizierte Lebensmittel erfolgt, kommt es zu Gruppenerkrankungen. Im Gegensatz zum Typhus bleibt die Infektion mit Enteritiserregern, die seltenen sogenannten invasiven Verlaufsformen ausgenommen, auf die Darmschleimhaut beschränkt. Die lokalen und allgemeinen Krankheitserscheinungen werden durch die Endotoxine der Bakterien hervorgerufen. Um eine Gastroenteritis auszulösen, müssen deshalb nicht unbedingt lebende Enteritiskeime in den Organismus gelangen.

Klinik: Die Inkubationszeit der Gastroenteritis (paratyphosa) beträgt — abhängig von der Stärke der Infektion und der Menge der Toxine, die von den Salmonellen schon in den verseuchten Lebensmitteln gebildet worden sind — Stunden bis Tage. Bei der plötzlich wenige Stunden nach Genuß der Speisen einsetzenden Gastroenteritis handelt es sich demnach gleichzeitig um eine Intoxikation und Infektion. Das Toxin der Salmonellen wird durch Kochen nicht zerstört.

Die Krankheitserscheinungen treten meist akut und eindrucksvoll auf. Sie beginnen mit Übelkeit, Kopfschmerzen, Schüttelfrost und Fieberanstieg. Die schnell einsetzenden Durchfälle sind breiig-wäßrig mit Schleim- und gelegentlich auch mit Blutbeimengungen. Die Durchfälle können so profus sein, daß es schnell zur Exsikkose kommt, die den Kreislauf gefährdet, der zudem noch durch die Resorption der Bakterientoxine geschädigt wird. Im Blutbild findet man in den schwerverlaufenden Fällen im Gegensatz zum Typhus oftmals eine Leukozytose mit Linksverschiebung. Das Fieber bleibt, falls keine Komplikationen eintreten, nur wenige Tage bestehen.

Neben diesen akuten schweren und oft lebensbedrohlichen Fällen gibt es alle Übergänge bis zu blanden Verläufen, die sich nur in einem vorübergehenden Unwohlsein und einzelnen durchfälligen Stühlen äußern. Invasive Verlaufsformen, bei denen die Enteritiserreger in die Blutbahn eindringen, kommen gelegentlich vor und rufen dann gewöhnlich ein schweres typhöses Krankheitsbild hervor, das mit einer hohen Letalität belastet ist. In manchen Fällen werden nach einer Gastroenteritis metastatische Absiedlungen (Osteomyelitis, Pneumonie, Endokarditis, Meningitis) beobachtet, ohne daß vorher ein schweres invasives Verlaufsbild beobachtet wird.

Diagnose: Im Gegensatz zum Typhus ist die Gastroenteritis meist an den frühzeitig auftretenden heftigen Durchfällen zu erkennen. Die Enteritiserreger lassen sich bereits aus den ersten durchfälligen Stühlen isolieren. Bei den invasiven Verlaufsformen gelingt auch die Keimzüchtung aus dem Blut.

Therapie: Die klinischen Symptome der Gastroenteritis lassen sich gut und schnell mit schwer resorbierbaren Sulfonamiden (z.B. Resulfon, 3 g täglich) beherrschen. Da durch die Sulfonamide aber nicht sicher alle Salmonellen vernichtet werden, empfiehlt sich eine gleichzeitige Therapie mit Chloramphenicol. Bei profusen Durchfällen ist eine rasche Infusionsbehandlung zum Ausgleich des Flüssigkeitsverlustes oft lebensrettend. Immer ist eine genaue Kreislaufbeobachtung und -stützung erforderlich. In Fällen, die sehr früh in die Behandlung kommen, kann auch die Verabfolgung von schnell wirkenden Abführmitteln und eine Magenspülung in Betracht gezogen werden.

Während durch die Antibiotika-Therapie ein letaler Ausgang bei den typhösen Krankheiten selten geworden ist, verlaufen akute Gastroenteritis-Infektionen mit toxinreichen Salmonella-Stämmen (S. choleraesuis, S. typhi murium) insbesondere bei Kindern, alten und vorgeschädigten Menschen häufiger (bis zu 15% der Fälle) tödlich. Die Isolierung der Kranken hat wie bei den Typhusinfektionen zu erfolgen; Dauerausscheidung kommt ebenfalls vor.

Prophylaxe: Eine wirksame Prophylaxe stellt die strenge Einfuhrkontrolle der schon oben erwähnten Lebens- und Tierfuttermittel dar. Fleisch zweifelhafter Herkunft sollte gemieden und die Lebensmittellagerung so durchgeführt werden, daß Verunreinigung durch Tiere (z. B. Hunde, Katzen, Ratten, Mäuse) ausgeschlossen ist.

Bei allen Salmonellosen ist schon der Krankheitsverdacht meldepflichtig.

3. Dauerausscheidung von Salmonellen

Nach jeder Salmonellen-Infektion werden über einen gewissen Zeitraum Keime mit dem Stuhl ausgeschieden. In den meisten Fällen tritt ohne weitere Behandlung eine bakteriologische Sanierung ein. Nach der klinischen Ausheilung kontrolliert man die Ausscheidung von Salmonellen durch Stuhl- und Urinkulturen in dreitägigen Abständen. Eine Ausscheidung über 10 Wochen hinaus wird als Dauerausscheidung angesehen und kommt in etwa 3—5% der Fälle vor. Die Sanierung der Dauerausscheider ist ein bis heute noch nicht befriedigend gelöstes Problem. Bei diesen Patienten hat sich ein Gleichgewichtszustand zwischen der natürlichen Abwehrkraft des Organismus und der Pathogenität der Erreger herausgebildet. In der Mehrzahl der Fälle siedeln die Salmonellen in der Gallenblase und/oder den Gallengängen, seltener im Darm und nur gelegentlich in den Nieren. Chloramphenicol auch in Kombination mit Tetrazyklinen versagt in den meisten Fällen. In den letzten Jahren wurden die besten, allerdings immer noch unzureichenden Sanierungsergebnisse durch eine kombinierte Behandlung mit bakterizid wirkenden Dosen von Penicillin (20 Mio. E. tgl.) oder Ampicillin (6 g tgl.) in Verbindung mit einem Sulfonamid erzielt. Bestehen Anzeichen einer Gallenblasenerkrankung, so kann die Exstirpation der Gallenblase unter Tetrazyklinschutz in einem hohen Prozentsatz (60—70%) zum Sanierungserfolg führen. Trotz aller therapeutischen Bemühungen bleibt aber bei einem Teil der Patienten die Dauerausscheidung bestehen. Diese Personen unterliegen der Kontrolle des Gesundheitsamtes und dürfen in bestimmten Berufen (Lebensmittelbetriebe, Großküchen u. ä.) nicht tätig sein. Eine spontane bakteriologische Sanierung kann aber auch in diesen Fällen noch nach Jahren erfolgen.

G. Shigellosen (bakterielle Ruhr)

Die Erreger der bakteriellen Ruhr (Gattungsname: Shigella) sind gramnegative, unbewegliche, plumpe Stäbchen, die gegen Kälte und Austrocknung sehr empfindlich sind und deshalb außerhalb des Organismus schnell zugrunde gehen. Die serologische und biochemische Differenzierung der verschiedenen Shigellaarten interessiert nicht nur den Bakteriologen, sondern auch den Kliniker, da sie sehr unterschiedliche Toxinbildner sind. Die von SHIGA (1898) und KRUSE (1900) unabhängig voneinander entdeckten Dysenterie-Bakterien (Shiga-Kruse-Ruhrbakterien) besitzen ein Ektotoxin, das vom Darm resorbiert wird und zu schweren Allgemeinerscheinungen führt. Die übrigen Ruhrbakterien wie die Sh. flexneri, Sh. boydii, Sh. schmitzii und Sh. sonnei (= Kruse-Sonne- oder E-Ruhrbakterien) besitzen nur ein Endotoxin, das die Darmschleimhaut angreift.

Die bakterielle Ruhr ist eine seit dem Altertum bekannte Krankheit, die besonders in Kriegs- und Notzeiten immer wieder in großen Seuchenzügen aufgetreten ist. Auch im letzten Weltkrieg und in den ersten Nachkriegsjahren hat die gefährliche Shiga-Kruse-Ruhr in Osteuropa zahlreiche Todesopfer gefordert. Im übrigen Europa herrschen jetzt vorwiegend die weniger gefährlichen Ruhrbakterien vor (Sh. sonnei, Sh. flexneri). Der Keimträger der Ruhrbakterien ist der Mensch. Die Übertragung erfolgt durch direkten Kontakt oder über Zwischenträger (Fliegen, Lebensmittel) von Mensch zu Mensch. Unhygienische Verhältnisse und eine herabgesetzte Widerstandskraft begünstigen das Auftreten von Ruhrepidemien. An Ruhr Erkrankte, symptomenfreie Dauerausscheider und vorübergehende alimentäre Keimträger sorgen für die Verbreitung der Ruhr. Der Erkrankungsgipfel der bakteriellen Ruhr liegt in den warmen Sommermonaten.

Die oral aufgenommenen Ruhrbakterien rufen zunächst durch die Einwirkung ihrer Toxine in der Dickdarmschleimhaut eine katarrhalische Entzündung hervor, die sich klinisch in wäßrigen Durchfällen äußert. Durch stärkere Toxineinwirkung, insbesondere bei den Sh. dysenterie-Infektionen, kommt es nach 2—3 Tagen zur Bildung oberflächlicher Nekrosen und Geschwüre (Blut- und Schleimhautbeimengungen zum Stuhl), Schwellung der Lymphfollikel und zu diphtheroiden Belägen auf der Darmschleimhaut, die oft in Fetzen mit dem Stuhl abgehen. Bei schwerem Verlauf können die Veränderungen auch auf den unteren Dünndarm übergreifen. Darmblutungen und -perforationen sind selten, dagegen kann es bei der Abheilung zu Narben- und Strikturenbildung kommen.

Klinik: Die Inkubationszeit beträgt bei der bakteriellen Ruhr 2—7 Tage. Die Erkrankung beginnt meist akut mit allgemeinem Unwohlsein, Abgeschlagenheit, Leibschmerzen, leichtem Fieber, Kopfschmerzen und wäßrigen, übelriechenden Durchfällen, die schnell an Häufigkeit zunehmen (20 und mehr Stühle pro Tag) und sehr schmerzhaft sind (Tenesmen). Die Stuhlbeschaffenheit ändert sich, und es entsteht der typische Ruhrstuhl aus glasigem Schleim und hellrotem Blut sowie

Eiter- und Gewebsfetzenbeimengungen. Der Leib, insbesondere im Verlauf des Kolons, ist sehr schmerzhaft; es können heftige Dickdarmkoliken auftreten.

Die starken Durchfälle führen zur Wasserverarmung und zum Kochsalzverlust. Der Kreislauf ist dadurch bedrohlich gefährdet. Bei Infektionen mit den toxinreichen Shiga-Kruse-Ruhrbakterien besteht außerdem die Gefahr einer toxischen Schädigung des Kreislaufs und des Zentralnervensystems, so daß innerhalb weniger Tage der Tod eintreten kann. In manchen Epidemien wurde eine Letalität von 25% beobachtet.

Neben den schweren Verlaufsformen gibt es alle Übergänge zu leichtem und symptomenarmem Verlauf, der gewöhnlich auf eine Infektion mit toxinarmen Ruhrbakterien zurückzuführen ist.

Die klinische Heilung der Ruhr erfolgt in unkomplizierten Fällen in etwa 1—3 Wochen. Es bleibt aber oft lange Zeit eine Anfälligkeit des Darmes gegenüber Abkühlung und Diätfehlern bestehen. In einem Teil der Fälle bildet sich eine chronisch rezidivierende Form der Ruhr aus, die über Jahre zu immer wiederkehrenden Durchfallperioden führen kann.

Darmperforationen und lebensbedrohliche Darmblutungen sind bei den geschwürigen Prozessen der bakteriellen Ruhr im Dickdarm selten. Eher kommt es durch Mischinfektionen zu periproktitischen Abszessen und zur Fistelbildung. Eine toxisch-allergische Folgeerscheinung stellt der Ruhrrheumatismus dar, der sich als Polyarthritis äußert.

Diagnose: Die klinische Diagnose ist bei typischen Ruhrstühlen und dem meist epidemischen Auftreten der Krankheit nicht schwer zu stellen. Bei leichtem und uncharakteristischem Verlauf ist in jedem Fall die bakteriologische Züchtung der Keime anzustreben. Da die Ruhrbakterien sehr empfindlich sind, muß der Stuhl noch körperwarm auf die Nährböden gebracht werden. Agglutinine erscheinen im Serum in der zweiten Krankheitswoche meist nur unregelmäßig und in niedrigen Titern.

Die Immunität nach einer überstandenen Krankheit ist von kurzer Dauer und richtet sich spezifisch gegen den Erregertyp, der die Erkrankung ausgelöst hat.

Therapie: Die Ruhrbakterien sind gegen Sulfonamide und Antibiotika empfindlich. Bei frühzeitiger Behandlung kann die Infektion in wenigen Tagen überwunden werden. Neben den schwerresorbierbaren Sulfonamiden (Sulfaguanidine, Sulfathiazolderivate) sind besonders im akuten Stadium auch leichtlösliche Sulfonamide gut wirksam. Von den Antibiotika zeigen Streptomyzin, Tetrazykline und Chloramphenicol die beste Wirkung. Der Flüssigkeits- und Kochsalzverlust soll durch subkutane oder intravenöse Infusionen ausgeglichen werden. Gegen Tenesmen helfen Belladonnapräparate und Spasmolytika. Wichtig ist, neben Bettruhe und gleichmäßiger Wärme, nach 2—3 Teetagen eine vorsichtige Diät aufzubauen. Man beginnt mit leichtverdaulichen Kohlenhydraten (Wasserreis, Schleimsuppen, Zwieback), gibt dann Eiweiß hinzu (Nudeln, geschabtes, fettfreies Fleisch) und meidet am längsten fett- und schlackenreiche Nahrungsmittel sowie scharfe Gewürze. In leichten Fällen kann die Diät auch mit geriebenen rohen Äpfeln eingeleitet werden. Den Vitaminbedarf deckt man zweckmäßigerweise mit einem der handelsüblichen Multivitaminpräparate. Grobe Speisen, Fett, Gebratenes und kalte Getränke können noch über Wochen und Monate Rückfälle auslösen.

Zur Bekämpfung der chronischen Ruhr setzt man neben den diätetischen Maßnahmen schwerresorbierbare Sulfonamide in Kombination mit Streptomyzin oder einem Breitbandantibiotikum ein. In jedem Falle sollte vor Beginn der Behandlung eine Züchtung der Ruhrbakterien und eine Resistenzbestimmung versucht werden. Meldepflicht besteht bei der bakteriellen Ruhr bereits bei Krankheitsverdacht.

H. Cholera

Die Cholera gehört zu den großen Weltseuchen. Im 19. und im Anfang des 20. Jahrhunderts zog sie aus ihrem endemischen Ursprungsgebiet im Gangesdelta in großen Seuchenzügen über die ganze Welt und hat Millionen Menschen dahingerafft. Endemische Herde bestehen heute noch in Indien, Pakistan und Burma. Der Erreger der Cholera ist das von ROBERT KOCH 1883 erstmals isolierte *Vibrio cholerae*, ein kommaförmiges, sehr bewegliches, gramnegatives Stäbchen (Abb. S. 46), das im Direktausstrich eine charakteristische fischzugartige Anordnung zeigt. Die Choleravibrionen sind gegen Austrocknung, Hitze und saures Milieu sehr empfindlich, so daß sie außerhalb des menschlichen Darmes nur wenige Tage lebensfähig sind.

Eine Abart des klassischen Choleravibrio ist das Vibrio El Tor (V. comma var haemolyticus). In den letzten Jahren kam es zur wiederholten epidemischen Ausbreitung der Cholera El Tor in weiten Teilen Asiens mit einer Verbreitungstendenz gegen Europa hin.

Der Mensch ist die einzige Ansteckungsquelle der Cholera, die Übertragung erfolgt gewöhnlich durch direkten Kontakt, in seltenen Fällen kann die Übertragung auch durch verseuchtes Trinkwasser, verunreinigte Milch oder sonstige verunreinigte Lebensmittel erfolgen. In Hamburg wurde 1892 die letzte große Epidemie in Deutschland beobachtet, wo es durch die Verseuchung des Trinkwassers zu einer explosionsartigen Ausbreitung der Cholera mit 8865 Todesfällen kam. Für die Verbreitung der Cholera sind besonders leichterkrankte und nichterkrankte passagere Vibrionenträger bedeutsam. Eine Dauerausscheidung wie bei den Salmonellen ist bei Vibrio-cholerae-Infektionen sehr selten, dagegen wurde bei der El-Tor-Cholera häufig eine persistierende Bakterienausscheidung beobachtet.

Nach der Infektion vermehren sich die Choleravibrionen im alkalischen Milieu des menschlichen Dünndarms. Durch die von den Vibrionen gebildeten Toxine oder Enzyme kommt es zu einer gestörten Permeabilität der Darmwand. Es entsteht dadurch ein sehr plötzlicher und starker Wasser- und Elektrolytverlust, der eine starke Bluteindickung und einen plötzlich einsetzenden Kreislaufschock zur Folge hat.

Klinik: Die Inkubationszeit beträgt im Mittel drei Tage, kann in manchen Fällen auch nur wenige Stunden dauern. Die Erkrankung beginnt mit uncharakteristischen Durchfällen oder sehr plötzlich mit einem heftigen Brechdurchfall. Die Stühle sind anfangs noch fäkulent und breiig, werden aber schnell wäßrig und sehen durch die Beimischung von kleinen opalisierenden Schleimflocken wie Reiswasser aus. Koliken und Tenesmen fehlen bei den Durchfällen ebenso wie Übelkeit und starker Brechreiz beim Erbrechen. Fieber besteht gewöhnlich nicht, eher werden beim Fortschreiten der Krankheit Untertemperaturen beobachtet. Durch den starken Wasser- und Mineralverlust treten in 1—2 Tagen die Symptome einer schweren Exsikkose mit trockener, welker Haut, eingefallenem, blaß-zyanotischem Gesicht, tonloser Stimme, Abnahme der Urinmenge, Versiegen der Tränen- und

Speichelsekretion, starken Wadenkrämpfen und einer ausgeprägten Polyglobulie und Hypochlorämie in Erscheinung. Die Patienten sind apathisch bis komatös. Der Puls ist klein und frequent, der Blutdruck abgesunken. In wenigen Stunden bis Tagen kann unter Kreislauf- und Nierenversagen der Exitus letalis eintreten. Kranke, die dieses schwere Krankheitsstadium überwinden, erholen sich oft überraschend schnell, können aber Neuritiden und eine Nierenschädigung davontragen.

Neben diesen schweren Verläufen gibt es Fälle, die wie eine gewöhnliche Gastroenteritis, mitunter auch mit schmerzhaften Durchfällen, verlaufen oder inapparent bleiben. Das klinische Bild der El-Tor-Cholera unterscheidet sich nicht von dem der klassischen Cholera.

Diagnose: Diagnostische Schwierigkeiten bieten vor allem die leicht verlaufenden Fälle außerhalb von Epidemien. Die Choleravibrionen können aus frischem Stuhl oder Erbrochenem isoliert werden. Antikörper · lassen sich erst mit Beginn der zweiten Krankheitswoche nachweisen (Agglutinations-Probe).

Therapie: Wichtig ist die sofortige Dauertropfinfusion zur Bekämpfung der Exsikkose und des Chlor- und Natriumverlustes. In leichten und mittelschweren Fällen genügen meist subkutane Infusionen von physiologischer Kochsalzlösung in Verbindung mit wiederholten intravenösen Injektionen von 20 ml 10%iger NaCl-Lösung und oraler Flüssigkeitszufuhr (ungesüßter schwarzer Tee). In schweren Fällen mit drohendem oder eingetretenem Kreislaufkollaps sind sofortige Infusionen mit einem sog. Plasmaexpander (z. B. Rheomacrodex) und Kreislaufmitteln lebensrettend. Für die weitere Behandlung kommen neben Streptomyzin und Tetrazyklinen in erster Linie schwerresorbierbare Sulfonamide (Sulfaguanidine, Sulfathiazolderivate) in Frage. Über die diätetischen Maßnahmen siehe Seite 633.

Prophylaxe: Die wichtigsten prophylaktischen Maßnahmen sind die strenge Isolierung der Kranken oder Krankheitsverdächtigen, die sorgfältige Desinfektion der Stühle und des Erbrochenen, die Herstellung einwandfreier hygienischer Verhältnisse in den endemischen Gebieten und die aktive Schutzimpfung der gefährdeten Bevölkerungsteile. Neben dem oft schlecht verträglichen und in seiner Wirksamkeit keineswegs sicheren parenteralen Impfstoff steht ein oraler Impfstoff mit bisher guten Erfolgen in der Erprobung.

Bei der Cholera ist der Krankheitsverdacht schon meldepflichtig.

J. Leptospirosen

Die 1915 von japanischen und deutschen Forschern unabhängig voneinander in rattenverseuchten Bergwerken bzw. Weltkriegsunterständen entdeckten Leptospiren sind 7—40 μ lange Mikroorganismen, die zahlreiche feine Windungen aufweisen und an den Enden bogenförmig auslaufen. Im Dunkelfeld lassen sich die Leptospiren gut beobachten. Bis heute sind etwa 42 verschiedene Leptospirentypen ermittelt worden. Die für unsere Breiten wichtigsten als Krankheitserreger in Frage kommenden Leptospirenarten sind *L. icterohaemorrhagica* (Weilsche Krankheit), *L. canicola* (Canicola-Fieber), *L. grippotyphosa* (Schlamm- oder Feld- oder Erntefieber) und *L. pomona* (Schweinehüterkrankheit).

Die Übertragung der Leptospiren erfolgt von Tieren direkt auf den Menschen oder über verseuchtes Wasser, Erde usw. Hauptwirt der *L. icterohaemorrhagica* ist die Wanderratte, der *L. canicola* der Hund, der *L. grippotyphosa* die Feldmaus

(Hamster) und der L. pomona das Schwein. Als Nebenwirte — und für die Übertragung auf den Menschen ebenso wichtig — kommen alle Haustiere in Betracht. Die Leptospiren werden mit dem Urin der Tiere ausgeschieden. Im feuchten, warmen Milieu bleiben die Leptospiren lange Zeit lebensfähig. Die Übertragungsart bringt es mit sich, daß bestimmte Berufsgruppen besonders gefährdet sind: Kanalarbeiter, Bergleute, Reisfeldarbeiter, Metzger, Viehhändler, Bewohner von Überschwemmungsgebieten usw.

Die klinischen Symptome mit hepatischen, nephritischen und meningitischen Zeichen sowie ein biphasischer Fieberverlauf sind bei allen Leptospirosen grundsätzlich ähnlich, wenn auch bei den einzelnen Formen unterschiedlich ausgeprägt. Pathologisch-anatomisch findet man, neben den Zeichen einer hämorrhagischen Diathese, Leberzellschädigungen bis zum Bilde einer akuten gelben Leberatrophie und eine Beteiligung der Nieren in Form einer interstitiellen Nephritis mit Tubulusschädigungen. In der Muskulatur können nekrotische Herde auftreten.

Klinik: Die schwerste Krankheitsform der Leptospirosen stellt die *Weilsche Krankheit* (Morbus Weil, Icterus infectiosus) dar. Die Erkrankung beginnt hochakut nach einer Inkubationszeit von 5—14 Tagen mit Schüttelfrost, Fieberanstieg, schwerem Krankheitsgefühl, evtl. Durchfall und Erbrechen, sehr charakteristischen heftigen Wadenschmerzen und als Zeichen der meningealen Beteiligung mit Kopfschmerzen, Benommenheit und Nackensteifigkeit. Der Ikterus als Ausdruck der Leberschädigung entwickelt sich nach einigen Tagen. Leber und Milz sind meist deutlich vergrößert zu tasten. Die Nierenbeteiligung äußert sich in einer Erhöhung des Reststickstoffs im Serum und einer Ausscheidung von Eiweiß, Erythrozyten und Zylindern im Urin. Das Fieber zeigt einen biphasischen Verlauf. Nach 3—6 Tagen fällt das Fieber für mehrere Tage ab und steigt dann erneut auf hohe Temperaturen an. In einigen Fällen können auch mehrere Fieberschübe hintereinander folgen. Neben der vielfach beobachteten Episkleritis kann sich als Komplikation eine Iridozyklitis einstellen, die zu Glaskörpertrübung führt und in manchen Fällen in eine rezidivierende Form übergeht. Die Beteiligung des Zentralnervensystems äußert sich in der Frühphase in einem Meningismus mit geringer Erhöhung der Liquorzellzahl. Am Ende der ersten Krankheitswoche kann aber eine Meningitis serosa mit deutlicher Eiweißvermehrung und mehreren 100/3 Zellen (vorwiegend Lymphozyten) im Liquor nachweisbar werden. Die Hauptgefahr droht bei der Weilschen Krankheit von einem Versagen des Kreislaufs und der Nierenfunktion.

Bei den übrigen, seltener vorkommenden Leptospirosen verläuft die Krankheit fast immer wesentlich milder. Beim *Feldfieber* stehen ebenso wie bei der *Schweinehüterkrankheit* die meningealen Symptome im Vordergrund, während das *Canicola-Fieber* auch oft hepatische und renale Symptome ausgeprägt zeigt. Der Verlauf dieser Leptospirosen ist fast immer ein gutartiger.

Diagnose: Beim ausgeprägten Krankheitsbild des Morbus Weil mit hepatischen, renalen und meningealen Symptomen sowie den charakteristischen Wadenschmerzen kann die Diagnose schon klinisch mit großer Wahrscheinlichkeit gestellt werden. Ein wichtiges differentialdiagnostisches Kriterium gegenüber Leberzellschäden anderer Ätiologie ist eine normale Laktatdehydrogenaseaktivität im Serum der Kranken (S. 666).

Bei den oben erwähnten gefährdeten Berufsgruppen ist bei ungeklärten plötzlich auftretenden Fieberzuständen immer an die Möglichkeit einer Leptospirose zu denken. Die Sicherung der Diagnose erfolgt durch Laboratoriumsmethoden. Aus Blut und Liquor gelingt in vielen Fällen in der Frühphase der Krankheit die Züchtung der Leptospiren auf Spezialnährböden. Die L. icterohaemorrhagica ist zudem hochpathogen für das Meerschweinchen. Die Typendifferenzierung erfolgt durch die Agglutination-Lysis-Reaktion, die von der zweiten Krankheitswoche ab durchgeführt werden kann.

Die Differentialdiagnose der Leptospirosen reicht von den grippalen Infekten über lymphozytäre Meningitis, Salmonelleninfektion bis zur infektiösen Hepatitis und dem Gelbfieber.

Therapie: Bei der antibiotischen Therapie der Leptospirosen kommt es auf eine möglichst frühzeitige Behandlung in ausreichender Dosierung an. Tetrazykline (2,0 g per os täglich) sind heute das Mittel der Wahl. Zum rascheren Wirkungseintritt kann mit intravenösen Gaben (1,0 g pro die) begonnen werden. Mit Penicillin in hohen Dosen (mindestens 1 Mega täglich) sind ebenfalls gute Erfahrungen gemacht worden. Oft steht die Behandlung des Nierenversagens und des Kreislaufkollapses im Vordergrund. Intravenöse und subkutane Kochsalz-dauertropf-Infusionen mit Zusatz von Kreislaufmitteln sind rechtzeitig anzuwenden. (Behandlung der Leberschäden s. S. 677.)

Prophylaxe: Neben der Isolierung der Kranken und der Desinfektion des Urins ist eine ständige Rattenbekämpfung und Schutzbekleidung (Gummistiefel, Handschuhe) bei den exponierten Berufsgruppen erforderlich. In den letzten Jahren ist auch eine aktive Schutzimpfung bei besonders gefährdeten Personen (z. B. Reisfeldarbeiter) mit gutem Erfolg angewandt worden.

Die durchgemachte Krankheit hinterläßt eine lebenslange Immunität.

Die Leptospirosen sind meldepflichtige Krankheiten.

K. Rückfallfieber (Febris recurrens)

Das Rückfallfieber ist schon im Altertum in großen Seuchenzügen aufgetreten und beschrieben worden. Die Erreger des Rückfallfiebers sind Borellien (Spirochätenart) von 3—6 μ Länge und 4—30 Windungen (Abb. S. 46). Nach Epidemiologie und Übertragungsmodus werden das Läuse- und das Zeckenrückfallfieber unterschieden.

Das *Läuserückfallfieber* (Borellia recurrentis, 1868 von OBERMEIER entdeckt) wird durch Kleider- und Kopfläuse von Mensch zu Mensch übertragen. In Kriegs- und Notzeiten mit Zusammendrängen vieler Menschen und starker Verlausung kann es zu großen Epidemien kommen. In Ost- und Südeuropa sind in beiden Weltkriegen Epidemien beobachtet worden. Die Borellien werden von den Läusen nicht mit dem Biß übertragen, sondern beim Zerquetschen der Laus aus der Hämolymphe frei.

Das *Zeckenrückfallfieber* (Borellia duttoni) wird durch Lederzecken (Ornithodorus-Arten) übertragen, die sehr ortsständig leben und deshalb nur zu einer endemischen Verbreitung führen. Die Borellien werden beim Saugakt der Zecke übertragen. Das Zeckenrückfallfieber ist in Afrika weit verbreitet. Ein Übergang des

Zeckenrückfallfiebers in das Läuserückfallfieber ist nach neueren Untersuchungen sehr wahrscheinlich möglich.

Während der Fieberperioden erscheinen die Borellien zahlreich im Blut, manchmal auch im Liquor. Entzündliche Veränderungen mit Nekrosen und Hämorrhagien lassen sich an Milz, Leber, Knochenmark, Herz und Nieren nachweisen.

Klinik: Die Inkubationszeit beträgt 2—12 Tage. Die Erkrankung erfolgt plötzlich mit einem Schüttelfrost und schnellem Temperaturanstieg auf 40° C und mehr. Die Patienten klagen über starke Kopf- und Knochenschmerzen. Ein großer Milztumor ist sehr früh zu tasten, meist ist auch die Leber vergrößert. Das Blutbild zeigt eine starke Leukozytose mit Linksverschiebung. Petechiale Blutungen, ein Ikterus und eine ausgeprägte Anämie weisen immer auf einen schweren Krankheitsverlauf hin. Der erste Fieberanfall dauert gewöhnlich 5—7 Tage, die Länge der fieberfreien Intervalle (5—15 Tage) nimmt mit jedem Rückfall zu, die Dauer der Fieberanfälle ebenso wie die Stärke der Allgemeinerscheinungen nehmen ab. In unbehandelten Fällen können bis zu zehn Rückfälle auftreten. An *Komplikationen* kommen Pneumonie, Nephritis, Iritis, Milzinfarkt, Milzruptur, Myokarditis, Meningitis und Arthritis vor. Bei schwangeren Frauen sind Fehlgeburten häufig.

Diagnose: Die Diagnose kann schon beim ersten Fieberanfall gestellt werden. In der Phase des Fieberanstieges zeigt die Blutuntersuchung im Dunkelfeld oder im Ausstrichpräparat bzw. Dicken Tropfen (Giemsa-Färbung) beim Läuserückfallfieber zahlreich, beim Zeckenrückfallfieber spärlicher die Borellien. Im Tierversuch läßt sich B. recurrentis mit Erfolg nur in neugeborenen Mäusen, Ratten, Kaninchen oder im Dottersack bebrüteter Hühnereier züchten. Serologische Nachweismethoden haben sich bisher nicht durchsetzen können, die WaR kann unspezifisch positiv sein.

Therapie und Prophylaxe: Während früher das Salvarsan (0,01 g Neosalvarsan pro kg Körpergewicht) das Mittel der Wahl war, sind heute Chlortetrazyklin (2,0 g täglich) und Penicillin in hoher Dosierung (2 Mega täglich) zu bevorzugen. Während der Fieberschübe und besonders beim Fieberabfall ist auf den Kreislauf zu achten.

Die Prophylaxe erstreckt sich in unseren Breiten auf die Bekämpfung der Verlausung und bei Ausbruch der Krankheit auf die sofortige Isolierung der Infizierten.

Erkrankungen und Todesfälle sind meldepflichtig.

L. Brucellosen

Brucellen (1887 von BRUCE beschrieben) sind unbewegliche, kokkoide, pleomorphe, gramnegative Stäbchen. Die drei klassischen für den Menschen wichtigen Brucellatypen sind *Brucella melitensis* (Erreger des Maltafiebers), *Brucella abortus* (Erreger der Bangschen Krankheit) und *Brucella suis* (Erreger der Schweinebrucellose). Die Brucellose ist eine Zoonose der Haus- und Wildtiere, wobei Br. melitensis vorwiegend, aber keineswegs ausschließlich, bei Schafen und Ziegen, Br. abortus bei Rindern und Br. suis bei Schweinen vorkommt. Die Tiere zeigen ein septisches Krankheitsbild mit starkem Organbefall. Br. abortus führt insbesondere zum seuchenhaften Verkalben der Rinder. Die Brucellen werden mit den Exkrementen und der Milch ausgeschieden und können sich über Tage im Wasser und im Erdboden halten. Pasteurisieren führt zum Abtöten der Brucellen in der Milch. Der Mensch infiziert sich durch direkten oder indirekten Kontakt oder durch verunreinigte Lebensmittel (Milch). Eine Übertragung von Mensch zu Mensch kommt praktisch nicht vor. Angehörige bestimmter Berufsgruppen sind besonders gefährdet (Melker, Schlächter, Landwirte, Schäfer, Tierärzte usw.), dennoch sind Erkrankungen nicht häufig, da die Menschenpathogenität der Brucellen gering ist. Während früher in Deutschland fast ausschließlich die Bangsche Krankheit auftrat, sind nach dem 2. Weltkrieg zunehmend Infektionen mit Br. melitensis beobachtet worden, die vornehmlich durch infizierte Schafe verursacht wurden.

Die Eintrittspforten der Bakterien sind der Magen-Darm-Trakt und Hautläsionen. Diskutiert wird auch eine Tröpfchen- und Staubinfektion. Die Keime siedeln sich durch eine hämatogene Aussaat in den verschiedenen Organen, besonders aber in den Zellen des RES an, wo sie über lange Zeit lebens- und vermehrungsfähig bleiben können. Es bildet sich oft nur eine Infektionsimmunität aus, so daß echte Rückfälle auftreten können.

Pathologisch-anatomisch findet man in den Organen (Milz, Leber, Nieren, Lymphknoten) Epitheloidzellgranulome.

Klinik: Das klinische Bild der Brucellen ist sehr vielgestaltig, wobei die Br. melitensis-Infektion im allgemeinen zu schwereren Krankheitsbildern führt als die Br. abortus-Infektion. Die Inkubationszeit ist für den Einzelfall offenbar sehr schwankend (3—21 Tage für die Bangsche Krankheit, 1—3 Wochen und evtl. sogar Monate für das Maltafieber). Der Beginn der Krankheit ist uncharakteristisch mit allgemeinem Schwächegefühl, Leistungsabfall, Kopf- und Gliederschmerzen sowie Schlaflosigkeit. Die Temperatur steigt langsam oder sehr rasch an, erreicht abends die höchsten Werte und fällt in den Morgenstunden mit profusen Schweißausbrüchen wieder ab. Dieses der Generalisationsphase entsprechende Krankheitsstadium kann Wochen und Monate anhalten, ohne daß Organmanifestationen klinisch in Erscheinung treten. Die Temperatur verläuft in typischen Fällen wellenförmig (Febris undulans), kann aber auch unregelmäßig remittierend sein oder als Kontinua imponieren. Ein Teil der Patienten fühlt sich — insbesondere bei der Bangschen Krankheit — trotz des Fiebers relativ wohl und geht seiner Arbeit weiter nach.

Die Milz ist bald nach Krankheitsbeginn deutlich vergrößert, oft sind auch Lymphknotenschwellungen und eine vergrößerte Leber nachweisbar. An der Haut erscheinen vielgestaltige Effloreszenzen z. T. allergischen, z. T. metastatischen Charakters. Das Blutbild zeigt neben einer Anämie eine Leukopenie mit Lymphomonozytose und Eosinophilie. Hartnäckige Durchfälle werden beobachtet. Durch bakterielle Absiedlungen in den Organen können mannigfaltige Komplikationen auftreten. Osteomyelitis, Endokarditis, Myokarditis, Thrombophlebitis, Pneumonie, Nephritis, Orchitis, Epididymitis und Schädigungen des zentralen und peripheren Nervensystems werden beobachtet. Die Leber ist mit Zellnekrosen und Granulombildungen beteiligt, die zu einer Leberzirrhose führen können.

Das ganze Krankheitsbild kann sich Wochen, Monate und manchmal Jahre hinziehen. Latente Infektionen werden oftmals nicht erkannt.

Diagnose: Wegen der recht unterschiedlichen Krankheitsbilder kann die Diagnose einer Brucellose in der Regel mit Sicherheit nur bakteriologisch-serologisch gestellt werden.

Der direkte Bakteriennachweis gelingt während der Fieberperioden bei Br. melitensis- und Br. suis-Infektionen häufiger als bei der Bangschen Krankheit. Zur Kultur eignen sich Blut, Liquor, Sternalmark, Urin, Galle und Organpunktate.

Der Nachweis agglutinierender Antikörper (Titer ab 1 : 80 positiv) ebenso wie eine positive Kutanreaktion sagen lediglich, daß eine Infektion mit Brucellen zu irgendeinem Zeitpunkt stattgefunden hat. Die manifeste Krankheit läßt sich nur durch einen Titeranstieg sichern, wobei zu beachten ist, daß blockierende Antikörper die Agglutinationsreaktion negativ erscheinen lassen können.

Differentialdiagnostisch sind eine Typhusinfektion und Krankheiten, die zu Lymphknotenschwellungen führen können, z. B. Tuberkulose, Pfeiffersches Drüsenfieber, Toxoplasmose, Lymphogranulomatose, Morbus Boeck usw., auszuschließen.

Therapie: Tetrazykline in Kombination mit Streptomycin und einem Sulfonamid stellen heute die zuverlässigste Therapie dar. Die Behandlung sollte mindestens über drei Wochen durchgeführt werden und bei schweren Krankheitsbildern einschleichend beginnen. In chronischen und komplizierten Fällen dehnt man die Behandlungsdauer auf sechs Wochen aus und führt gegebenenfalls in Verbindung mit einer Reizkörpertherapie mehrere Behandlungsperioden durch.

Prophylaxe: Durch Kochen und Pasteurisieren der Milch kann ein Übertragungsweg der Brucellen sehr einfach blockiert werden. Beim Umgang mit kranken Tieren leisten Gummihandschuhe und Desinfektionsmittel gegen Kontaktinfek-

Krankheitsbezeichnung	Erreger	Übertragung	Wirte	Vorkommen
Felsengebirgsfleckfieber (Rocky Mountain spotted fever)	R. rickettsii	Schildzecken	Nager, Zecken	Nord-, Mittel- und Südamerika
Afrikanisches bzw. indisches Zeckenbißfieber	R. conori	Schildzecken	Nager, Zecken	Afrika, Indien, Mittelmeergebiet
Sibirisches Zeckenbißfieber	R. sibirica	Schildzecken	Nager, Zecken	Sibirien
Nord-Queensland-Zeckenbißfieber	R. australis	Schildzecken	Nager, Zecken	Australien
Q-Fieber	R. burneti	Kontakt, aerogen, Zeckenkot	Nager, Zecken, Haustiere	Kosmopolitisch
Rickettsienpocken	R. akari	Milben	Hausmaus	USA (Ostküste)
Tsutsugamushi-Fieber	R. tsutsugamushi	Milben	Ratten	Süd- u. Ostasien
Klassisches Fleckfieber	R. prowazekii	Läuse	Menschen	Kosmopolitisch im kühlen Klima
Murines Fleckfieber	R. mooseri	Flöhe	Ratten	Tropen und Subtropen
Wolhynisches Fieber	R. quintana	Läuse	Menschen	Süd-Osteuropa

Die Rickettsiosen des Menschen, ihr Vorkommen, ihre Erreger, ihre Übertragung und ihre Wirte im Tierreich.

tionen gute Dienste. Die sicherste Prophylaxe ist aber die Sanierung des Viehbestandes durch Abschlachten der Keimträger und Schutzimpfung der Jungtiere. Erkrankungen und Todesfälle durch Brucellen sind meldepflichtig.

M. Rickettsiosen

Die Rickettsien nehmen unter den Bakterien eine Sonderstellung ein, weil sie sich nur in lebenden Zellen von Warmblütern und Arthropoden vermehren und nur auf Spezialnährböden (Blutagar) züchtbar sind. Eine Ausnahme davon bildet lediglich die Rickettsia quintana (Erreger des Wolhynischen Fiebers), die sich extrazellulär vermehrt. Rickettsien sind gramnegative, unbewegliche, pleomorphe Stäbchen von 0,5—1,0 μ Größe. Sie besitzen eine ausgesprochene Affinität zu den Endothelzellen der kleinen Gefäße und zu serösen Häuten. Die für den Menschen wichtigsten Rickettsienarten sind in der folgenden Abbildung zusammengestellt.

Die für unsere Breiten wichtigsten Rickettsiosen sind das *klassische Fleckfieber*, das *murine Fleckfieber*, das *Q-Fieber* und das *Wolhynische Fieber*.

1. Klassisches Fleckfieber (Flecktyphus, typhus fever)

Das klassische Fleckfieber ist seit alters her eine Krankheit der Kriegs- und Notzeiten mit starker Verlausung zusammengedrängter Menschenmassen unter schlechten hygienischen Bedingungen besonders in den kalten Jahreszeiten (Kriegstyphus, Hungertyphus). Der Erreger (Rickettsia prowazekii) wurde erstmals 1916 von DA ROCHA LIMA (Hamburg) beobachtet. Das Reservoir der Rickettsien ist der Mensch, der nach einer Erkrankung die Rickettsien jahrelang beherbergen kann. Überträger der Rickettsien sind vornehmlich Kleiderläuse (S. 119), seltener Kopf-

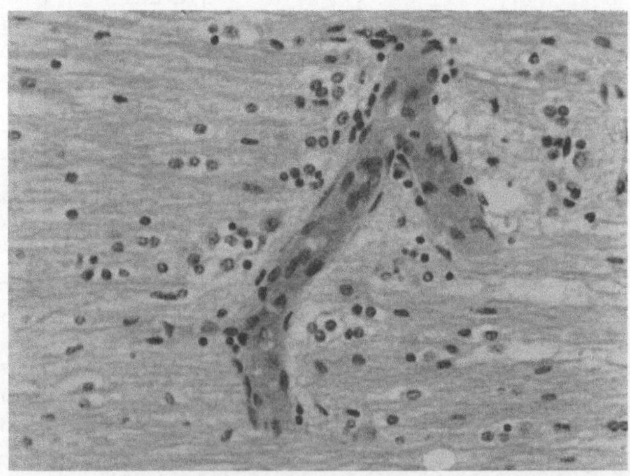

Perivaskuläre Infiltration in der grauen Substanz des Gehirns beim klassischen Fleckfieber, sog. Fleckfieberknötchen.

und Filzläuse, in deren Magenwandzellen die Rickettsien sich vermehren. Mit dem Kot oder beim Zerquetschen einer Laus gelangen die Erreger auf die Haut des Menschen und dringen durch kleine Hautverletzungen (Bißstelle der Laus) oder durch die Schleimhäute ein. Auch eine aerogene Infektion ist möglich. Im eingetrockneten Läusekot können die Rickettsien monatelang überleben. Die erste Vermehrung erfolgt offenbar ohne sichtbare Reaktion in den Endothelzellen der kleinen Hautkapillaren. Von hier aus gelangen die Rickettsien mit dem Blutstrom in den ganzen Körper und befallen besonders das ZNS, die Haut und den Herzmuskel. In den Kapillaren, Arteriolen und kleinen Venen dieser Organe entstehen durch Wucherung und Zerstörung des Gefäßendothels, durch Thrombenbildung und durch perivaskuläre Infiltration (Fränkelsche Trias) die Fleckfieberknötchen in der grauen Substanz des ZNS (Abb. S. 62), länglichere Herde an den Hautkapillaren und eine diffuse Reaktion im Herzen (interstitielle Myokarditis). Nieren und Lungen können ebenfalls in Form interstitieller Entzündungen betroffen sein. Die pathologisch-anatomischen Veränderungen und das klinische Erscheinungsbild sind die Folgen der Rickettsienvermehrung und der damit verbundenen Endotoxinbildung.

Klinik: Die Inkubationszeit beträgt 10—14 Tage. Die Erkrankung beginnt plötzlich mit raschem Fieberanstieg, Schüttelfrost, schwerem Krankheitsgefühl, sowie Kopf- und Gliederschmerzen. Gleichzeitig entwickeln sich eine Konjunktivitis und Tracheobronchitis, so daß das klinische Bild zunächst an eine schwere Erkältungskrankheit erinnert. Das Gesicht ist gerötet, gedunsen, die Konjunktiven sind injiziert (Fleckfiebergesicht). Das Fieber erreicht nach 2—4 Tagen eine Kontinua zwischen 39 und 40° C, die ziemlich konstant 8—10 Tage bis zu einem schnellen Abfall bestehen bleibt. Ein Milztumor ist nach wenigen Tagen palpabel.

Das diagnostisch wichtige Fleckfieberexanthem erscheint zwischen dem 3. und 6. Tag. Es beginnt am Rumpf, besonders häufig an den seitlichen Rückenpartien und über den Schulterblättern und breitet sich unter Aussparung des Gesichts und an Dichte abnehmend in 2—3 Tagen in einem Schub über die Extremitäten bis auf die Handflächen und Fußsohlen aus. Die einzelnen Effloreszenzen sind unscharf begrenzt, unterschiedlich groß und anfangs von roter, später dunkel-schmutziger Farbe. Sie erscheinen manchmal nur spärlich und flüchtig und werden in etwa 10% der Fälle überhaupt vermißt. Durch eine toxische Kapillarschädigung nehmen die Flecken häufig petechialen Charakter an und sind dann durch einen Spatel nicht wegdrückbar.

Das differentialdiagnostisch wichtige Typhusexanthem erscheint dagegen in mehreren Schüben an Brust, Bauch und Rücken ohne weitere Ausbreitung zur Peripherie hin. Die Typhusroseolen verschwinden unter Spateldruck (S. 49).

Mit der Ausbildung des Exanthems treten die Zeichen der zerebralen Schädigung auf. Es entsteht eine Bewußtseinstrübung („typhus fever"), die sich bis zu einem ausgeprägten Stupor steigern kann. Die Kranken sind zwischendurch oft unruhig, erregt und später ohne Erinnerung an diese Krankheitsphase. Nervenschädigungen können zu meistens vorübergehenden Hör- und Sehstörungen und zu schlaffen Paresen führen. In schweren Fällen bildet sich eine Panenzephalitis mit Schädigung lebenswichtiger Zentren und zentralem Kreislaufversagen aus. Eine deutliche Kreislaufschwäche (Myokarditis, periphere Gefäßschädigung) besteht auch in den unkomplizierten Fällen. Häufig wird Haarausfall beobachtet. Die Kranken sind lange Zeit hinfällig und über Monate wenig belastungsfähig. Psychische und nervöse Störungen können als postenzephalitische Spätfolgen zurückbleiben.

Als Komplikationen können Mischinfektionen, Pneumonie, Nephritis, Gangrän, Thrombose, Parotitis und eine persistierende Blutdrucksteigerung auftreten.

Bei Kindern verläuft die Krankheit milder, bei Erwachsenen kann die Sterblichkeit ohne Behandlung über 50⁰/o betragen. Eine Eigenart des Fleckfiebers sind Spätrückfälle, die ohne erkennbaren Anlaß 1—30 Jahre nach der Ersterkrankung auftreten können und einen milden Verlauf zeigen. Diese Rückfälle haben den Namen Brill-Zinssersche Krankheit erhalten.

Diagnose: Die klinische Diagnose stützt sich neben der Anamnese (Verlausung!) auf die Trias: Fieberverlauf, Exanthem, zerebrale Symptome. Für die serologische Diagnose spielt die Weil-Felix-Reaktion eine große Rolle, die auf der Fähigkeit des Serums beruht, einen bestimmten Proteus-Bakterienstamm (OX 19) zu agglutinieren. Die Reaktion wird am Ende der ersten Woche positiv. Bei den Spätrückfällen ist sie gewöhnlich negativ. Komplementbindungs- und Agglutinations-Reaktionen mit spezifischen Rickettsienantigenen können in Speziallaboratorien durchgeführt werden. Für den direkten Erregernachweis eignet sich die Verimpfung von Blut während der Fieberphase auf Meerschweinchen oder in den Dottersack bebrüteter Hühnereier sowie die Fütterung von Läusen mit dem Blut des Erkrankten (Xenodiagnose).

Therapie: Tetrazykline und Chloramphenicol haben eine zuverlässige Wirkung auf Rickettsien. Man gibt 1,5—2,0 g eines Präparates bis 3—5 Tage nach der Entfieberung. Bei frühzeitigem Beginn der antibiotischen Therapie stellt sich eine ungenügende Immunität ein, die sonst gewöhnlich lebenslänglich anhält.

Die Allgemeinbehandlung und insbesondere die Kreislaufüberwachung muß ebenso sorgfältig wie beim Typhus abdominalis durchgeführt werden.

Prophylaxe: Die wichtigste Prophylaxe ist die Bekämpfung der Verlausung (Insektizide) und die Desinfektion verlauster Kleidung oder Gegenstände (Erhitzen über 60° C, Desinfektionsmittel). Die Ausscheidungen der Kranken sind nicht infektiös, da sich die Rickettsien nur im Blut aufhalten. Die aktive Schutzimpfung, neuerdings mit einem lebenden avirulenten Rickettsienstamm, führt zu einer mehrjährigen antitoxischen Immunität.

Beim Fleckfieber ist schon der Verdachtsfall meldepflichtig.

2. Murines Fleckfieber

Wie ein mildes Fleckfieber mit geringer ausgeprägter Symptomatologie verläuft das murine Fleckfieber, das in den südlichen Ländern der ganzen Welt verbreitet ist. Erreger ist die *Rickettsia mooseri*, die durch Flöhe von infizierten Ratten auf den Menschen übertragen wird. Die Differentialdiagnose gegenüber dem klassischen Fleckfieber ist serologisch durch spezifische Antigene und im Tierversuch zu stellen.

Rickettsia mooseri kann auf Mäuse übertragen werden.

Die Therapie ist die gleiche wie beim klassischen Fleckfieber. Die langdauernde Immunität nach überstandener Krankheit richtet sich auch gegen das klassische Fleckfieber.

3. Q-Fieber (Queensland-Fieber, Balkan-Grippe)

Das ursprünglich nur in Queensland (Australien) bekannte Q-Fieber ist seit dem 2. Weltkrieg auch in zunehmendem Maße in Europa, Afrika und Amerika diagnostiziert worden. Sowohl unter den deutschen als auch unter den alliierten Truppen im Balkan und in Italien sind zahlreiche Erkrankungsfälle im letzten Krieg aufgetreten. Erreger des Q-Fiebers ist die *Rickettsia burneti*, die auch mit einem eigenen Gattungsnamen Coxiella wegen bestimmter, von den übrigen Rickettsien abweichender Eigenschaften, belegt worden ist. Das Erregerreservoir stellen Wildtiere, Vögel, Zecken und Haustiere (Rinder, Schafe, Ziegen) dar. Die Übertragung erfolgt vornehmlich aerogen, da die Rickettsien im trockenen Zustand wochenlang infektiös bleiben, aber auch wohl durch direkten Kontakt oder seltener durch Zecken. Die Erreger werden von Tieren mit der Milch, dem Urin und den Lochien ausgeschieden, auch rohes Fleisch (Blut) ist infektiös. Gruppenerkrankungen kommen deswegen vornehmlich unter der ländlichen Bevölkerung (Hirten) und beim Schlachthauspersonal vor. Pathologisch-anatomisch werden beim Q-Fieber keine sonst für Rickettsien typischen Gefäßläsionen beobachtet. Vorwiegend sind die Lungen in Form von lymphomonozytären Infiltrationen entlang der Septen, Bronchien und Gefäße betroffen.

Klinik: Die Inkubationszeit beträgt durchschnittlich 2—3 Wochen. Die Erkrankung beginnt plötzlich mit Schüttelfrost, starken Kopfschmerzen, Gliederschmerzen und schwerem Krankheitsgefühl. Das Fieber steigt schnell auf 39—40° C an und bleibt vielfach 3—6 Tage als Kontinua bestehen. Es sind aber auch unregelmäßige Fiebertypen beobachtet worden. Im Blutbild findet man eine Leukopenie, der Puls ist bradykard. Als einzige Rickettsiose geht das Q-Fieber nicht mit einem Exanthem einher. In schweren Krankheitsverläufen treten als Ausdruck der zerebralen Beteiligung Benommenheit, Verwirrtheit, Schlaflosigkeit und Delirien auf. Myokarditis und Endokarditis können als Komplikation auftreten. 2—3 Tage nach Fieberbeginn entwickeln sich die pneumonischen Infiltrate. Es stellen sich Reizhusten, bronchitische Schmerzen und etwas glasig-schleimiger Auswurf ein. Während der physikalische Befund über den Lungen recht spärlich ist, zeigt die Röntgenuntersuchung das Bild einer primär atypischen Pneumonie (s. S. 11). Die Lungenveränderungen überdauern die klinischen Symptome, die sich nach 1 bis 2 Wochen zurückbilden. Rückfälle und Zweiterkrankungen kommen vor. Todesfälle sind selten.

Diagnose: Ein sogenannter „grippaler Infekt" mit einem deutlichen röntgenologischen Lungenbefund ist immer verdächtig auf eine Q-Fieberkrankheit. Mit spezifischen Antigenen können komplementbindende und agglutinierende Antikörper nachgewiesen werden. Für den Erregernachweis aus Blut, Sputum und Urin eignen sich Meerschweinchen und Mäuse.

Therapie und Prophylaxe: Tetrazykline und Chloramphenicol haben fast stets eine sichere und schnelle Wirkung.

Stuhl, Sputum, Urin und Blut der Erkrankten sind infektiös und müssen mit starken Desinfektionsmitteln ausreichend lange desinfiziert werden. Angehörige gefährdeter Berufe und Laboratoriumspersonal können durch eine aktive Immunisierung geschützt werden.

4. Wolhynisches Fieber

Der Erreger des Wolhynischen Fiebers, Rickettsia quintana, wird von Läusen durch den Kot von Mensch zu Mensch übertragen. In stark verlausten Gebieten ist das Wolhynische Fieber schon seit alters her endemisch. Aufmerksamkeit wurde dieser fieberhaften Krankheit erst geschenkt, als im 1. Weltkrieg zahlreiche Soldaten an der Ost- und Westfront erkrankten. Auch im 2. Weltkrieg wurden in Ost- und Südosteuropa zahllose Erkrankungen beobachtet. Die bei Wolhynischem Fieber häufig persistierende Rickettsiämie schafft ein ständiges Erregerreservoir und kann bei Schwankungen der Immunitätslage auch noch nach Jahren Rückfälle auslösen. Spätrückfälle wurden nach dem letzten Kriege noch nach 10 und 15 Jahren beobachtet.

Klinik: Die Inkubationszeit ist sehr schwankend und beträgt zwei bis mehrere Wochen. Die Erkrankung beginnt plötzlich mit schnellem Fieberanstieg, Kopf- und Gliederschmerzen sowie mit den sehr heftigen und charakteristischen Schienbeinschmerzen. Zu Beginn kann ein flüchtiges roseola-artiges Exanthem auftreten. Der weitere Fieberverlauf ist unterschiedlich. Neben dem typischen Fünftagerhythmus (Fünftagefieber) mit 3—12 Fieberschüben, die ein- oder biphasisch verlaufen können, kommen Kontinua, wellenförmiger und stark unregelmäßiger Fieberverlauf vor. Die Fieberschübe sind jeweils von heftigen neuralgischen Schmerzen, unter denen die Schienbeinschmerzen wieder besonders eindrucksvoll sind, begleitet. Rückfälle können nach monate- und jahrelangen Intervallen auftreten. Mit den Fieberschüben werden auch gastrointestinale Beschwerden und Durchfälle beobachtet.

Diagnose: Der variable Fiebertyp erschwert eine Diagnose außerhalb von Epidemien und endemischen Gebieten. Serologische Testuntersuchungen stehen nicht zur Verfügung. Der sichere Erregernachweis kann nur durch den Läusefütterungsversuch erbracht werden. Differentialdiagnostisch sind vor allen Dingen Rückfallfieber und Malaria auszuschließen.

Therapie: Eine wirksame spezifische Therapie ist nicht bekannt. In Einzelfällen haben die Tetrazykline eine gute Wirkung gezeigt. Die Verhütung des Wolhynischen Fiebers besteht in der Bekämpfung der Läuse.

N. Pasteurellen-Infektionen

1. Tularämie

Der Erreger der Tularämie, Pasteurella tularensis, ist ein gramnegatives, unbewegliches, pleomorphes Stäbchen, das hohe Nährbödenansprüche stellt und im Tierversuch (Meerschweinchen) erhebliche Virulenzschwankungen zeigt.

Die Tularämie ist eine unter den Nagetieren weit verbreitete Seuche und führt bei ihnen zu einer meist tödlich verlaufenden Septikämie. Durch Ektoparasiten wird die Tularämie im Tierreich übertragen. Für die menschlichen Infektionen spielen Feldhasen (Europa), Kaninchen (Amerika), aber auch andere Tiere eine Rolle. Die Infektion erfolgt durch direkten Kontakt als Schmutz- und Schmierinfektion, über verunreinigte Lebensmittel oder über Zwischenträger (Zecken usw.).

Die Eintrittspforten der Erreger können die Haut, die Schleimhäute des Auges, Mundes, Rachens, Magen-Darm-Trakts oder der Bronchien sein. Entsprechend mannigfaltig sind die klinischen Bilder.

An der Invasionsstelle entsteht durch Beteiligung der regionalen Lymphknoten ein Primärkomplex. Der Prozeß kann auf diese Region beschränkt bleiben, oder es kann sich eine Generalisation (ca. 10% der Fälle) anschließen. Die Primärläsion mit einer zentralen Detritusmasse und umgebendem Zellwall aus Monozyten, Fibroblasten und Langhansschen Riesenzellen ähnelt histologisch einem Tuberkelknötchen.

Klinik: Die Inkubationszeit beträgt im Durchschnitt 2—5 Tage (gelegentlich auch bis zu 10 Tagen). Die Krankheit beginnt plötzlich mit Schüttelfrost, raschem Fieberanstieg, Kopf- und Gliederschmerzen sowie Übelkeit, Erbrechen und kolikartigen Leibschmerzen mit Diarrhoe. Flüchtige Exantheme können zu Beginn auftreten. Der weitere Fieberverlauf ist uncharakteristisch und je nach Schwere des Falles sehr unterschiedlich in Art und Dauer. Es kommen Kontinua, intermittierendes, remittierendes, undulierendes Fieber oder gar nicht selten eine kurzdauernde Remission drei Tage nach Fieberbeginn vor. Eine Leber- und Milzschwellung ist meistens nachweisbar.

Die häufigste Krankheitsform ist der *ulzero-glanduläre Typ* mit einer äußeren oder inneren primären Manifestation. Mit dem Fieberbeginn tritt an der Eintrittspforte der Erreger (Haut = kutano-glanduläre Form, Bindehaut = okulo-glanduläre Form, Mund-und Rachenschleimhaut = oral-glanduläre Form) eine schmerzhafte Papel auf, aus der sich ein Geschwür entwickelt (Primärläsion). Die Infektion breitet sich von hier auf die regionalen Lymphknoten aus (Primärkomplex). Bei dem primären Befall der Lungen oder des Darmes tritt die Primärläsion nicht erkennbar in Erscheinung. Die pulmonale Form ist gekennzeichnet durch die Symptome einer Bronchopneumonie mit Pleuritis und Hiluslymphknotenschwellungen. Bei der abdominalen Form stehen uncharakteristische Symptome wie Übelkeit, Erbrechen, Diarrhoe oder Obstipation im Vordergrund. Darmbluten und Peritonitis kommen gelegentlich vor.

Seltener kommt es zur *Generalisation,* die sich aus einer der oben beschriebenen Verlaufsformen entwickeln kann und oft ein schweres typhöses oder septisches Krankheitsbild darstellt. Neben einem generalisierten Befall der Haut und der Lymphknoten können Lungen, Hirnhäute und Gehirn beteiligt sein.

In unkomplizierten Fällen klingt die Krankheit nach 2—4 Wochen ab, wochen- und monatelanger Verlauf kommt aber vor. Die Kranken erholen sich nur sehr langsam. Todesfälle können bei schweren, septischen Verlaufsformen auftreten. Da die Krankheit eine gute langdauernde Immunität erzeugt, sind Rückfälle und Zweiterkrankungen selten.

Diagnose: Neben der Anamnese (Kontakt mit infizierten Tieren) und dem klinischen Bild sind für die Diagnose die serologischen und bakteriologischen Untersuchungen wichtig. In der zweiten Krankheitswoche treten spezifische Agglutinine im Serum auf. Positive Titer (ab 1 : 40) sind nach einer Tularämie oft noch jahrelang nachweisbar. Mitreaktionen mit Brucellenantigenen kommen wegen Antigengemeinschaften vor. Der intrakutane Hauttest mit einem standardisierten Tularämieantigen (Tularin, Tularämin) wird in Form einer Papel mit dem Ende der ersten Krankheitswoche positiv. Auch diese Reaktion läßt sich über lange Zeit nach einer Erkrankung auslösen. Der Erregernachweis (aus Blut, Drüsenpunktat, Ergüssen, Sputum) wird über den Tierversuch geführt.

Therapie: Streptomycin (1—2 g tägl. über 8—10 Tage) zeigt die beste Wirkung auf Tularämiebakterien. Tetrazykline und Kanamycin sollten nur in Kombination mit Streptomycin gegeben werden. Die oft notwendige Inzision vereiterter Lymphknoten muß unter dem Schutz von Antibiotika vorgenommen werden.

Prophylaxe: Bekämpfung der Tierseuche durch Ausrottung des verseuchten Tierbestandes, Vermeidung von Kontakt mit infizierten Tieren und Schutz der Lebensmittel vor Verunreinigungen durch Mäuse, Ratten usw. sind die wichtigsten prophylaktischen Forderungen.

Bei der Tularämie ist schon der Krankheitsverdacht meldepflichtig.

2. Pest

Der Erreger der Pest, die Pasteurella pestis, ist ein sehr formvariables, gramnegatives Stäbchen, das sich gut auf den üblichen Nährböden züchten läßt. Die Pest ist eine typische Zoonose unter den wildlebenden Nagetieren. Die Übertragung unter den Tieren erfolgt fast ausschließlich durch Flöhe (Pestfloh, Abb. 119), die die Pestbakterien beim Saugakt durch Regurgitieren des Mageninhaltes übertragen. Von den Wildnagern kann die Pest auf Hausratten übergehen, die üblicherweise die Ansteckungsquelle für den Menschen darstellen.

Die Pest hat früher, besonders im Mittelalter, in großen Seuchenzügen Millionen Menschen in Europa dahingerafft. Heute bestehen noch endemische Herde in Zentral- und Südostasien (Vietnam), in Afrika und Südamerika. In Europa sind nach dem Kriege in Italien, auf Korsika und Malta Pesterkrankungen vorgekommen.

Die Übertragung auf den Menschen erfolgt vorwiegend durch Flöhe, seltener durch direkten Kontakt. An der Eintrittspforte der Erreger kann sich aus einer primären Pustel eine nekrotisierende Entzündung entwickeln. Von hier aus — manchmal auch ohne sichtbare Primärläsion — geht die Infektion auf die Lymphknoten über und führt zu einer destruierenden und durch Toxineinwirkung auffällig hämorrhagischen Entzündung *(Haut- und Beulenpest)*. Vom Lymphsystem aus können die Pestbakterien über eine Septikämie in alle Organe gelangen. Werden dabei die Lungen befallen, so kann durch Tröpfcheninfektion die Pest von Mensch zu Mensch weiter übertragen werden und die Ausbreitung der gefürchteten *primären Lungenpest* ihren Ausgang nehmen.

Klinik: Die Inkubationszeit der Haut- und Beulenpest beträgt 3—4 Tage, die der Lungenpest 1—2 Tage. Die Pesterkrankung setzt plötzlich ein mit Schüttelfrost, schnellem Fieberanstieg, schwerem Krankheitsgefühl, Unruhe, Angst, Benommenheit, Kopf- und Gliederschmerzen, Erbrechen, Tachykardie und Blutdruckabfall.

Der Primäraffekt (Flohstich) ist meist wenig auffallend, manchmal bildet sich eine Papel oder Pustel. Schon in den ersten Fiebertagen macht sich die Lymphknotenschwellung (Bubonenpest) bemerkbar (inguinal 75—80%, axillar 15—20%, nuchal 5—10%). Die Lymphknoten sind schmerzhaft und verbacken; das umgebende Gewebe ist hämorrhagisch und ödematös geschwollen. Nach 6—10 Tagen kommt es unter Fieberabfall zur Einschmelzung und Fistelbildung, wenn nicht durch eine Septikämie mit Befall weiterer Organe der Tod vorher eintritt. In manchen Fällen bildet sich nur eine Lymphadenitis ohne auffällige Allgemeinreaktionen aus *(Pestis minor)*. Die seltene *primäre Pestseptikämie* endet unter den Zeichen einer allgemeinen hämorrhagischen Diathese und einer schweren zerebralen Schädigung so schnell letal, daß sich keine Lymphknotenschwellungen ausbilden können. Die *primäre Lungenpest*, die mit Husten und spärlichem blutigschleimigem Auswurf sowie schwerem Krankheitsgefühl einhergeht, ist ebenfalls von einer rasch zum Tode führenden Septikämie gefolgt. Die Letalität ist bei der Pest mit über 10% auch heute noch hoch.

Diagnose: Die Diagnose aus dem klinischen Bild kann bei sporadisch auftretenden Fällen und bei der Pestis minor sehr schwierig sein. Zur bakteriologischen Untersuchung, die mit größter Vorsicht vorgenommen werden muß (Speziallaboratorien), dienen Pustelinhalt, Buboneneiter, Blut, Sputum oder Sektionsmaterial, insbesondere Gewebe des RES. Mit Hilfe der empfindlichen passiven Hämagglutination lassen sich Antikörper nachweisen.

Therapie und Prophylaxe: Streptomycin, Chloramphenicol, Tetrazykline und Kanamycin besitzen eine gute Wirkung auf die Pestbakterien. Sie müssen in hoher Dosierung, möglichst intravenös gegeben werden. Bekämpfung des Erregerreservoirs und strenge Desinfektions- und Quarantänemaßnahmen sind die sichersten prophylaktischen Maßnahmen. Der Wert der aktiven Schutzimpfung ist umstritten.

Der Krankheitsverdacht ist bereits meldepflichtig.

3. Pseudotuberkulose

Als Pseudotuberkulose werden Erkrankungen durch Pasteurellen bezeichnet, die in ihrem anatomisch-pathologischen Bild der echten Tuberkulose gleichen. Erreger der menschlichen Infektionen ist fast ausschließlich Pasteurella pseudotuberculosis rodentium, ein gramnegatives Stäbchen, das morphologisch nicht von den Pestbakterien unterschieden werden kann, serologisch aber den Salmonellen nahesteht.

Das Erregerreservoir stellen Nagetiere und Vögel dar. Der Übertragungsweg auf den Menschen und die Inkubationszeit sind unbekannt.

Klinik: Es entsteht beim Menschen ein schweres, oft tödlich endendes Krankheitsbild mit Fieber, Kopfschmerzen, Übelkeit, Durchfällen, Leber- und Milzschwellung, Benommenheit und terminalem Ikterus. Als retikuläre, abszedierende Lymphadenitis ist neuerdings eine weitere Verlaufsform bekannt geworden.

Neben der Pasteurella pseudotuberculosis gibt es noch eine Reihe weiterer Pasteurellenarten, die bei Tieren eine meist tödlich endende Septicaemia haemorrhagica hervorrufen und gelegentlich beim Menschen zu lokal begrenzten eitrigen Prozessen führen können (Abszesse, Bronchiektasen, Nasennebenhöhlenentzündungen usw.).

Die Diagnose wird selten aus dem klinischen Bild gestellt. Serologisch können durch Agglutinationsreaktionen Antikörper im Serum nachgewiesen werden. Der Erregernachweis gelingt im Tierversuch.

Therapeutisch kann ein Versuch mit Breitbandantibiotika gemacht werden.

O. Bakteriell bedingte Erkrankungen des ZNS

1. Meningitis cerebrospinalis epidemica

Die Erreger der Meningitis cerebrospinalis epidemica sind gramnegative, gegen Licht, Austrocknung und Kälte empfindliche Diplokokken der Familie der Neisserien (Neisseria meningitidis, Abb. S. 46), die von WEICHSELBAUM (1887) den Namen Meningokokken erhalten haben. Serologisch lassen sich vier antigenetisch unterschiedliche Gruppen (A—D) differenzieren.

Die Meningokokkenmeningitis wird in der ganzen Welt in den Wintermonaten gehäuft beobachtet. Die in früheren Jahren öfter aufgetretenen Epidemien (in Deutschland zuletzt 1939/40) sind selten geworden. In Nasen- und Rachenabstrichen Gesunder findet man gewöhnlich in 3—5% der Untersuchten Meningokokken, in Epidemiezeiten sogar in 50—90%. Nur wenige Keimträger erkranken. Daß außer Kleinkindern vorwiegend männliche Jugendliche betroffen sind, wird auf dispositionelle Faktoren und die leichte Übertragung durch Tröpfcheninfektion bei engem Zusammenleben (Internate, Kasernen) zurückgeführt.

Nach einer lokalen Vermehrung der Keime in der Nasen- und Rachenschleimhaut und in den Tonsillen (Pharyngitis, Angina) kommt es wahrscheinlich über eine Bakteriämie zur Ausbreitung der Bakterien im ganzen Organismus mit besonderem, aber keineswegs ausschließlichem Befall der Meningen. Es entwickelt sich eine eitrige Entzündung vorwiegend an den basalen Anteilen der Gehirnhäute mit Beteiligung der angrenzenden Gehirnschichten und mit Reizung der Rückenmarkshäute.

Klinik: Die Inkubationszeit beträgt im Mittel 3 Tage. In manchen Fällen ist ein katarrhalisches Vorstadium zu beobachten. Ein Herpes simplex tritt in fast allen Fällen auf. Die Krankheit beginnt akut mit Schüttelfrost, Fieber und auffallend starken Kopfschmerzen. Frühzeitig stellt sich die charakteristische Nackensteifigkeit ein: Der Kopf kann nicht gebeugt werden, Seitwärtsdrehungen sind ebenfalls schmerzhaft. Die Dehnung der Meningen und damit Zerrung der sensiblen und motorischen Nervenwurzeln wird vermieden. Darauf beruhen neben der Nackensteifigkeit eine Reihe typischer Haltungsmerkmale und Zeichen: Der Opisthotonus mit Lordosestellung der ganzen Wirbelsäule und maximaler Rückwärtsstreckung des Kopfes, das Anziehen der Knie an den Bauch (Chien de fusil — Gewehrhahnstellung), der Kahnbauch (die Bauchdecke wird eingezogen), das Kernigsche Zeichen (starke Schmerzen beim Beugen der gestreckten Beine in den Hüftgelenken) und das Brudzinskische Zeichen (reflektorisches Anziehen der Beine bei Beugung des Nackens).

Als weitere Krankheitszeichen können sich Augenmuskellähmungen, Entzündungen des Sehnerven, Fazialisparese, Nervus-acusticus-Schädigungen, periphere motorische Nervenlähmungen und eine allgemeine Hyperästhesie einstellen. Erbrechen, Unruhe, Bewußtseinstrübung bis zur Bewußtlosigkeit oder delirante Zustände werden beobachtet. Otitis media, Konjunktivitis, Sinusitis, Endokarditis, Myokarditis, Arthritis und vielgestaltige Exantheme mit petechialen Blutungen sind die Zeichen der hämatogenen Aussaat der Keime.

Das Blutbild zeigt hohe Leukozytenzahlen mit Linksverschiebung und Aneosinophilie. Bei der Lumbalpunktion ist der Liquordruck erhöht, der Liquor trübe bis eitrig. Die Zellzahl (vorwiegend Leukozyten) ist deutlich erhöht (meist über 300/3 Zellen), der Eiweißgehalt vermehrt, der Liquorzucker vermindert. Im Liquor finden sich intra- und extrazellulär die gramnegativen Diplokokken.

Die *Verlaufsformen* der Meningitis epidemica sind sehr unterschiedlich. Es gibt abortive Verläufe, die nur im Rahmen einer Epidemie zu diagnostizieren sind. Bei den schweren Formen kann es unter meist langsamer Zunahme des komatösen Zustandes durch Atemlähmung und Kreislaufversagen zum Tode kommen. Bei günstigem Verlauf tritt die Besserung allmählich ein, doch ist in ca. 20% der Fälle mit Spätschäden (Seh- und Hörstörungen, Lähmungen, Hydrocephalus internus, geistigen Defekten) zu rechnen. Einen besonders dramatischen Verlauf nimmt die

Meningokokken-Sepsis, die unter Kreislaufversagen und dem Auftreten von Haut-
blutungen in wenigen Stunden zum Tode führen kann. Meningitische Symptome
werden dabei oft nicht beobachtet. In diesen Fällen findet man in ihrer Ätiologie
noch nicht sicher geklärte Blutungen in den Nebennieren (Waterhouse-Friderichsen-
Syndrom), die aber nicht pathognomonisch für die Meningokokken-Sepsis sind
sondern auch bei anderen schnell zum Tode führenden Sepsisformen auftreten
können (Shwartzman-Phänomen).

Diagnose und Differentialdiagnose: Für eine schnelle und sichere Diagnose bei
klinischem Verdacht ist der Befund bei der Lumbalpunktion ausschlaggebend.
Stark getrübter oder eitriger Liquor scheidet eine abakterielle oder tuberkulöse
Meningitis weitgehend aus. Nur ausnahmsweise kann bei einer älteren tuberku-
lösen Meningitis und bei der Listeriose stärker getrübter Liquor vorkommen. Der
Nachweis von gramnegativen Diplokokken extra- und intrazellulär im Ausstrich-
präparat trennt die Meningokokken-Meningitis von den anderen bakteriellen
Meningitisformen. Zum Erregernachweis wird der körperwarme Liquor auf
Spezialnährböden gebracht. Bei septischem Verlauf kann auch die Blutkultur
positiv sein. Serologische Untersuchungsmethoden spielen für die diagnostischen
Belange keine Rolle.

Therapie und Prophylaxe: Eine schnelle und wirksame Therapie stellt die
Kombinationsbehandlung mit Sulfonamiden und Penicillin dar. Man gibt die
Sulfonamide zunächst intravenös (z. B. 2mal 2 g Solu-Supronal tägl.) und dann in
einer Dosierung von 6—8 g tägl. per os weiter. Penicillin wird zunächst zum
schnelleren Wirkungseintritt als wasserlösliches Präparat in mehreren Einzeldosen
(1,5—2 Mill. E. tägl.) und später als Depot-Präparat gegeben. Die Therapie ist in
absteigender Dosierung so lange fortzusetzen, bis alle akuten Krankheitssymptome
verschwunden sind und der Liquorbefund sich weitgehend normalisiert hat. Bei
Verdacht auf eine Meningokokkensepsis kann eine zusätzlich durchgeführte, hochdosierte Glukokortikoid-Therapie (z. B. 100 mg Prednisolon i.v.) lebensrettend sein.
Läßt sich beim Waterhouse-Friderichsen-Syndrom eine Verbrauchskoagulopathie
(s. S. 393) nachweisen, so ist eine Therapie mit Heparin indiziert.

In der Allgemeinbehandlung stehen der Flüssigkeitsersatz und die Bekämpfung
der starken Kopfschmerzen und des Fiebers im Vordergrund.

Isolierung der Kranken und Desinfektion der Ausscheidungen und Gegenstände in der Umgebung der Kranken sind notwendig. Gefährdete Personen
können durch eine Sulfonamid-Prophylaxe wirksam geschützt werden.

Krankheits- und Todesfälle sind meldepflichtig.

2. Meningitis purulenta

Die Meningitis purulenta ist eine Sekundärkrankheit, die im Gefolge der ver-
schiedensten bakteriellen Infektionen auftreten kann. Ätiologisch spielen vor
allem Pneumokokken, Streptokokken, Staphylokokken, Enterokokken, Influenza-
bakterien, Salmonellen, Pyozyaneus, Proteus und Bacterium coli (Abb. S. 46) eine
Rolle. Die Keime können einmal von eitrigen Prozessen der Umgebung auf dem Wege
der Durchwanderung, über Lymphbahnen oder über eine Thrombophlebitis, zum
anderen auf dem Wege der hämatogenen Streuung oder schließlich nach Traumen

mit offener oder geschlossener Schädelfraktur (Liquorfistel) die Meningen befallen. Am häufigsten kommt der erste Infektionsweg vor.

Klinik: Die klinischen Bilder sind oft recht unterschiedlich. Der Beginn kann plötzlich oder auch sehr schleichend sein. In manchen Fällen macht der Primärherd keine oder doch nur geringe Beschwerden (z. B. bei einer chronischen Felsenbeineiterung), in anderen Fällen stehen die Symptome der Primärkrankheiten ganz im Vordergrund (z. B. bei einer Pneumonie, einem Empyem, einer Sepsis). Die meningitischen Symptome können, wie im vorherigen Kapitel geschildert, voll ausgebildet sein oder im Rahmen der Grundkrankheit nur wenig auffallen.

Diagnose: Diagnostisch wichtig sind in allen Verdachtsfällen die Lumbalpunktion und der Versuch, aus dem Liquor oder gegebenenfalls aus dem Primärherd die Keimart mit anschließender Empfindlichkeitsprüfung zu bestimmen. In jedem Fall muß sorgfältig nach dem Ausgangsherd geforscht werden.

Therapie: Ausgangsherde sind nach Möglichkeit operativ zu bereinigen. Die medikamentöse Therapie hat sofort und in ausreichender Dosierung einzusetzen. Bis das Ergebnis der bakteriologischen Untersuchung vorliegt, muß sich die Wahl des Medikamentes nach dem mikroskopischen Befund des Direktausstriches, der Art des möglichen Ausgangsherdes und der klinischen Erfahrung richten. Beim Nachweis von grampositiven Keimen (Pneumokokken, Staphylokokken, Streptokokken usw.) wird man im allgemeinen eine Penicillin-Streptomycin-Sulfonamid-Kombinationsbehandlung, beim Vorliegen von gramnegativen Stäbchen (Salmonellen, Proteus usw.) Breitbandantibiotika in Kombination mit Sulfonamiden anwenden. Pneumokokken-Meningitiden erfordern besonders hohe Dosen Penicillin (10—12 Mill. E. täglich), die in kleinen Mengen (5000—10 000 E.) auch intrathekal gegeben werden können. Die Behandlung wird kombiniert mit intravenösen Gaben von 25—50 mg Prednisolon. Die Methode, den eitrigen Liquor täglich abzupunktieren und Spülungen der Liquorräume vorzunehmen, hat Befürworter und Gegner. Die antibiotische Behandlung ist so lange fortzusetzen, bis der Liquor klar und bakterienfrei ist.

3. Meningitis tuberculosa

Die Meningitis tuberculosa tritt fast immer als Folge der ersten hämatogenen Streuung der Tuberkelbakterien (Frühgeneralisationsphase) auf. Den meisten Fällen liegt eine akute Miliartuberkulose zugrunde, es folgen andere Formen der Lungentuberkulose, und manchmal läßt sich klinisch kein tuberkulöser Augangsherd feststellen. Nur selten gelangen die Bakterien, fortgeleitet von tuberkulösen Schädelknochenherden oder Tuberkelherden in der Hirnrinde, zu den Meningen. Die tuberkulöse Entzündung breitet sich vorwiegend an der Hirnbasis aus, greift aber auch auf die Konvexität des Gehirns über. Immer ist die Hirnrinde mehr oder weniger stark mitbeteiligt (Meningoenzephalitis).

Klinik: Charakteristisch für die tuberkulöse Meningitis ist ein schleichender Beginn mit Kopfschmerzen und psychischen Veränderungen wie Reizbarkeit, Teilnahmslosigkeit, Schlafbedürfnis und einer langsam zunehmenden Störung des Allgemeinbefindens. Die Temperaturen bleiben zunächst subfebril, eine Kontinua entwickelt sich erst bei ausgeprägtem meningitischen Bild. Eine geringe Nackensteifigkeit, ein positives Laseguesches Zeichen und häufig eine Abduzensparese sind die ersten Zeichen der meningealen Reizung. Unter zunehmenden starken Kopfschmerzen entsteht allmählich das Vollbild der Meningitis bzw. Meningoenzephalitis. Ohne Behandlung tritt bei tiefer Bewußtlosigkeit in Tagen bis wenigen Wochen der Tod ein.

Bei der Lumbalpunktion ist der Liquor klar, der Druck erhöht, die Zellzahl (bis etwa 1000/3 Zellen, vorwiegend Lymphozyten) und der Eiweißgehalt (100 bis 200 mg%) sind vermehrt und der Liquorzucker (unter 50 mg%) sowie der Chloridgehalt (unter 680 mg%) vermindert. Nach längerem Stehen (12 Stunden) bildet sich im Liquor ein Spinnwebhäutchen, das sonst nur gelegentlich bei einer Virusmeningitis gefunden wird (S. 21).

Diagnose: Wegen der heute bestehenden Behandlungsmöglichkeit ist eine frühzeitige Erkennung der Meningitis tuberculosa wichtig. Neben dem schleichenden und diskreten Beginn der Meningitis sind der Liquorbefund und der Röntgenbefund der Lunge die wichtigsten diagnostischen Kriterien. Bei der Miliartuberkulose lassen sich gelegentlich Tuberkel am Augenhintergrund erkennen. Mikroskopisch können die Tuberkelbakterien im Liquorsediment nach scharfem Abzentrifugieren oder am Spinngewebsgerinnsel mit der Färbung nach Ziehl-Neelsen nachgewiesen werden (Abb. S. 46).

Therapie: Neben der allgemeinen tuberkulostatischen Behandlung (s. Tuberkulose-Kapitel) ist bei der Meningitis tuberculosa auch eine intrathekale Therapie mit tuberkulostatischen Medikamenten unbedingt erforderlich. Man gibt täglich 0,2 g PAS, 0,05 g Neoteben und 0,1 g Streptomycin intralumbal. Bei subokzipitaler Punktion injiziert man jeweils $^1/_{10}$ der oben angegebenen Dosis. Um die bei intrathekaler Behandlung gelegentlich beobachteten Verklebungen der Rückenmarkshäute (Liquorstop-Syndrom) zu verhindern, gibt man zusätzlich 5 mg Prednisolon intralumbal. Die Therapie muß immer über mehrere Monate durchgeführt werden. Defektheilungen sind nur durch frühzeitige Behandlung zu vermeiden.

4. Meningismus, seröse (abakterielle) Meningitis

Der *Meningismus* ist ein oft nur wenig auffallendes und flüchtiges Begleitsymptom anderer meist fieberhafter Krankheiten und äußert sich in Nackensteifigkeit und Kopfschmerzen. Liquorveränderungen werden abgesehen von einer geringfügigen Zellvermehrung nicht gefunden.

Viren:	Influenzaviren, Enteroviren, Enzephalitisviren (s. auch Tab. S. 14), Varizellen-, Herpes-zoster-, Pocken-, Vakzine-, Masern-, Röteln-, Hepatitis-, Pfeiffersches Drüsenfieber-, Mumps-Viren.
Bakterien:	Bordetella pertussis, Scharlachstreptokokken, Sepsiserreger, Salmonellen, Shigellen, Leptospiren, Borellia recurrentis, Brucellen, Rickettsien.
Würmer:	Trichinen, Zystizerken, Echinokokken.
Protozoen:	Toxoplasma gondii.
Pilze:	Cryptococcus neoformans, Coccidiodis immitis.
Chemische oder physikal. Noxen:	Insolation, medikamentös-allergische oder toxische Schädigungen, Vergiftungen, Traumen.

Tabellarische Übersicht über die Ätiologie der serösen Meningitis.

Die *seröse (abakterielle) Meningitis* wird durch Viren hervorgerufen oder tritt als toxisch-allergische Begleitkrankheit vieler Infektionskrankheiten, parasitärer Krankheiten sowie physikalischer und chemischer Einwirkungen auf. Man findet bei der Lumbalpunktion einen klaren Liquor, der Liquordruck ist erhöht, die Zellzahl vermehrt, und die Eiweißproben sind verändert. Oftmals imponiert die seröse Meningitis als selbständiges Krankheitsbild. Die Ätiologie läßt sich in solchen Fällen oft nicht klären, wenn auch in den letzten Jahren in zunehmendem Maße Viren als ätiologisches Agens gefunden werden.

In der Tabelle auf S. 73 wird eine Übersicht über die in Frage kommenden Erreger oder Noxen gegeben, die zu einer serösen Meningitis führen können.

5. Tetanus (Wundstarrkrampf)

Der Erreger des Tetanus (Clostridium tetani) ist ein anaerob wachsendes grampositives, sporenbildendes, bewegliches Stäbchen von 4—8 μ Größe (Abb. S. 46). Tetanussporen finden sich reichlich im Erdboden, im Straßenstaub und besonders in allen landwirtschaftlich genutzten Bodenflächen, da die pflanzenfressenden Haustiere (besonders Pferde) häufig mit Tetanusbazillen infiziert sind. Mit dem Dung werden die Bazillen verstreut und mit Erde und Staub weiterhin verbreitet.

Der Mensch kann sich auf vielerlei Art infizieren. Neben großen Verletzungen (Kriegsverletzungen, Autounfälle) geben häufig Bagatellverletzungen (z. B. durch Holzsplitter) Gelegenheit zur Infektion. Manchmal bleibt die Läsion der Haut überhaupt unbemerkt. Bekannt ist ferner die Infektion an Nabelwunden bei Neugeborenen, Verbrennungswunden, Impfpusteln, Injektionsstellen, bei kriminellem Abort und nach gynäkologischen und chirurgischen Eingriffen (Staub, verunreinigtes Katgut). Um einer Tetanusinfektion den Weg zu bereiten, genügt eine Läsion der Haut mit kleiner Gewebsnekrose, in der die Tetanussporen unter anaeroben Bedingungen auskeimen können, wobei eine Mischinfektion mit sauerstoffverbrauchenden Bakterien bedeutungsvoll sein kann. Die Verschleppung der Tetanussporen durch Phagozyten in andere Körperregionen kommt vor, spielt aber für die Pathogenese der menschlichen Erkrankung kaum eine Rolle. Wichtiger dagegen ist, daß Tetanussporen unter bestimmten Bedingungen jahrelang im Gewebe latent liegen bleiben können und dann anläßlich einer erneuten Verletzung oder eines chirurgischen Eingriffes an dieser Stelle (z. B. Entfernung eines Granatsplitters) aktiviert werden und zu einem Wundstarrkrampf führen können. Die sich vermehrenden Tetanusbazillen bilden zwei Toxinarten, von denen das sogenannte Tetanusspasmin für den Wundstarrkrampf verantwortlich ist. Das Toxin wird mit großer Wahrscheinlichkeit auf dem Nervenwege (Achsenzylinder, perineurale Lymphbahnen) fortgeleitet, aber auch eine hämatogene Ausbreitung ist nicht ausgeschlossen.

Angriffspunkt des Toxins sind die motorischen Endplatten der quergestreiften Muskulatur, die motorischen Zentren in den Vorderhörnern des Rückenmarks und die sensiblen Nervenbahnen.

Klinik: Die Inkubationszeit beim Tetanus ist sehr unterschiedlich und hängt von der Massivität der Infektion und den Wachstumsbedingungen der eingedrungenen Keime ab, da nur das produzierte Toxin die Tetanussymptome auslöst. Die Zeit schwankt zwischen 4 Tagen und 4 Wochen. Je kürzer sie dauert, desto ungünstiger ist die Prognose der Krankheit.

Dem eigentlichen Krankheitsbild vorausgehen können unbestimmte Schmerz-sensationen an der Verletzungsstelle. Als frühes und konstantes Zeichen tritt dann die charakteristische Muskelstarre der Musculi masseterii ein (Trismus), die rasch von einem Starrkrampf der vom Nervus facialis innervierten Gesichtsmuskulatur gefolgt ist und den typischen Gesichtsausdruck des Wundstarrkranken (risus sardo-nicus) hervorruft. Das Ausmaß der Kieferklemme kann als Anhalt für die Schwere der Krankheit und den Erfolg der therapeutischen Bemühungen gewertet werden. In weiterer Folge werden die Nacken-, Rücken-, Thorax- und Bauchmuskulatur sowie die Muskeln der unteren und weniger stark die der oberen Extremitäten befallen. Es entsteht so eine verkrampfte Stellung mit Opisthotonus, starker Lordo-sierung der Lendenwirbelsäule, Inspirationsstellung des Thorax, bretthartem Bauch-decken, gestreckten Beinen mit Spitzfußstellung und gebeugten Armen. Die Reflex-erregbarkeit ist enorm gesteigert; die Patienten sind bei vollem Bewußtsein. Un-erträglich schmerzhaft sind tonisch-klonische Muskelkrämpfe, die durch Licht, Geräusche, Bewegungen und Berührungen des Patienten ausgelöst werden können. Oft bestehen Urin- und Stuhlverhaltung. Eine orale Ernährung des Kranken ist wegen des Trismus und der Krampfneigung praktisch nicht möglich. Die Temperatur steigt in schweren Fällen manchmal bis über den Tod hinaus auf hohe Werte an.

Kommt es in den ersten 5 Tagen nicht zum Exitus letalis infolge Erstickung oder Herz- und Kreislaufversagen, so werden die Heilungsaussichten mit jedem weiteren Tag besser. Zusätzliche Schäden können durch Muskelrisse, Kontraktur-bildung und Knochenbrüche entstehen.

Abortive Verlaufsformen mit geringer Muskelstarre ohne Krämpfe kommen beim Tetanus vor und beruhen wahrscheinlich auf verminderter Toxinbildung der Bazillen.

Diagnose: Die Diagnose einer Tetanusinfektion wird aus der Anamnese (Ver-letzung!) und aus dem charakteristischen klinischen Bild mit Trismus, Muskelstarre, gesteigerter Reflexerregbarkeit, tonisch-klonischen Muskelkrämpfen, klarem Be-wußtsein und normalem Liquorbefund gestellt. Der umständliche und zeitraubende Erregernachweis spielt für die Diagnose der akuten Krankheit keine Rolle, die Tetanussporen sind morphologisch nicht von saprophytischen Clostridien zu unter-scheiden.

Differentialdiagnostisch fehlen bei der Lyssa der Trismus und die Muskelstarre (S. 22), bei der Strychninvergiftung die Muskelstarre im anfallsfreien Intervall, bei hysterischen Anfällen die gesteigerte Reflexerregbarkeit, bei apoplektischen Insulten das klare Bewußtsein, bei Meningitis und Meningoenzephalitis der normale Liquorbefund und bei der Tetanie die Muskelstarre außerhalb der Krämpfe, wäh-rend Chvosteksches und Trousseausches Zeichen positiv sind.

Therapie: Die Behandlung hat sofort mit der Serumtherapie zu beginnen, um das noch nicht an die Nervenzellen fixierte Toxin zu neutralisieren. Nach voraus-gehender Prüfung einer Serumüberempfindlichkeit (Konjunktival-, Intrakutantest) gibt man je nach Schwere des Falles 80 000—200 000 I.E. Tetanusserum (Pferde-, Rinder-, Hammel- oder Fermo-Serum) je zur Hälfte intramuskulär und intravenös. Das Wundgebiet wird mit 15 000—30 000 I.E. Serum umspritzt und anschlie-ßend weit im Gesunden exzidiert. Antibiotisch werden Penicillin (2—20 Mio. E.) oder Tetrazyklin (1,0 g i.v.) verabfolgt und gegebenenfalls 100 000 I.E. Penicillin in das Wundgebiet gespritzt. Dadurch werden die Tetanusbazillen sowie die Keime einer Mischinfektion bekämpft und der drohenden Aspirationspneumonie vorgebeugt.

Gleichzeitig setzt die aktive Immunisierung mit 0,5 ml Tetanol subkutan ein, die in einwöchigen Abständen mehrfach wiederholt wird.

Neuerdings steht ein Tetanus-Hyperimmunglobulin zur Prophylaxe (250 I.E. Antitoxin) und Therapie (5000—10000 I.E. Antitoxin) zur Verfügung.

Für die symptomatische Behandlung der Krampfanfälle hat sich am besten Chloralhydrat (bis zu 10,0 g täglich) als Klysma bewährt. Die Muskelhypertonie wird durch Myanesin (Mephenesin) bekämpft, das als Muskelrelaxans eine geringere Wirkung auf die Atemmuskulatur als Curare hat und mit einem künstlichen Winterschlaf (Megaphen, Atosil, Dolantin) kombiniert werden kann. Eine Total-kurarisierung mit künstlicher Dauerbeatmung ist wohl nur auf Intensivstationen möglich.

Eine Tracheotomie kann erforderlich werden und erleichtert das notwendige Absaugen des meist reichlich gebildeten Schleims aus der Trachea. Als weitere allgemeine Behandlungsmaßnahmen sind ein ruhiges, abgedunkeltes Zimmer und eine ständige Sitzwache erforderlich. Die Ernährung und der Flüssigkeits- und Elektrolytersatz erfolgen in den ersten kritischen Tagen möglichst intravenös durch einen Verweilkatheter.

Für die Prognose des Tetanus spielen neben der Dauer der Inkubationszeit, die oftmals nicht sicher festgelegt werden kann, die sogenannte „period of onset" eine Rolle, mit der man die Zeit zwischen dem ersten Krankheitssymptom und dem Auftreten des ersten Krampfanfalls bezeichnet. Beträgt dieser Zeitraum weniger als zwei Tage, so ist die Prognose infaust. Ist sie länger als fünf Tage, handelt es sich um eine leichtere Krankheitform.

Prophylaxe: Bei verdächtigen Verletzungen werden 6000 I.E. Tetanusserum nach vorhergehender Überempfindlichkeitsprüfung subkutan gegeben, die einen mindestens zweiwöchigen antitoxischen Schutz geben, und gleichzeitig mit der aktiven Schutzimpfung (0,5 ml Tetanol subkutan) kombiniert werden. Kinder können vom 3. Lebensmonat an in Kombination mit der Diphtherie-, Poliomyelitis-oder Pertussis-Schutzimpfung mit Tetanol 2mal 0,5 ml in vier- bis zwölfwöchigem Abstand schutzgeimpft werden. Sie erhalten bei einer verdächtigen Verletzung eine Auffrischungsimpfung mit 0,5 ml Tetanol, die gegebenenfalls in besonderen Verdachtsfällen mit 1500 I.E. Tetanusserum zum sofortigen Schutz kombiniert werden kann.

6. Botulismus (Fisch-, Fleisch-, Lebensmittelvergiftung)

Der Botulismus ist keine Infektionskrankheit im eigentlichen Sinne, sondern eine Vergiftung mit außerhalb des Organismus von den Botulinusbazillen ge-bildeten Toxinen. Clostridium botulinum ist wie der Tetanusbazillus ein gram-positives, anaerob wachsendes, sporenbildendes Stäbchen. Die Bazillen kommen ubiquitär im Boden vor. Bodenfrüchte können verunreinigt sein. Tiere erkranken relativ häufig an Botulismus (Geflügel, Wasservögel, Rinder, Schafe, Pferde). Die Hauptinfektionsquellen für den Menschen sind Konserven (Fleisch, Gemüse, Obst), geräucherte Wurst und Schinken, die bei der Verarbeitung mit den sehr hitze-resistenten Botulinussporen verunreinigt werden und in denen dann unter an-aeroben Bedingungen die Bazillen ihr Toxin bilden. Das Aussehen der „vergifteten" Nahrungsmittel braucht nicht verändert zu sein. Im allgemeinen bestehen jedoch säuerlicher Geruch, Verfärbung, Verflüssigung von Fleischwaren und Bombage von

Konserven. Zu beachten ist, daß z. B. eine Konserve nur teilweise und unterschiedlich stark mit dem Gift durchsetzt sein kann, so daß nicht alle Personen erkranken müssen, die von der gleichen Nahrung gegessen haben. Durch Kochen wird das Gift leicht zerstört, die orale Aufnahme von Botulinusbazillen oder Sporen ist für den Menschen ungefährlich.

Die Botulinusbazillen produzieren unterschiedliche Gifte (A—E), die offenbar bei der Autolyse der Keime frei werden. Die menschlichen Erkrankungen sind vorwiegend durch die Typen A, B und E bedingt. Das Gift wird von den Schleimhäuten des Magen-Darm-Traktes resorbiert und ist ein ausgesprochenes „Nervengift". Wahrscheinlich liegt sein Angriffspunkt an den motorischen Endplatten des autonomen und willkürlichen Nervensystems (Synthese- oder Sekretionshemmung des Azetylcholin).

Klinik: Die Krankheitserscheinungen beginnen wenige Stunden, gelegentlich auch 2—3 Tage nach Aufnahme der verdorbenen Nahrung mit mehr oder weniger ausgeprägten gastro-intestinalen Erscheinungen wie Übelkeit, Magenkrämpfen und seltener mit Durchfällen. Kurze Zeit später können sich Kopfschmerzen, Schwindelgefühl, Flimmern vor den Augen, trockener Mund, Heiserkeit, Lähmung der Augenmuskeln (Akkomodationsstörung!), Mydriasis, Pupillenstarre, Harnverhaltung, Schluck- und Sprachstörungen sowie Atemstörungen (als Zeichen einer bulbären Schädigung) einstellen. Periphere Lähmungen sind selten. Das Sensorium und die Sensibilität sind unbeeinflußt, der Liquor ist nicht verändert. Der Tod kann in wenigen Tagen durch Atemlähmung oder zentral bedingten Herzstillstand eintreten. Bei den leichten Fällen besteht oftmals nur eine Akkomodationsstörung: die Patienten bemerken plötzlich, daß sie nicht mehr lesen können.

Die Rückbildung der Lähmungserscheinungen dauert Wochen und Monate, wobei die zuerst aufgetretenen Lähmungszeichen am längsten bestehen bleiben.

Diagnose: Der Verdacht einer Botulismuserkrankung besteht bei jeder akut auftretenden Akkomodationsstörung. Das Hinzutreten der weiteren Symptome, die Miterkrankung anderer Essensteilnehmer bestärken diesen Verdacht. Die Diagnose kann gesichert werden durch den Nachweis des Botulinustoxins aus Mageninhalt, Blut und den verdächtigen Lebensmitteln (Verimpfung auf Meerschweinchen oder Mäuse).

Differentialdiagnostisch wird man an eine Atropinvergiftung, Poliomyelitis, Encephalitis epidemica, Methylalkoholvergiftung, Bulbärparalyse, Myasthenia gravis, diphtherische Lähmung oder auch an eine Lues cerebrospinalis denken müssen.

Therapie und Prophylaxe: Nach sofortiger Magenspülung und anschließender Gabe von Carbo medicinalis, nach einem Einlauf und der Anwendung von Abführmitteln sind möglichst bald 50—100 ml antitoxischen Botulismusserums intramuskulär und in schweren Fällen auch zur Hälfte intravenös sowie 20 ml intralumbal zu geben. Je nach der Schwere der Vergiftungserscheinungen sind Herz- und Kreislaufmittel und Strychnininjektionen indiziert.

Unbedingte Sauberkeit beim Einkochen oder Konservieren von Lebensmitteln, Verwerfen aller verdächtigen Nahrungsmittel und Kochen (30 Minuten) der Nahrung verhindern den Botulismus.

Schon der Verdacht einer Botulismuserkrankung ist meldepflichtig.

P. Listeriose

Die Erreger der Listeriose-Erkrankung beim Menschen (Listeria monocytogenes) sind grampositive, bewegliche, kurze Stäbchen, die sich serologisch in vier Typen differenzieren lassen. Listerien sind im Tierreich weit verbreitet. In Deutschland sind vorwiegend Schafe befallen. Für die Übertragung auf den Menschen spielen vermutlich Haustiere eine Rolle, aber auch eine Schmutz- und Schmierinfektion wird bei dem ubiquitären Vorkommen der Erreger angenommen.

Klinik: Die Listerien führen beim Menschen zu ganz unterschiedlichen und z. T. bis heute noch nicht sicher abgrenzbaren Krankheitsbildern.

Am häufigsten beobachtet wird als Folge einer Listerieninfektion eine *Meningitis* oder *Meningo-Enzephalitis,* die sich hinsichtlich ihrer Symptome nicht von anderen bakteriellen Meningitiden unterscheidet, bei der aber auffällig viele mononukleäre Zellen im Liquor nachweisbar sind.

Ein zweites Krankheitsbild gleicht in seinen Symptomen dem *Pfeifferschen Drüsenfieber,* wobei bis heute unklar ist, ob verschiedene Erreger das gleiche Krankheitsbild hervorrufen können oder ob die Listeriose hier nur eine Begleitkrankheit einer bestehenden Virusinfektion ist.

In einer Reihe von Fällen wurden Listerien als ätiologische Keime bei einer *eitrigen Konjunktivitis* nachgewiesen.

Offenbar *latente Infektionen* bei graviden Frauen können durch diaplazentare Übertragung der Listerien zu Fehlgeburten, zu Früh- und Totgeburten sowie zu der *Neugeborenen-Listeriose* führen. Die schwerkranken Säuglinge sterben meist schnell unter dem Bilde einer Sepsis mit meningitischen und enzephalitischen Zeichen. Man findet in diesen Fällen miliare nekrotische Knötchen an den inneren Organen, die dieser Krankheit früher den Namen „Granulomatosis infantiseptica" eingebracht haben.

Weitere Krankheitsformen einer Listerieninfektion können eine Otitis, eine Pneumonie sowie eine Meningo-Enzephalitis mit multiplen Leberzellnekrosen sein.

Diagnose: Die Diagnose der Listerieninfektion läßt sich mit Sicherheit nur durch den Erregernachweis stellen, der durch Verimpfung von Liquor, Mekoniumabstrich, Blut, Drüsenpunktat, Fruchtwasser, Rachen-, Ohr-, Augen- oder Scheidenabstrichen usw. auf bakteriologische Nährböden geführt wird. Die serologischen Reaktionen (KBR, Agglutination) sind weniger zuverlässig. Zur Schnelldiagnostik eignet sich die Immunfluoreszenz.

Therapie und Prophylaxe: Tetrazykline und insbesondere Ampicillin in Kombination mit Sulfonamiden haben eine gute Wirkung auf Listerien und sollten in allen Verdachtsfällen unverzüglich gegeben werden. Da der Übertragungsweg der Listeriose noch nicht sicher bekannt ist, kann eine spezifische Prophylaxe nicht betrieben werden. Vorsicht ist in jedem Fall bei Kontakt mit erkrankten Haustieren geboten.

Q. Milzbrand

Die Milzbrandbazillen sind relativ große, grampositive Stäbchen (5—10 μ lang), die sehr widerstandsfähige, mittelständige Sporen bilden (Abb. S. 46). Der Milzbrand ist eine Zoonose. Vorwiegend werden Rinder, Schafe, Ziegen, Schweine und

auch Pferde befallen. Die Tiere erkranken mit einer schnell zum Tode führenden
Sepsis. Sie scheiden die Milzbrandbazillen mit den Exkrementen aus, wodurch sich
weitere Tiere auf den Weiden infizieren können.

Der Mensch infiziert sich an den erkrankten oder gestorbenen Tieren, bzw.
deren Verarbeitungsprodukten, an denen die Milzbrandsporen haften. Insbesondere
kommen hier Tierhäute, Felle und Wolle in Frage. Bestimmte Berufsgruppen wie
Tierärzte, Metzger, Landwirte, Kürschner sowie Hafen- und Fabrikarbeiter, die
mit den Tierprodukten in Berührung kommen, sind verständlicherweise besonders
gefährdet. Sporenhaltige Tierprodukte werden nach Deutschland hauptsächlich
aus Ostasien, aus dem vorderen Orient und aus Südamerika eingeführt. Die Übertragung auf den Menschen erfolgt durch direkten Kontakt (Hautmilzbrand),
aerogen (Lungenmilzbrand) oder seltener oral (Darmmilzbrand).

Klinik: Die Inkubationszeit beträgt im allgemeinen 2—3 Tage. Beim *Hautmilzbrand* entsteht an der Eintrittspforte der Erreger (kleine Hautwunden) eine
Papel mit geröteter Umgebung, die sich in die Tiefe und zu den Rändern hin vergrößert und zu einem Bläschen mit serös-blutigem Inhalt wird. Die Umgebung ist
infiltriert und ödematös, so daß das Bild einem *Furunkel* gleicht (Pustula maligna).
Auffallend ist die Schmerzlosigkeit des ganzen Prozesses. Im Zentrum trocknet
das Bläschen mit schwarzer Schorfbildung ein, während am Rande die Bläschen-
bildung weiter fortschreitet. Aus diesem lokalen Prozeß kann eine schmerzhafte
Lymphangitis und Lymphadenitis und in schweren Fällen eine zum Tode führende
Sepsis entstehen. Bei Infektionen im Gesicht ist das Ödem oft besonders stark ausgeprägt und der Verlauf schwerer als bei Lokalisationen an anderen Hautstellen.

Der seltenere *Lungenmilzbrand* entsteht durch das Einatmen von sporenhaltigem Staub. Die Erkrankung beginnt akut mit einer hochfieberhaften Bronchitis,
aus der sich schnell eine Pneumonie mit einer Pleuritis entwickelt. Ohne sofortige
Behandlung verläuft diese Krankheitsform in wenigen Tagen tödlich.

Noch seltener wird beim Menschen ein *Darmmilzbrand* beobachtet, der durch
Genuß von sporenhaltigem rohem Fleisch oder Milch hervorgerufen werden
kann. Es kommt zum Bilde einer schweren Enteritis mit blutigen Diarrhöen und
Kollapszuständen. Die Symptome sind denen einer Cholera ähnlich. Die Letalität
ist sehr hoch.

Diagnose: Während beim Hautmilzbrand das klinische Bild die Verdachts-
diagnose erlaubt, gibt bei den anderen Formen die Beachtung der Berufsgruppe
einen diagnostischen Hinweis. Der Erregernachweis kann schnell und einfach schon
mit einem mit Methylenblau gefärbten Ausstrichpräparat, das die großen Milz-
brandstäbchen in typischer Bambusform zeigt, geführt werden (Abb. S. 46). Die
Diagnose wird durch die bakteriologische Kultur und durch den Tierversuch
gesichert.

Therapie und Prophylaxe: Durch die Antibiotika hat sich die Prognose der
menschlichen Milzbrandinfektion wesentlich gebessert. Man gibt 1 Mill. (Hautmilzbrand) bis 5 Mill. (Milzbrandsepsis) Einheiten Penicillin in Kombination mit
einem Breitbandantibiotikum (z. B. Tetrazyklin, 2,5 g täglich in absteigender Dosierung). Eine chirurgische Lokalbehandlung ist beim Milzbrand kontraindiziert.
Das früher gebräuchliche Milzbrandserum, dessen Wert umstritten ist, wird heute
nur noch in schweren Fällen gegeben, in denen auch ein Therapieversuch mit
Glukokortikoid-Präparaten indiziert ist.

Tierprodukte (Felle, Haare, Häute) können durch Formalin- oder Chlorbäder keimfrei gemacht werden. Staub und Schmutz sind in den entsprechenden verarbeitenden Betrieben zu vermeiden, und es ist auf eine unbedingte Sauberkeit (Waschen der Hände usw.) und Schutzkleidung der Beschäftigten zu achten.

R. Gasbrand

Als Erreger einer Gasbrandinfektion beim Menschen kommen mehrere Clostridienarten in Frage, die meist in einer Mischflora vorliegen. Die Hauptvertreter sind *Cl. perfringens* (Welch-Fränkelscher Gasbrandbazillus), *Cl. novyi* (Novyischer Bazillus des malignen Ödems), *Cl. septicum* (Pararauschbrandbazillus) und *Cl. histolyticum* (Bazillus histolyticus). Diese sporenbildenden, anaerob wachsenden Bazillen (s. Tetanus, S. 74) sind ubiquitär im Boden und im Darm von Mensch und Tier verbreitet. Die Gasbildung in älteren Leichen und Kadavern ist eine Folge der sich nach dem Tode ausbreitenden Gasbrandbazillen.

Menschliche Infektionen entstehen vornehmlich durch große, mit Gewebszertrümmerung einhergehenden Verletzungen (Lazarettbrand) oder bei kriminellen Aborten, können aber bei Operationen und Injektionen (Hospitalbrand) auch heute noch vorkommen, wenn keine einwandfreien sterilen Bedingungen herrschen. Nach dem zweiten Weltkrieg wurden auch erstmals intestinale Infektionen und toxisch bedingte Enteritiden (Fleischvergiftungen) durch Gasbrandbazillen nachgewiesen. Beim Gasbrand können wie beim Tetanus Sporen latent im Wundgebiet liegen bleiben und erst bei späteren Eingriffen (z. B. Granatsplitterentfernung) aktiviert werden.

Klinik: Die Inkubationszeit beim Gasbrand beträgt durchschnittlich 1—3 Tage. Bei der Gasbrandinfektion durch Verletzungen unterscheidet man eine subfasziale (clostridial myositis) und eine epifasziale Form (anaerobe Zellulitis). Für das Bild der Gasbrandinfektion sind Myolyse, hämorrhagisches Ödem und Gasbildung charakteristisch. Die schnell fortschreitende Gasbildung ist besonders bei der epifaszialen Form gut sichtbar und als Knistern wahrnehmbar. Bei dem subepifaszialen Gasbrand, der mit einer hohen Letalität belastet ist, leitet ein plötzlich einsetzender starker Schmerz distal von der Wunde auf die richtige Diagnose. Die Haut in diesem Bezirk wird zunächst blaß, dann braun bis violett, es bilden sich Bläschen mit serös-hämorrhagischem Inhalt, und schließlich wird die Haut brandig. Die Zeichen einer gewöhnlichen bakteriellen Entzündung mit Rötung, Wärme, Eiterbildung, Fieber und Schwellung der regionalen Lymphdrüsen fehlen beim Gasbrand, falls keine Mischinfektion mit eiterbildenden Keimen vorliegt. Der Prozeß sieht trocken und schmutzig-braun aus. Die Wundabsonderungen sind fleischwasserfarben und von üblem Geruch.

Herz und Kreislauf sind durch die Toxine der Gasbrandbazillen aufs schwerste gefährdet. Das Bewußtsein der Patienten bleibt klar, oft besteht eine gewisse Euphorie.

Beim Darmbrand entwickelt sich in schneller Folge ein schweres Krankheitsbild mit Diarrhoen, Ileus- und Perforationserscheinungen, denen im Dünndarm ulzerösnekrotisierende Prozesse zugrunde liegen. Bei den neuerdings bekanntgewordenen Enteritisformen, die bisher vorwiegend nach Genuß verdorbenen Fleisches beobachtet wurden, stehen heftige Bauchkoliken und profuse Durchfälle im Vordergrund, die nach 1—2 Tagen abklingen. Fieber, Erbrechen oder Kopfschmerzen werden meistens dabei nicht beobachtet.

Diagnose: Der Gasbrand nach Verletzungen kann bei Beachtung der charakteristischen Symptome meist nicht verkannt werden. Der Darmbrand und die Enteritisformen dagegen sind nur durch den Erregernachweis (Präparat, anaerobe Kultur und Tierversuch) zu sichern. Brauchbare serologische Reaktionen stehen zur Zeit noch nicht zur Verfügung.

Therapie und Prophylaxe: Möglichst schnelle Wundversorgung und chirurgische Wundtoilette sowie die frühzeitige Gabe eines Antibiotikums (Penicillin, Tetrazyklin oder Chloramphenicol) sind bei Verletzungen mit Gewebszertrümmerung eine bewährte Prophylaxe. Als besonders erfolgreich hat sich die hyperbare Sauerstofftherapie erwiesen, da bei genügend hohem O_2-Partialdruck die Clostridien keine Ektotoxine zu bilden vermögen. Zur Behandlung stehen außerdem ein polyvalentes antitoxisches Gasbrandserum zur Verfügung, das frühzeitig in hohen Dosen (50—100 ml) gegeben werden muß. Gammaglobulin, Glukokortikoide und Bluttransfusionen helfen, den schweren toxischen Zustand zu überwinden. Ein Fortschreiten des Prozesses verlangt fast immer ein Absetzen des betroffenen Gliedes weit im Gesunden. Bei dem durch Clostridium perfringens (Typ F) bedingten Darmbrand kann ein monovalentes Serum angewandt werden. Gasbrandinfektionen durch chirurgische Eingriffe oder Injektionen lassen sich durch die vorgeschriebenen Sterilisationsbedingungen vermeiden. Eine aktive Schutzimpfung ist möglich.

S. Rotz (Malleus)

Der Rotz ist eine Zoonose bei Einhufern, die durch gramnegative, unbewegliche Stäbchen (Malleomyces mallei) hervorgerufen wird und gelegentlich auf den Menschen übertragen werden kann. Durch erkrankte Pferde, Esel und Maulesel sind bestimmte Berufsgruppen besonders gefährdet (Pferdehalter, Landwirte, Tierärzte). Der Rotz kommt beim Menschen in einer akuten und in einer chronischen Form als Haut- oder Schleimhautrotz vor. Die Rotzinfektion geht mit Knotenbildungen und fortschreitenden ulzerösen nekrotischen Prozessen einher, die histologisch und dem klinischen Aspekt nach an eine Tuberkulose erinnern können. In den letzten Jahrzehnten sind in Mitteleuropa praktisch keine Infektionen mehr beobachtet worden.

Klinik: Der *akute Hautrotz* beginnt nach einer Inkubationszeit von 3—5 Tagen mit Fieber, Kopf- und Gliederschmerzen so wie einem rasch an Größe zunehmenden kraterförmigen Ulkus an der Eintrittspforte der Erreger. Es kommt zu Lymphangitis, Lymphadenitis und metastatischen Absiedlungen in Haut, Muskulatur und inneren Organen in Form von Knoten, die einschmelzen und zerfallen.

Beim *akuten Nasenrotz* breitet sich der Prozeß kontinuierlich auf die Gesichtshaut, in die Tiefe auf Knorpel und Knochen und über die Schleimhäute bis in die Bronchien aus. Beide akute Formen enden unbehandelt in wenigen Tagen bis Wochen tödlich.

Der *chronische Hautrotz* verläuft in wochen- und monatelang während Schüben von Gelenk- und Gliederschmerzen mit mäßigem Fieber und Bildung von teigigen Knoten im Unterhautzellgewebe, die einschmelzen, ulzerieren und in die Tiefe fortschreiten. Einbrüche in Gelenkkapseln mit Zerstörung von Knorpel und Knochen sowie Beteiligung des regionalen Lymphgefäßsystems kommen vor. Die Prozesse sind charakteristischerweise schmerzlos.

Der *chronische Nasenrotz* zeigt einen ähnlichen Verlauf mit Übergreifen des destruierenden Prozesses auf den Mund und den Rachen.

Die chronischen Formen können jederzeit in einen akuten Rotz übergehen.

Diagnose: Die Diagnose kann durch die Züchtung der Erreger auf Spezialnährböden oder im Tierversuch gestellt werden. Beim Meerschweinchen entsteht nach intraperitonealer Impfung eine eitrige Peritonitis, die auf die Hoden übergreift (Straußsche Reaktion), aber nicht allein pathognomonisch für die Rotzbakterien ist. Pseudotuberkulosebakterien (S. 69) und Rickettsia mooseri (S. 64) geben die gleiche Reaktion. An serologischen Verfahren stehen KBR, Agglutinationsreaktion und ein Haut- bzw. Konjunktivaltest mit einem dem Tuberkulin analogen Antigen (Mallein) zur Verfügung.

Therapie und Prophylaxe: Therapeutisch scheinen Sulfonamide, Streptomycin, Tetrazykline und Chloramphenicol eine gute Wirkung zu haben. Größere Erfahrungen liegen bisher mit diesen Medikamenten nicht vor.

Tötung aller erkrankten Tiere und größte Vorsicht beim Umgang mit diesen Tieren sind unbedingt erforderlich.

Verdachts-, Krankheits- und Todesfälle sind meldepflichtig.

III. Krankheiten durch Protozoen

A. Toxoplasmose

Die Erreger der Toxoplasmose, Toxoplasma gondii, sind gramnegative Protozoen, die sich in Zellen vermehren und deren Gestalt je nach dem Entwicklungs- und Infektionsstadium wechselt. In der akuten Infektionsphase zeigen die Einzelparasiten die charakteristische Sichelform (Apfelsinenscheibe). Sie befallen vorwiegend die Zellen des RES und vermehren sich in diesen durch Zweiteilung. Es entstehen Pseudozysten, die bis 100 ovale Toxoplasmen enthalten können. Nach dem Platzen der Zysten befallen die Parasiten wieder neue Zellen. Beim Übergang in das latente Infektionsstadium entstehen — wahrscheinlich unter dem Einfluß der inzwischen gebildeten Antikörper — größere Zysten, die monate- und vielleicht auch jahrelang reaktionslos im Gewebe als Dauerform ruhen können und mehrere tausend kleine, runde bis ovale Parasiten enthalten. Man findet diese Zysten vorwiegend im Gehirn, Auge und auch im Endometrium, von wo aus eine intrauterine Übertragung durch Aufplatzen der Zysten während der Schwangerschaft möglich ist.

Die Toxoplasmose ist eine typische Zoonose, die weit unter den Wild- und Haustieren (Hunde, Katzen, Kaninchen, verschiedene Vogelarten u.a.) verbreitet ist. Die Tiere sind häufig latent infiziert, Hunde können mit hartnäckigen Durchfällen erkranken. Die Übertragung auf den Menschen erfolgt durch Schmutz- und Schmierinfektion, durch infiziertes rohes Fleisch, rohe Eier oder diaplazentar. Die Parasiten können durch die Schleimhäute eindringen, gelangen mit dem Blutstrom in alle Organe und siedeln sich vorzugsweise im ZNS, in den Lymphknoten und in der

Muskulatur an. Gemessen an dem hohen Durchseuchungsgrad der Bevölkerung (bis zu 65%) verlaufen die meisten Infektionen wahrscheinlich unauffällig (grippale Infekte?) und gehen in ein latentes Stadium über.

Klinik: Die *konnatale Übertragung* der Toxoplasmose, die am häufigsten in der zweiten Hälfte der Schwangerschaft stattfindet, gelegentlich aber schon in den ersten Schwangerschaftsmonaten erfolgt, kann zum Abort, zur Frühgeburt und zur Totgeburt führen. Die ausgetragenen Kinder zeigen bei der Geburt entweder schon die charakteristischen Symptome Hydrozephalus, atypische Aderhautkolobome (Chorioretinitis) und intrakranielle Verkalkungsherde oder bieten noch die Zeichen einer floriden Meningoenzephalitis, die sich auch manchmal erst einige Tage nach der Geburt entwickeln kann. Augenmuskellähmungen, entzündliche Veränderungen an Linse, Glaskörper und Retina, Leber- und Milzvergrößerung mit Ikterus, interstitielle Pneumonie, Bronchopneumonie, Myokardschädigung sowie generalisierte Exantheme kommen ebenfalls vor. Im Liquor findet man eine mäßige Erhöhung der Zellzahl (vorwiegend lymphomonozytäre Formen) und einen deutlich vermehrten Eiweißgehalt. Die meisten Kinder tragen, falls sie überleben, bleibende zerebrale Schäden davon.

Die *Infektion beim Erwachsenen* verläuft in den meisten Fällen unterschwellig. Bei den manifesten Krankheiten kann man verschiedene Verlaufsformen unterscheiden. Am häufigsten trifft man auf die *Lymphadenopathia toxoplasmotica*. Die Krankheitserscheinungen sind denen des Pfeifferschen Drüsenfiebers ähnlich. Es treten bis zu walnußgroße derbe Lymphknoten auf, die nur anfangs schmerzhaft sind, leicht verbacken und auch keine Tendenz zur Einschmelzung zeigen. Die Lymphknotenschwellungen werden vorwiegend an Hals und Nacken beobachtet und können über Monate bestehen bleiben. Fieber besteht nur in einem Teil der Fälle. Im Blutbild findet man eine Lymphomonozytose.

Die *akute generalisierte Verlaufsform* der Toxoplasmose beginnt uncharakteristisch mit allgemeiner Abgeschlagenheit, Gliederschmerzen und starken Kopfschmerzen. Nach einigen Tagen tritt mit einem Schüttelfrost remittierendes Fieber auf, das 1—3 Wochen anhalten kann. Ein flüchtiges Exanthem an Rumpf und Extremitäten wird bei Fieberbeginn oft beobachtet. Lymphknotenschwellungen, Leber- und Milzvergrößerung, Bronchitis und Bronchopneumonie, meningitische und enzephalitische Symptome mit Meningitis, Krämpfen, Delirien, Benommenheit und psychischen Veränderungen sowie Myokarditis, Nephritis und Enterokolitis, sind die weiteren Krankheitszeichen der generalisierten Ausbreitung der Erreger mit Befall fast aller Organe.

Neben der generalisierten Form wurde auch der *isolierte Befall* des ZNS, des Herzens (Myokarditis), der Augen und der Lungen (interstitielle Pneumonie) beobachtet. Bei der primären Abdominaltoxoplasmose ist in erster Linie die Leber in Form einer sich vorwiegend im Interstitium abspielenden Hepatitis betroffen. Lebervergrößerung und eine über lange Zeit bestehende leichte Hyperbilirubinämie und Hypergammaglobulinämie sollten immer Veranlassung sein, auch an eine Toxoplasmosehepatitis zu denken.

Chronische über Monate und Jahre sich hinziehende *Verlaufsformen* mit geringen uncharakteristischen Symptomen wie gelegentlichen Fieberschüben, Muskel-, Gelenk- und Kopfschmerzen, sowie allgemeinem leichtem Krankheitsgefühl kommen vor.

Unter *reaktiver Toxoplasmose* versteht man die Aktivierung latent in den Organen ruhender Pseudozysten durch eine andere Krankheit (insbesondere andere Infektionskrankheiten) oder Schädigungen des Organismus, die den Gleichgewichtszustand der latenten Infektion stören.

Diagnose: Bei dem vielfältigen Symptomenbild der konnatalen und postnatal erworbenen Toxoplasmose und den häufigen latenten Infektionen kommt der Serodiagnostik eine besondere Bedeutung zu. Der Erregernachweis (Morphologie, Tierversuch) ist sehr schwierig und auch die Histologie (z. B. Lymphknoten) liefert nur in einem Teil der Fälle sichere Resultate.

Der Erregernachweis kann in akuten Fällen aus dem Serum, dem Liquor oder aus Organpunktaten (Lymphknoten) durch direkten morphologischen Nachweis oder aussichtsreicher durch den Tierversuch geführt werden. In den meisten Fällen wird man aber auf den Sabin-Feldman-Test, die Komplementbindungsreaktion und auf den Toxoplasmin-Haut-Test nicht verzichten können.

Der *Sabin-Feldman-Test* (Dye-Test) ist ein Serofarbtest mit lebenden Toxoplasmen, die bei Anwesenheit von Antikörpern im Serum ihre Anfärbbarkeit mit Methylenblau verlieren. Der Test wird in der zweiten Woche nach Infektionsbeginn positiv, die höchsten Werte sind vom 2.—8. Monat zu erwarten (1 : 1000 und mehr), danach fällt der Titer allmählich ab, und es lassen sich über Monate und Jahre noch Werte von 1 : 16 oder 1 : 32 nachweisen, die man auch bei klinisch gesunden aber latent infizierten Personen findet. Wichtig ist, mehrere Untersuchungen in wöchentlichen Abständen durchzuführen, um Titerbewegungen bei beginnender oder abklingender Infektion oder konstant erhöhte Titer bei chronischen latenten Infektionen zu erfassen.

Die *Komplementbindungsreaktion* wird bei frischer Infektion erst nach 3 bis 4 Wochen positiv, erreicht Höchstwerte (1 : 256 vierfach positiv) um die 10. Woche und wird nach 6—9 Monaten wieder negativ. Der Vergleich beider Verfahren erlaubt demnach Rückschlüsse auf das Stadium der Krankheit.

Der *Toxoplasmin-Haut-Test* besagt ebenso wie die Tuberkulin-Reaktion bei der Tuberkulose nur, daß eine Infektion stattgefunden hat. Die Reaktion wird etwa nach 5 Wochen positiv und bleibt wahrscheinlich ein Leben lang nachweisbar. Kinder zeigen erst jenseits des 1. Lebensjahres eine positive Hautreaktion.

Therapie: In der Behandlung der Toxoplasmose hat sich die Kombination des Malariamittels Pyrimethamin (Daraprim) mit einem Sulfonamid bewährt. Es sind verschiedene Behandlungsschemen entwickelt worden, von denen das folgende eine allgemeine Verbreitung gefunden hat: 5 Tage lang 3mal 25 mg Daraprim, vom 3. Tage an 6,0 g Supronal per os (evtl. auch intravenös) über 2—3 Wochen. Bei Kleinkindern gibt man wegen der erhöhten Gefahr der Knochenmarksschädigung kein Daraprim. Die Behandlung sollte in jedem Fall nach 4—6 Wochen wiederholt werden. Bleiben die serologischen Reaktionen weiterhin deutlich positiv, können weitere Kuren angeschlossen und ein Behandlungsversuch mit Erythromycin gemacht werden.

Erfolge der Behandlung sind nur in den akuten Phasen der Toxoplasmosekrankheit zu erwarten, da die ruhenden Zysten der latenten Toxoplasmose nicht angegriffen werden.

In der Gravidität ist mit der Reaktivierung einer latenten Toxoplasmose der Mutter zu rechnen. Bei ansteigenden serologischen Titern wird deshalb eine Behandlung empfohlen, da die dann eintretende Generalisationsphase der Toxoplasmose einer Therapie zugänglich ist. Die Behandlung wird im allgemeinen erst vom vierten Schwangerschaftsmonat an durchgeführt, da die Medikamente, insbesondere das Daraprim, zu kindlichen Schädigungen oder zu einem Abort führen können. Frauen, die ein toxoplasmosekrankes Kind geboren haben, bekommen bei weiteren Schwangerschaften in der Regel gesunde Kinder.

Gesicherte Fälle von Toxoplasmose sind meldepflichtig. ·

B. Lambliasis

Lamblien sind birnenförmige, etwa 20 μ große Flagellaten, die 2 Kerne und 4 Geißelpaare besitzen und das Duodenum besiedeln können. Mit ihrer haftschalenförmigen Bauchseite haften sie am Zottenepithel des Duodenum. Mit dem Stuhl ausgeschiedene Dauerformen bilden ovale Zysten, in denen 4 Kerne, Geißeln und sichelförmige Stäbchen zu erkennen sind.

Klinik: Im Gegensatz zu den harmlosen Dickdarmflagellaten (Chilomastix mesnili, Trichomonas faecalis, Retortamonas intestinalis, Enteromonas hominis, Penta trichomonas ardin-delteili) kann ein starker Befall des Duodenum und der oberen Dünndarmabschnitte mit Lamblia intestinalis zu klinischen Erscheinungen führen. Die Übertragung erfolgt von Mensch zu Mensch, wahrscheinlich auch über Zwischenträger (Fliegen), durch verunreinigte Nahrungsmittel. In den meisten Fällen ist der Befall symptomlos; manche Patienten klagen über uncharakteristische Oberbauchbeschwerden und nervöse Erscheinungen, gelegentlich werden enteritische Bilder beobachtet.

Diagnose: Die vegetativen Formen können mikroskopisch an ihrer Beweglichkeit und typischen Gestalt im frischen, warmen Duodenalsaft leicht nachgewiesen werden. Nach Magnesiumgaben durch die Duodenalsonde werden die Lamblien von der Darmwand abgelöst, so daß sie meistens in der sog. B-Galle zahlreich anzutreffen sind. In unseren Breiten sind bis zu 10⁰/o der Erwachsenen und bis zu 25⁰/o der Kinder mit Lamblien befallen.

Therapie: Durch Resochin, 3 Tabl. tgl. über 5 Tage, oder Acranil, 3 Tabl. tgl. über 3 Tage, können die Parasiten beseitigt werden.

C. Trichomoniasis

Trichomonas vaginalis ist von oval-runder Gestalt mit 4 freien und einer Schleppgeißel in einer undulierenden Membran (Abb. S. 86). Der Zellkern und eine Gruppe von Basalkörperchen liegen am vorderen Pol, von wo ein Achsenstab durch den ganzen Körper zieht. Die Besiedlung der Vagina führt zu einer Änderung der Vaginalflora und zum Trichomonadenfluor mit Kolpitis und Urethritis, die zu subjektiv sehr belästigenden Symptomen wie Juckreiz, Berührungsempfindlichkeit und Brennen beim Wasserlassen führen. Durch die Übertragung beim Geschlechtsakt können auch Männer mit einer akuten oder chronischen Urethritis erkranken, die in ihrem klinischen Erscheinungsbild nicht von der gonorrhoischen Urethritis zu unterscheiden ist. Die Diagnose wird durch den mikroskopischen Nachweis der Flagellaten im Vaginalabstrich und im Urethralsekret (Papanicolaou-Färbung, Dunkelfeld) gestellt.

Eine spezifische Therapie der Trichomoniasis ist heute mit Clont möglich (2mal 1 Tbl. über 6 Tage).

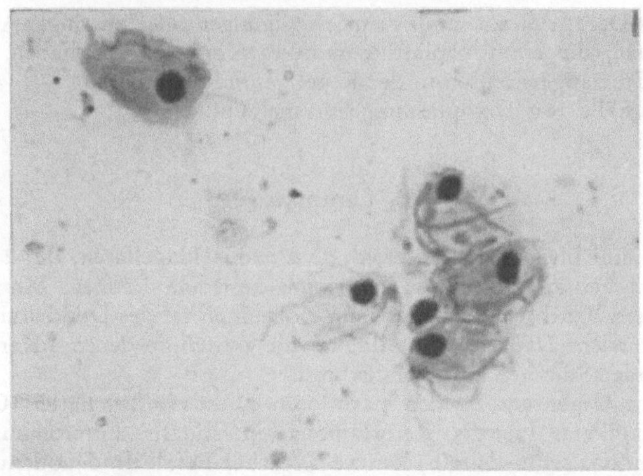

Trichomonaden, vegetative Form, aus dem Darm.

IV. Krankheiten durch Würmer

A. Krankheiten durch Nematoden

1. Askaridiasis

Ascaris lumbricoides (Spulwurm) gehört zu den Nematoden und kommt in der ganzen Welt vor. Die ausgereiften Würmer sind 20 (Männchen) bis 30 cm (Weibchen) lang und etwa bleistiftdick. Sie liegen unbeweglich, steifgekrümmt in Bündeln im Jejunum und ernähren sich vom Darminhalt. Bei starkem Befall werden bis zu 100 Würmer im Darm des Menschen gefunden. Die Weibchen legen etwa eine Viertelmillion Eier pro Tag.

In den befruchteten Eiern entwickeln sich unter geeigneten Bedingungen (Wärme, Feuchtigkeit und Sauerstoffzutritt) in 5—8 Wochen infektionstüchtige Larven. Die Eier können bis zu 3 Jahren infektiös bleiben und sind dank ihrer dicken Schale sehr widerstandsfähig gegen Kälte und Chemikalien.

Die Übertragung der Eier auf den Menschen erfolgt durch Schmutz- und Schmierinfektion, insbesondere aber durch Gemüse und Obst, das kopfgedüngt wurde oder von Rieselfeldern ohne Vorklärung stammt. Abhängig von der ortsüblichen Fäkalienbehandlung kann die Verwurmung der Bevölkerung bis zu 50 und mehr Prozent betragen. Aus den aufgenommenen Eiern schlüpfen die Larven im Dünndarm aus, dringen in die Darmwand und die abführenden Venen ein und gelangen so über die Leber und das rechte Herz mit dem Blutstrom etwa 4—5 Tage nach der Eiaufnahme in die Lungen. Hier wandern die Larven aus den Kapillaren in die Lungenalveolen (flüchtiges eosinophiles Lungeninfiltrat) und werden nach einigen Tagen mit dem Flimmerstrom der Bronchialschleimhaut und durch Hustenstöße bis zum Kehlkopf befördert und erreichen durch Verschlucken wieder den Dünndarm, wo sie weiter zu geschlechtsreifen Tieren heranwachsen. Die ersten Eier im Stuhl sind 70 Tage nach der Infektion zu erwarten.

Klinik: Die klinischen Erscheinungen des Wurmbefalls beruhen auf mechanischen Einwirkungen und besonders auf individuell sehr unterschiedlich ausgeprägten toxisch-allergischen Reaktionen gegenüber den Stoffwechsel- und Ausscheidungsprodukten der Würmer.

Bei der Wanderung der Larven durch die Lungen entsteht das *Löfflersche Syndrom* (s. S. 743) mit flüchtigen, ein bis zwei Wochen bestehenden Lungeninfiltraten, Bluteosinophilie, Husten und gelegentlich subfebrilen Temperaturen. Allergische Hauterscheinungen und Gesichtsödeme vervollständigen das Bild. Im Sputum lassen sich nur selten Askariseier nachweisen.

Der *Befall des Darmes* geht auch bei einer großen Zahl von Würmern oftmals mit erstaunlich wenig Beschwerden einher. Ein Teil der Betroffenen klagt über dyspeptische Beschwerden, rezidivierende wäßrige Durchfälle oder auch über Obstipation. In den Tropen können durch Askariden choleraähnliche Krankheitsbilder ausgelöst werden. Bei Kindern findet man meist vielfältige, uncharakteristische Symptome wie Appetitlosigkeit, Übelkeit, unruhigen Schlaf, Nervosität, Gesichtsblässe und allgemeine Mattigkeit. Gelegentlich werden anaphylaktische Reaktionen mit Krämpfen und meningitischen Zeichen beobachtet (sog. Askariden-Schocks). Wurmkuren sind in solchen Fällen nur mit Vorsicht durchzuführen.

Wandernde Würmer führen zu einer Reihe von *Komplikationen*. Bei starkem Befall können sie sich, insbesondere durch motilitätsfördernde Wurmkurmittel (z. B. Santonin), im unteren Dünndarm verknäulen und zu einem Obturationsileus führen. Sub- und Anazidität begünstigen ein Einwandern der Würmer in das Duodenum. Von hier aus können sie in die Gallen- und Pankreasgänge und gelegentlich bis in die Leber vordringen. Schwere Kolikanfälle, Entzündungen und Abszeßbildungen sind die Folgen. Würmer, die in den Magen gelangen, werden häufig erbrochen. Bei Kindern können dabei durch Aspiration der Würmer lebensbedrohliche Zustände entstehen.

Diagnose: Die Diagnose wird vornehmlich durch den Nachweis der Wurmeier im Stuhl gestellt. Die Askarideneier haben eine Länge von 50—70 μ und eine Breite von 40—50 μ. Sie sind von einer dicken, dunkelbraunen, höckrigen Hülle umgeben. Befruchtete Askariseier zeigen eine rundliche Eizelle im Inneren, unbefruchtete Eier tröpfchenförmige Dotterzellen. Gelegentlich findet man auch hüllenlose Askariseier.

Als *Anreicherungsmethoden für Wurmeier* im Stuhl eignen sich zwei Verfahren: Mit der vielfach gebräuchlichen Anreicherung mittels gesättigter Kochsalzlösung, bei der eine Stuhlprobe in der NaCl-Lösung verrührt und nach Absetzen der Stuhlflocken mit einer Öse vom Überstand zur mikroskopischen Untersuchung (ohne Deckglas) abgenommen wird, lassen sich nur Nematodeneier und ein Teil der Zestodeneier erfassen. Eine sichere Anreicherung aller Wurmeier erzielt man mit der folgenden Methode: In 5—7 ml 1 : 1 mit Wasser verdünnter konzentrierter Salzsäure wird eine bohnengroße Stuhlprobe verrührt. Dann gibt man eine gleiche Menge Äther hinzu, schüttelt kräftig und gießt durch ein feines Drahtgazestück in ein spitzes Zentrifugenröhrchen ab. Nach kurzem Zentrifugieren (1 Min./ 1500 U/Min.) setzen sich in der Bodenschicht die Wurmeier ab. Die darüberliegenden Schichten (Äther, Detritus, HCl) werden nach Lockerung des Detrituspfropfes scharf abgegossen und das Sediment zunächst mit der Lupenvergrößerung auf einem Objektträger durchmustert.

Gelegentlich lassen sich die Askariden im Dünndarm bei einer Magen-Darm-Passage als Füllungsdefekte oder nach Abfließen des Kontrastmittels durch den von den Würmern aufgenommenen Bariumbrei erkennen.

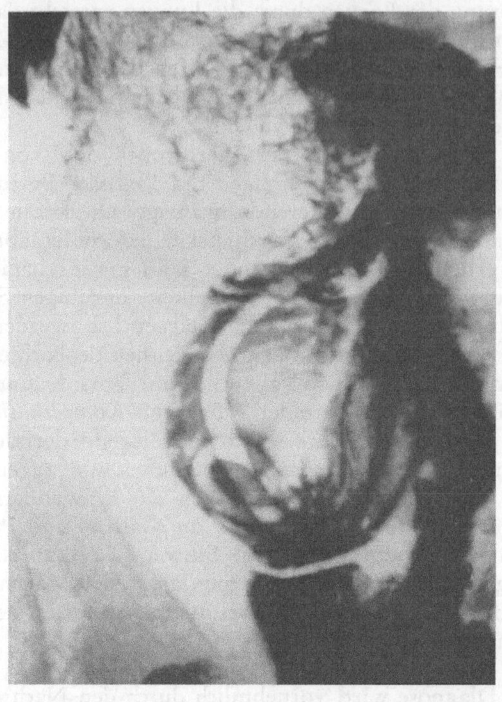

a)

Röntgenologische Darstellung von Askariden im Dünndarm:
a) Füllungsdefekte durch die Würmer bei der Passage des Kontrastmittels durch den Darm.

Therapie: Statt der früher gebräuchlichen Wurmmittel Santonin, Chenopodium-öl (Ascaridol) und Hexylresorcin (Destruverm) stehen heute besser wirksame, einfacher anzuwendende und wesentlich ungiftigere Mittel in den Piperazin-Derivaten zur Verfügung (Uvilon, Eraverm, Vermicompren, Tasnon u. a.). Eine besondere Vorbereitung oder ein Abführmittel ist bei diesen Kuren nicht erforderlich. Die Erfolgsbeurteilung durch Untersuchung des Stuhles auf Wurmeier hat nach 14 Tagen zu erfolgen.

In über 80% der Fälle wird durch eine Kur Wurmfreiheit erzielt. Bei Überdosierung der Piperazinpräparate können Schwindel, Gleichgewichtsstörungen, Muskelschwäche und manchmal auch Benommenheit sowie Krampfzustände auftreten, die nach Absetzen der Mittel wieder abklingen. Übelkeit, Brechreiz und leichte Bauchbeschwerden werden gelegentlich auch bei einer normalen Dosierung

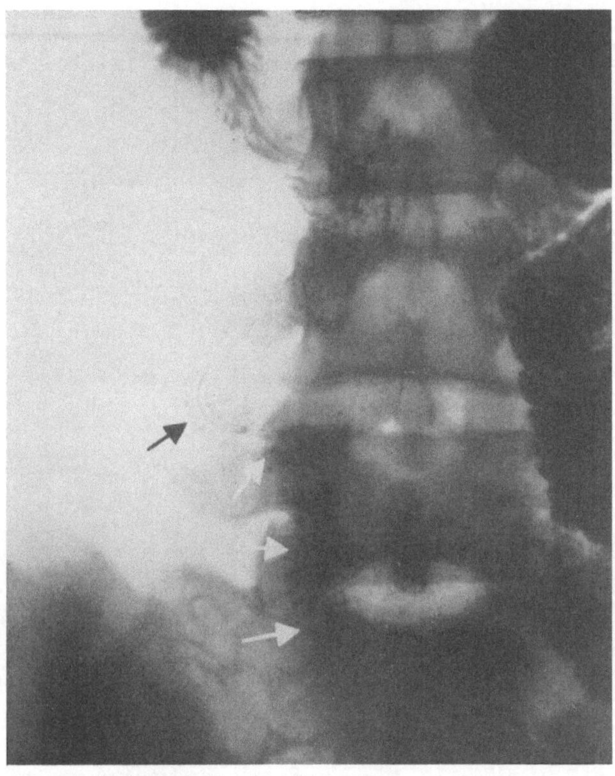

b)

b) Kontrastmittelreste in den Würmern, 24 Stunden später.

beobachtet. Bei Neigung zu Krämpfen und bei gestörter Leber- oder Nierenfunktion sind Piperazinderivate kontraindiziert.

Fermentpräparate wie z. B. Vermizym, die die Würmer auflösen, sind gut verträglich und haben eine sichere Wirkung auf Askariden. Bei Allergikern ist mit ihrer Anwendung Vorsicht geboten, da durch die Auflösung der Würmer in kurzer Zeit größere Mengen antigenwirksamer Substanzen freigesetzt werden. Weitere gut wirksame Mittel sind Minzolum (S. 93), Alcopar, Neobedermin und Thiabendazol (S. 94).

Prophylaxe: Eine wirksame und nachhaltige Prophylaxe ist nur durch eine einwandfreie Fäkalienbehandlung und durch Vermeidung der Kopfdüngung zu erreichen. An rohem Obst und Gemüse können die Askariseier mit Sicherheit nur durch Eintauchen in heißes Wasser (60—70° C für wenige Sekunden) abgetötet werden.

2. Oxyuriasis

Der Madenwurm (Enterobius vermicularis, früher Oxyuris vermicularis) kommt nur beim Menschen vor und hält sich gewöhnlich im Dünndarm auf. Die

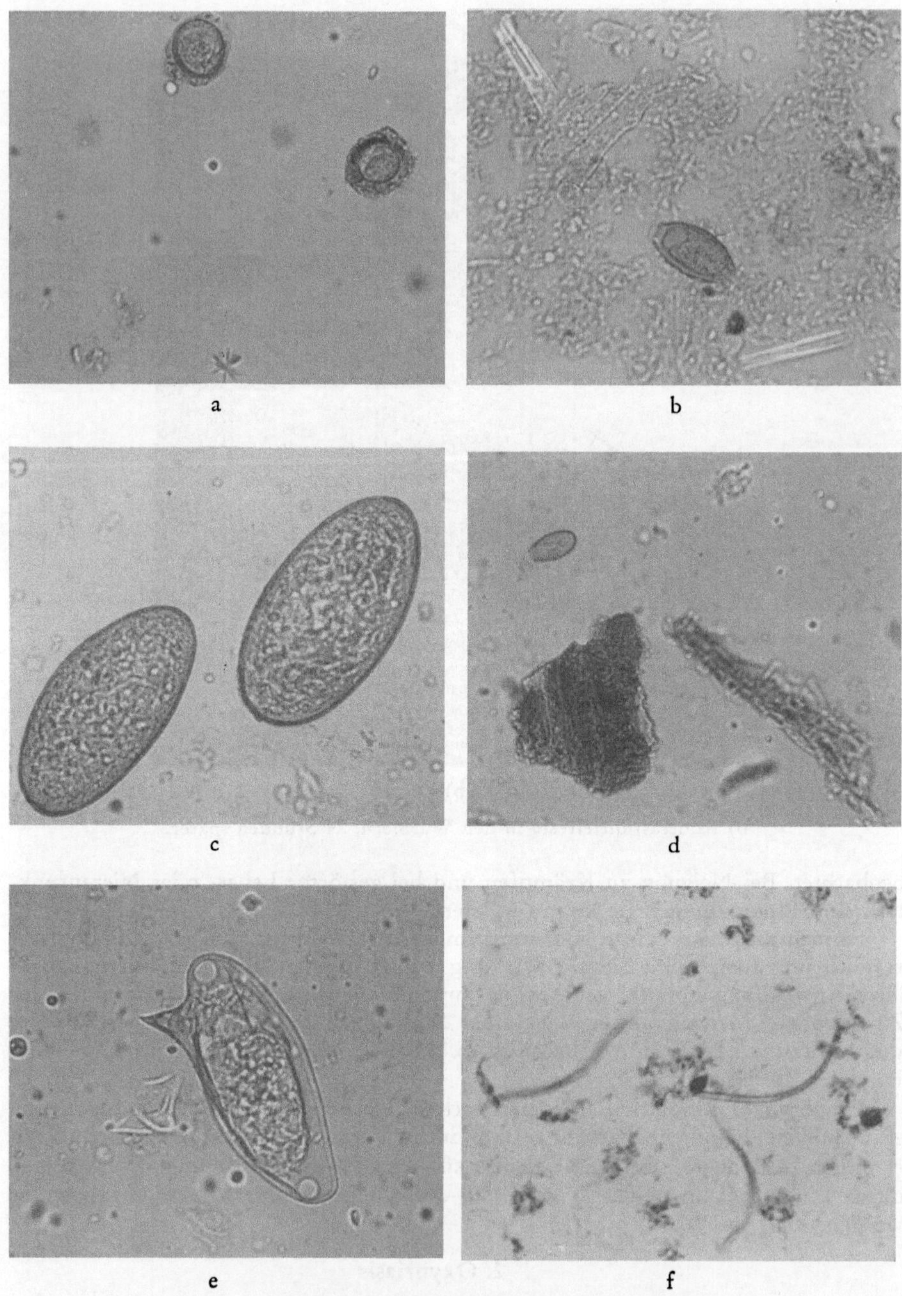

a) Tänieneier, b) Trichuris-trichuria-Ei, c) Distomum-hepaticum- (Fasciola-hepatica-) Eier,
d) Clonorchis-sinensis-Ei, e) Schistosoma-mansoni-Ei, f) Trichinella spiralis.

Weibchen sind 9—12 mm und die Männchen 3—5 mm lang mit stark gekrümmtem Hinterende. Zur Eiablage wandern die Weibchen zum After und legen mehrere Tausend Eier in den Analfalten ab. In den ca. $50 \times 30\ \mu$ großen ovalen Eiern, deren Oberseite stärker gewölbt ist, entwickelt sich bei O_2-Zutritt in wenigen Stunden je eine schlanke, eingerollte Larve.

Die Übertragung der Eier erfolgt im Kindesalter häufig durch Selbstinfektion auf dem After-Finger-Mund-Weg. Daneben spielt die Staubübertragung (Bettstaub, Spielsachen, Lebensmittel) eine große Rolle. Eine sog. Retrofektion durch schon am After ausschlüpfende Larven kommt gelegentlich vor. Bei dem gewöhnlichen Infektionsmodus schlüpfen die Larven im Magen oder Dünndarm aus aufgenommenen Eiern aus. Die befruchteten Weibchen legen vom 37. Tag nach der Infektion an ihre Eier am After ab.

Klinik: In $80^0/_0$ der Fälle führt der Befall des Menschen mit dem Madenwurm zu keinen klinischen Erscheinungen. Das Eindringen der Würmer in die Appendix kann eine Schwellung der regionalen Lymphknoten und rezidivierende Schmerzen im rechten Unterbauch verursachen (Appendicopathia oxyuria), ohne daß entzündliche Veränderungen an der Appendix nachweisbar sind.

Die Beschwerden bei der Oxyuriasis entstehen erst durch die Wanderung der Weibchen zum After und die Eibablage in den Analfalten. Das geschieht vorwiegend in den Abend- und frühen Nachtstunden und führt zu einem sehr lästigen und hartnäckigen Juckreiz. Die Kinder werden in ihrer Nachtruhe gestört und reagieren leicht mit Nervosität, Schlafstörungen, nächtlichem Aufschreien und Kopfschmerzen. Kratzen und Einreiben der Weibchen in die Kratzwunden führen zu Ekzemen und Reizzuständen in der Afterumgebung. Auch an Gesäß, Hüften und Oberschenkeln können, vermutlich auf nervalem Wege, Pruritus und Urtikaria auftreten. Gelegentlich dringen die Weibchen in die Vagina ein und verursachen Fluor. Endometritis, Salpingitis und Peritonitis sind seltene Komplikationen des Oxyurenbefalls.

Diagnose: Bei starkem Befall sind die kleinen weißen Oxyuren schon auf dem Kot zu erkennen. Der Einachweis geschieht am sichersten durch die Klebestreifenmethode: Ein Zellophanklebestreifen (Tesafilm) wird morgens vor dem Stuhlgang mehrfach auf die Analhaut gepreßt, dann auf einen Objektträger mit einem Tropfen Zedernöl gelegt und mit der Lupenvergrößerung durchmustert. Die Untersuchung des Stuhles auf Wurmeier ist weniger erfolgversprechend.

Therapie und Prophylaxe: Piperazinderivate besitzen eine gute Wirkung auf Oxyuren. Man gibt sie eine Woche lang in der für jedes Präparat vorgeschriebenen Dosierung. Die Wurmkur wird mit einer strengen Hygiene kombiniert, um Reinfektionen zu vermeiden. Der After wird morgens und abends mit Wasser und Seife gereinigt, und auf die Sauberhaltung der Hände und Fingernägel ist zu achten. Bei geringem Befall kann die Verwurmung auch durch hygienische Maßnahmen allein beseitigt werden, wobei juckreizstillende Salben von Nutzen sind. Die oben angegebenen Kontraindikationen sind zu beachten. Einfach und sicher ist die Eintageskur mit dem Pyrviniumpräparat Molevac.

3. Trichuriasis

Der Peitschenwurm (Trichuris trichiura, Syn. Trichocephalus dispar), der seine weiteste Verbreitung in den tropischen und subtropischen Ländern hat, kommt

auch bei uns in manchen Gegenden gehäuft vor. Der Wurm ist ca. 30—45 mm
lang, die vorderen Zweidrittel sind fadenförmig dünn, die Eier sind von zitronen-
ähnlicher Gestalt mit zwei hellen, stecknadelkopfartigen Polenden (Abb. S. 90). Die
Würmer leben vorwiegend im Zökum und in den oberen Dickdarmabschnitten.
Der fadenförmige Kopfteil bohrt sich in die oberen Schichten der Mukosa ein.
Die Würmer ernähren sich von verflüssigten Zellen der Umgebung. Nur bei sehr
starkem Befall kommt es zu einer entzündlichen Reaktion der Darmwand. Die
aus dem frei in das Darmlumen ragenden dickeren Hinterende des Wurmes ab-
gesetzten Eier gelangen mit dem Kot ins Freie. Auf den Menschen werden sie
unter den gleichen Bedingungen übertragen wie die Askarideneier (S. 86). Aus
den aufgenommenen Eiern schlüpfen die ausgereiften Larven im Darm aus, wo
sie ohne weiteren Entwicklungszyklus verbleiben.

Klinik: Ein leichter Befall mit dem Peitschenwurm führt zu keinen klinischen
Erscheinungen. Bei starker Verwurmung werden Obstipation, Druckschmerzhaftigkeit
der Zökumgegend und gelegentlich auch kolikartige Schmerzen, Diarrhoe, Anämie,
sowie als allergische Reaktionen Urtikaria, Ödeme und Eosinophilie beobachtet.
Die Diagnose wird durch den Einachweis im Stuhl gestellt.

Eine Therapie ist nur bei Beschwerden erforderlich. Es kann ein Versuch mit
Fermentpräparaten (z. B. Vermizym, Nematolyt) gemacht werden. Erfolge sind
auch mit Viasept und Telmid erzielt worden. Die prophylaktischen Maßnahmen
sind die gleichen, wie sie gegen den Askarisbefall angewandt werden.

4. Trichinose

Die Trichinose ist in Europa und Amerika (besonders in den USA) verbreitet.
Der Krankheitserreger ist die Trichinella spiralis (Abb. S. 90), die in der geschlechtsreifen Form in der Darmmukosa lebt und deren infektionstüchtige Larven durch
den Genuß ungaren Fleisches übertragen werden. Das Erregerreservoir stellen
fleischfressende Haus- und Wildtiere (besonders Füchse) dar. Die Übertragung
auf den Menschen erfolgt vorwiegend durch trichinenhaltiges Schweinefleisch.

Im Dünndarm werden die Larven durch die Verdauungssäfte aus ihren Hüllen
freigesetzt, dringen in die Darmmukosa ein und entwickeln sich dort nach mehreren
Häutungen zu geschlechtsreifen Würmern. Die 2,5—4 mm langen Weibchen und
1,5 mm langen Männchen wandern in das Darmlumen zurück. Nach der Kopu-
lation sterben die Männchen ab, während die Weibchen wieder in die Darmwand
eindringen. Nach wenigen Tagen werden die lebenden Larven abgesetzt. Diese
gelangen mit dem Lymphstrom über den Ductus thoracicus zum rechten Herzen
und mit dem Blutstrom über Lungenkapillaren in den großen Kreislauf. Die Dauer-
ansiedlung erfolgt in der quergestreiften Muskulatur, wobei die ständig bewegte
Muskulatur (Zwerchfell, Interkostal-, Kau-, Augen-, Kehlkopfmuskulatur) bevorzugt befallen wird. Die Muskelfasern gehen an diesen Stellen zugrunde, und es
entsteht eine entzündliche Reaktion in der Umgebung. Schließlich werden die aufgerollten Larven von einer hyalinen Kapsel umschlossen, die im Laufe der Zeit
verkalkt. Die Larven bleiben in diesem Zustand jahrelang infektionstüchtig.

Klinik: Die klinischen Symptome sind von der Stärke des Wurmbefalls direkt
abhängig und sind vorwiegend Ausdruck einer hyperergischen Reaktion des Organismus gegenüber den parasitären Fremdstoffen.

Der Befall der Darmschleimhaut kann sich 5—7 Tage nach Aufnahme der Trichinen in Durchfällen, Übelkeit, Erbrechen und Leibschmerzen äußern. Die Haupterscheinungen treten nach etwa 30 Tagen mit dem Larvenbefall der Muskulatur meist plötzlich auf. Hohes Fieber, starke Muskelschmerzen, Lidödeme und Schwellung des ganzen Gesichtes, Kopfschmerzen, Schlaflosigkeit und urtikarielle Exantheme bilden, zusammen mit einer hohen Bluteosinophilie und der Neigung zu Hypoglykämie, die charakteristischen Symptome. Auffällig ist die Neigung zu Blutungen (Konjunktiven) und zu Thrombosen.

Die in unbehandelten Fällen hohe Letalität von 10—30% ist durch die *Komplikationen* Myokarditis, Meningoenzephalitis, Kreislaufversagen, Lungenembolie und hypostatische Pneumonie bedingt.

Diagnose: Die Diagnose wird gesichert durch den histologischen Nachweis der Trichinenlarven in der Muskulatur aus einer Probeexzision ab der 3. Krankheitswoche. Nach dieser Zeit werden auch die serologischen Reaktionen (Intrakutantest, KBR, Präzipitationsreaktion) positiv. Bei der Meningoenzephalitis können lebende Trichinellen im Liquor nachgewiesen werden.

Differentialdiagnostisch sind akute Formen des Rheumatismus, die Dermatomyositis, Bornholmsche Krankheit und auch typhöse Krankheiten abzugrenzen.

Therapie und Prophylaxe: Durch Glukokortikoidpräparate und Antihistaminika läßt sich die Stärke der klinischen Symptome mildern, die Parasiten und ihre Larven werden dagegen durch diese Medikamente nicht beeinflußt. In letzter Zeit ist im Thiabendazol (Minzolum) ein wirksames Medikament gefunden worden (25 mg/kg über 2—5 Tage).

Als wichtigste prophylaktische Maßnahme hat sich die in Deutschland gesetzlich vorgeschriebene Fleischbeschau bewährt, bei der von jedem geschlachteten Schwein mehrere Muskelproben aus Prädilektionsstellen (Zwerchfellpfeiler) auf Trichinenlarven untersucht werden. Durch Kochen werden die Trichinen zerstört, doch ist dafür auch im Innern von Fleischstücken eine Erhitzung auf mindestens 65° C erforderlich. Gefrier- und Pökelfleisch ist nicht sicher frei von lebenden Trichinenlarven. Die Hauptinfektionsquelle für die Schweine ist das Verfüttern ungekochter Schlachtabfälle.

5. Ankylostomiasis (Hakenwurmkrankheit)

Die Hakenwurmkrankheit ist auf der ganzen Welt in Gebieten mit feuchtem und warmem Klima verbreitet, d. h. etwa in der Zone beiderseits des Äquators bis zum 30. Breitengrad. In Deutschland herrschen die erforderlichen klimatischen Bedingungen nur in den Bergwerken, wo vor dem ersten Weltkrieg zahlreiche Bergleute erkrankt waren und in jüngster Zeit die Hakenwurmkrankheit durch befallene Gastarbeiter wieder eingeschleppt wurde. Auf der ganzen Welt sind etwa ein Fünftel der Erdbevölkerung befallen.

Zwei Vertreter der Familie der Hakenwürmer sind für den Menschen wichtig: *Ankylostoma duodenale*, 10—12 mm lang, mit einem in Körperkrümmung gebogenen plumpen Kopfteil und zwei Zahnpaaren in der becherförmigen Mundkapsel, und *Necator americanus* mit einem der Körperkrümmung entgegengesetzt gebogenen spitzeren Kopfende und zwei bogenförmigen Platten in der Mundkapsel.

Der Mensch wird befallen durch die etwa 0,6 mm langen schlanken Larven, die sich unter geeigneten Bedingungen (Wärme, Sauerstoffzutritt) in 8—10 Tagen im Erdboden über zwei Häutungen entwickelt haben und die beim Fehlen schützender Fußbekleidung an den Füßen haften und in die Haut eindringen. Über die Lymphbahnen, den Ductus thoracicus und das rechte Herz gelangen sie in die Lungenkapillaren, durchbohren die Alveolenwand, werden mit dem Flimmerstrom zum Schlund und von dort mit dem Schluckakt in den Magen befördert. Im Jejunum bohren sie sich mit dem Kopf in die Darmschleimhaut und saugen große Mengen Blut, das sie weitgehend unausgenutzt in das Darmlumen abgeben. 5—7 Wochen nach dem Befall erscheinen die ersten Eier im Stuhl. Sie sind etwa 60 μ lang und 40 μ breit und zeigen eine feine Hülle mit 4—8 Embryonalzellen. In mehrere Stunden alten Stuhlproben findet man Eier im Morulastadium bzw. mit einer aufgerollten Larve.

Klinik: Der Beginn der Hakenwurmkrankheit ist schleichend. An der Haut bilden sich an den Invasionsstellen kleine, rote, juckende Papeln. Die Wanderung der Larven durch die Lungen kann uncharakteristischen Husten auslösen. Der Befall des Darmes äußert sich in dyspeptischen Beschwerden mit Appetitlosigkeit, wechselnd starken Schmerzen im Epigastrium, Flatulenz und Durchfällen. Im Stuhl läßt sich okkultes Blut nachweisen, bei massivem Befall treten auch Teerstühle auf. Gesichtsödeme und Bluteosinophilie sind Zeichen allergischer Reaktionen auf den Wurmbefall. Mit der Zeit entwickelt sich durch den ständigen Blutentzug eine hochgradige Eisenmangelanämie, die ohne Behandlung zum Tode führen kann.

Die *Diagnose* läßt sich schnell durch den Nachweis der im frischen Stuhl immer vorhandenen Eier stellen (Nachweismethode s. S. 87).

Therapie und Prophylaxe: Die Therapie richtet sich einmal gegen die Verwurmung, zum anderen gegen die Anämie. In schweren Fällen wird man zunächst die Anämie durch Bluttransfusionen und Eisengaben beseitigen. Für die Wurmbekämpfung eignen sich:

1. Ascaridol. Man gibt Erwachsenen 2—3mal 0,3 g und Kindern 0,03 g pro Lebensjahr morgens nüchtern zusammen mit einem sicher wirkenden Abführmittel (Rizinusöl). Kontraindikationen wie Gastroenteritis, Leber- oder Nierenerkrankungen sind zu beachten.

2. Tetrachloräthylen. Erwachsene erhalten 2—3 ml (3,2—4,8 g), Kinder 0,12 bis 0,2 ml pro Lebensjahr mit einem Abführmittel.

3. Bephenium (Alcopar). Einmalige Dosis von 5 g per os für Erwachsene und Kinder, die halbe Dosis für Kleinkinder. Wie Ascaridol wirkt Alcopar auch gleichzeitig auf Askariden. Die Wirkung auf Necator americanus ist nicht so gut wie von Tetrachloräthylen.

4. Neo-Bedermin und Thiabendazol haben ebenfalls auf Hakenwürmer und Spulwürmer eine gute Wirkung.

Wurmfreiheit wird von allen Mitteln nur durch mehrere Kuren erzielt. Eine Prüfung des Stuhles auf Wurmeier soll 14 Tage nach der Wurmkur erfolgen.

Fußbekleidung, hygienische Abortanlagen und systematisch durchgeführte Wurmkuren bei allen Befallenen können die Hakenwurmkrankheit eindämmen.

B. Krankheiten durch Trematoden
Distomatosis hepatica (Fasciola-hepatica-Befall)

Ein Befall mit dem großen Leberegel (Distomum hepaticum, Fasciola hepatica) kommt in der ganzen Welt vor. In Deutschland sind nach dem letzten Kriege besonders in den nördlichen Landesteilen eine Reihe von Fällen aufgetreten. Als Infektionsquelle kommen infizierte Rinder und Schafe in Frage.

Aus den ausgeschiedenen Eiern schlüpfen im Wasser die Mirazidien (1. Larvenform) aus, die in bestimmte Wasserschnecken eindringen und in diesen über zwei weitere Larvenstadien (Sporozysten, Redien) zu den Zerkarien heranwachsen. Die Zerkarien verlassen die Schnecken und enzystieren an Pflanzen und Gräsern am Uferrand (Metazerkarien). Werden die Zerkarien von Menschen aufgenommen (durch Essen von Sauerampfer, Brunnenkresse, Fallobst aus Wassergräben, Verschlucken beim Baden), so werden im Darm die jungen Würmer frei, durchdringen die Darmwand und wandern durch die freie Bauchhöhle zur Leber. Sie dringen von außen in die Leber ein, wandern durch das Leberparenchym und suchen dann die großen Gallengänge auf, wo sie zu geschlechtsreifen Würmern heranwachsen. Die Wanderung löst mannigfache Reaktionen in der Leber und in den Gallengängen aus. Es bilden sich Wanderungsgänge aus Nekroseherden mit Leukozyten und Charcot-Leydenschen Kristallen, die von Rundzellen, eosinophilen Leukozyten und Fremdkörperriesenzellen begrenzt sind. In der Umgebung bestehen Zeichen einer interstitiellen Hepatitis. In den Gallengängen kommt es zu Abflußbehinderungen durch die Würmer, durch die von Detritusmassen umgebenen Wurmeier sowie durch Wucherungen des Gallengangepithels.

Diese Veränderungen führen zusammen mit Sekundärinfektionen von den Gallenwegen aus schließlich zum Bild der cholostatischen biliären Leberzirrhose. Einzelne Würmer können den Weg zur Leber verfehlen. Man findet diese Würmer abgekapselt in anderen Geweben, z. B. in der Muskulatur oder der Haut.

Klinik: Das klinische Bild wird bestimmt durch die Stärke der Wurminvasion. Bei erheblichem Befall treten 1—2 Monate nach Aufnahme der Wurmeier plötzlich Fieber, Übelkeit, Appetitlosigkeit und Schmerzen im rechten Oberbauch auf. Es entwickeln sich septische Temperaturen, die Leber wird vergrößert und druckschmerzhaft, die BSG stark beschleunigt, das Blutbild zeigt eine hohe Eosinophilie (80⁰/o und mehr), und die Leberfunktionsproben sind pathologisch verändert. Dieses akute Stadium, das dem Zeitraum entspricht, in dem die Würmer die Leber erreichen und das als „febriles, eosinophiles Syndrom" bezeichnet wird, dauert durchschnittlich 3—4 Monate und kann unter zunehmender Kachexie zum Tode führen oder in ein chronisches Stadium übergehen. Bei geringem Wurmbefall wird das akute Stadium meist unterschwellig durchlaufen.

Das chronische Stadium wird erreicht, wenn sich alle Würmer in den Gallengängen angesiedelt haben. Die Temperatur normalisiert sich, die Eosinophilenanzahl geht zurück und kann normal werden. Oft bleiben über Monate und Jahre uncharakteristische Oberbauchbeschwerden, Gewichtsverminderung und eine Druckschmerzhaftigkeit der Leber bestehen. Hinzu treten rezidivierend die Erscheinungen von seiten der Gallenwege mit den Hauptkomplikationen Verschlußikterus und septische Cholangitis. Das Endstadium ist dann schließlich eine Leberzirrhose.

Diagnose: Abgesehen von der Anamnese und den allerdings uncharakteristischen klinischen Symptomen stützt sich die Diagnose vorwiegend auf den Einachweis und die Serologie.

Die Eier erscheinen frühestens 3—4 Monate nach dem Wurmbefall sehr unregelmäßig im Stuhl.

Leichter gelingt der Einachweis im Gallensaft, insbesondere in der B-Galle.

Die Fasziola-Eier sind durch ihre Größe (140×80 μ), ihre Dotterzellen und ihren Deckel leicht zu erkennen (Abb. S. 90).

Die KBR ist sehr spezifisch und wird schon vor der ersten Eiausscheidung positiv. Die Titerhöhe hat keine eindeutige Beziehung zur Stärke des Wurmbefalls. Auch nach erfolgreicher Behandlung bleibt die KBR oft noch über Monate positiv.

Therapie und Prophylaxe: Zur Behandlung des Fasziola-Befalls hat sich am besten Emetin in einer Dosis von 1 mg/kg Körpergewicht über 8—10 Tage bewährt. Man gibt das Emetin in 10 ml physiologischer Kochsalzlösung verdünnt intravenös. Bei Überdosierung (allgemeines Protoplasmagift) treten Übelkeit, Brechreiz, Kreislaufkollaps, EKG-Veränderungen und evtl. neuromuskuläre Symptome wie Neuritis, Schwäche einzelner Muskelgruppen sowie Benommenheit und Verwirrtheit auf.

In verseuchten Gebieten kann der Verzicht auf rohes Gemüse oder Fallobst vor einem Wurmbefall schützen. Ebenso ist das Baden in offenen Gewässern (Bäche, Teiche, Entwässerungsgräben), zu denen befallene Rinder oder Schafe Zugang haben, zu vermeiden.

C. Krankheiten durch Zestoden

1. Tänien-Befall

Der *Rinderbandwurm* (Taenia saginata) und der *Schweinebandwurm* (Taenia soleum) kommen nur beim Menschen vor und sind in der ganzen Welt verbreitet. Beide Bandwürmer leben in den oberen Teilen des Dünndarms. Meist dicht unterhalb der Flexura duodeni-jejunalis ist der Kopf (Skolex) an der Darmschleimhaut fixiert. T. saginata besitzt 4 Saugnäpfe am Kopf, seine Länge kann 10 m erreichen, die reifen Glieder besitzen Uteri mit 20—35 Seitenästen. T. soleum weist neben 4 Saugnäpfen noch einen Hakenkranz am Kopf auf; seine Länge beträgt bis zu 3 m, die Uteri haben 6—8 Seitenäste. Die von einer dicken bräunlichen und radiärgestreiften Hülle umgebenen ca. 30—35 μ großen, rundlich-ovalen Eier, die im Innern eine kugelförmige Larve mit sechs Häkchen zeigen, werden gewöhnlich nicht im Stuhl ausgeschieden, sondern nur die Proglottiden, die Träger der Eier. Die Eier beider Bandwurmarten sind praktisch nicht zu unterscheiden. Gelangen die Bandwurmeier in den Darm geeigneter Zwischenwirte (Rind, bzw. Schwein, Hund), so schlüpfen die Larven (Onkosphären) aus, dringen in die Darmwand ein und werden mit dem Blutstrom in Organe und Muskulatur verschleppt, wo sie zu Finnen (Zystizerken) heranwachsen. Durch den Verzehr rohen oder ungenügend gekochten Fleisches wird der Mensch wieder infiziert. Etwa 12 Wochen nach der Aufnahme der Zystizerken, die den schon entwickelten Bandwurmkopf enthalten, findet man die ersten Bandwurmglieder im Stuhl. Die Glieder (Proglottiden) werden vom Kopf zum Ende des Bandwurmes hin größer, sind aktiv beweglich und erscheinen bei T. saginata und T. soleum einzeln oder in kurzen Ketten im Stuhl.

Klinik: Häufig fehlen beim Befall jegliche klinische Erscheinungen. Uncharakteristische dyspeptische Beschwerden, wechselnde Bauchschmerzen, Appetitlosigkeit oder Heißhunger, Kopfschmerzen und halonierte Augen findet man insbesondere bei Kindern.

Eosinophilie, Pruritus in der Afterumgebung sowie Meningismus und Krämpfe sind Ausdruck allergischer Reaktionen. Selten können Verknäuelungen der Bandwurmkette zum Ileus oder einzelne Bandwurmglieder im Lumen der Appendix zur Appendizitis führen.

Diagnose: Die Diagnose wird schon von den Patienten, die die Bandwurmglieder im Stuhl entdecken, selbst gestellt. Bandwurmeier (Abb. S. 90) sind nicht immer im Stuhl nachzuweisen.

Therapie und Prophylaxe: Altbewährt in der Behandlung des Bandwurmbefalls ist Extractum filicis maris aethericum, das nach folgendem Kurschema verabfolgt wird: Am Vorabend nach leichter Kost abführen (Rizinusöl). Am Morgen des Kurtages 1 Tasse Bohnenkaffee, 30 Min. später 8,0 Extractum filicis oder 10,0 Filmaronöl, 1 Stunde später 1 Eßlöffel Rizinusöl.

Der Stuhl wird anschließend sorgfältig darauf untersucht, ob der Bandwurm*kopf* mit abgetrieben ist. Nebenwirkungen (Kopfschmerz, Schwindel, Erbrechen, zentralnervöse Erscheinungen) können auftreten.

Ein verläßliches und gutverträgliches Mittel gegen alle Bandwurmarten liegt im Yomesan vor. Ein Abführmittel ist nur bei chronischer Obstipation anzuraten. Der Bandwurmkopf wird nicht immer gefunden, Bandwurmglieder können noch etwa 2 Tage nach der Kur im Stuhl erscheinen.

Bei der Anwendung von Vermella Bandwurmkapseln, die ebenfalls eine gute Wirkung bei Täniasis haben, muß nach 1—2 Stunden abgeführt werden.

Gründliche Fleischbeschau, Verzicht auf Weidedüngung mit menschlichen Fäkalien, genügendes Erhitzen von Schweine- und Rinderfleisch verhindern einen Befall des Menschen. Durch Tiefkühlen (—10° C über 5 Tage) werden die Finnen im Fleisch abgetötet.

2. Diphyllobotrium-latum (Botriocephalus-latus) -Befall

Der Fischbandwurm ist besonders in den Ländern verbreitet, in denen rohe Fischspeisen gegessen werden. In Europa sind die an die Ostsee grenzenden Landstriche vornehmlich betroffen. Der Wurm kann über 10 m lang werden; der Kopf besitzt zwei Sauggruben. Die reifen Glieder sind breiter als lang und erscheinen in Ketten im Stuhl. Die Uteri der einzelnen Glieder haben einen Ausführungsgang, so daß Eier ausgeschieden werden und im Stuhl nachweisbar sind. Die gelbbraunen Eier haben ovale Gestalt ($70 \times 45\ \mu$) mit einem Deckel an einem Polende und einem knöpfchenartigen Vorsprung auf der Gegenseite. Die Entwicklung des Bandwurms erfolgt über drei Larvenstadien im Wasser in kleinen Krebsen und in Fischen bis zur Plerozerkoide oder Sparganum, mit denen sich der Mensch infiziert.

Klinik: Der Diphyllobotriumbefall führt bei einem Teil der Patienten zu keinen Beschwerden. Andere klagen über Diarrhoe, Völlegefühl, Appetitlosigkeit, Brechreiz und Oberbauchschmerzen. Gelegentlich kann der Fischbandwurm zu einer symptomatischen perniziösen Anämie führen (S. 340), wenn der Kopf sich dicht am Magenausgang festgesetzt hat. Wahrscheinlich entzieht der Wurm dem Organismus das mit der Nahrung aufgenommene Vitamin B_{12}. Aus den meist in größerer Zahl vorhandenen Eiern im Stuhl ist die Diagnose leicht zu stellen.

Mit den oben angegebenen Bandwurmmitteln (S. 97) läßt sich D. latum sicher abtreiben. Vermeidung rohen Fischfleisches (Fischsalate, schwach geräucherter Fisch) schützt vor einem Befall.

3. Zystizerkose

Unter Zystizerkose versteht man den Befall des Menschen mit der *Finne (Cysticercus cellulosae)* des Schweinebandwurms (S. 96). Bei Bandwurmträgern kann der Befall durch eine Autoinfektion vom Dünndarm aus bzw. auf dem Anus-Finger-Mund-Weg erfolgen. Häufiger ist aber die Heteroinfektion mit Bandwurmeiern durch verunreinigte Lebensmittel wie z. B. durch mit menschlichen Fäkalien gedüngtes Gemüse. Die aus den Eiern ausschlüpfenden Larven dringen in die Darmwand und die Blutgefäße ein, gelangen mit dem Blutstrom in die inneren Organe und werden vornehmlich in Haut, Muskeln, Hirn und Augen abgelagert. Die Larve ist dort von einer flüssigkeitsgefüllten Blase umgeben, in die der Kopf mit vier Saugnäpfen und einem doppelten Hakenkranz eingestülpt ist. Eine vom umgebenden Gewebe gebildete Membran umschließt die Finne. Die Lebensdauer ist sehr unterschiedlich, Verkalkungen der abgestorbenen Finnen treten gewöhnlich nach 4—5 Jahren auf. Gelegentlich findet man im Gehirn eine besondere Abart, die ohne bindegewebige Hülle traubenartig bis zu mehreren Zentimetern Größe erreicht *(Cysticercus racemosus)*.

Klinik: Haut- und Muskelzystizerkosen verursachen meist wenig oder gar keine Beschwerden. Bei starkem Befall wird über rheumatische Schmerzen geklagt. Die Zystizerken sind gelegentlich als erbs- bis haselnußgroße Knoten zu tasten. Beim Befall des Gehirns treten von der Lokalisation abhängige Symptome auf. Es kann zum Befall der Rinde (epileptiforme Anfälle!), des vierten Ventrikels und zu einer basalen Zystizerken-Meningitis kommen. Am Auge können alle Anteile mit Ausnahme der Linse betroffen sein.

Diagnose: Die Diagnose kann durch eine Haut- und Muskelprobeexzision gestellt werden. Auch röntgenologisch sind die 10—12 mm langen und 3—5 mm breiten verkalkten Parasiten zu erkennen. Bei der Hirnzystizerkose tritt im Gegensatz zur Echinokokkose immer eine Liquoreosinophilie auf. Die KBR mit Zystizerkenantigen ist sehr spezifisch.

Therapie und Prophylaxe: Eine medikamentöse Therapie gibt es bisher nicht. Beim Hirn- und Augenbefall muß operativ vorgegangen werden.

Behandlung der Bandwurmträger, Vernichtung der abgetriebenen Bandwurmteile durch Verbrennen und unbedingte Sauberkeit sind die wichtigsten Maßnahmen, um der Verbreitung von Bandwurmeiern vorzubeugen.

4. Echinokokkose

Unter Echinokokkose versteht man den Befall von Menschen durch die Finnenstadien zweier Bandwürmer der Echinokokkus-Gattung:

a) Echinococcus cysticus = Finne des Echinococcus granulosus,
b) Echinococcus alveolaris = Finne des Echinococcus multilocularis.

a) Echinococcus-cysticus-Befall

Der Bandwurm Echinococcus granulosus lebt im Dünndarm von Hunden und wilden Kaninchen. Er besitzt nur 3—4 Glieder; die Eier sehen den Tänien-Eiern sehr ähnlich. Zwischenwirte der Finne sind Rinder, Schafe, Pferde und gelegentlich auch der Mensch. Die aus den aufgenommenen Eiern (durch verunreinigte Lebensmittel) ausschlüpfenden Larven dringen in die Darmwand und die Darmvenen ein, werden mit dem Pfortaderblut in die Leber verschleppt und gelangen von dort über das rechte Herz und die Lungen in die arterielle Strombahn. Aus diesem Wanderungsweg ergibt sich die Häufigkeit des Organbefalls: Leber 75%, Lunge 10—20%, andere Organe 2% und Knochen 1%. In den Organen bildet sich über Monate und Jahre wachsend die Echinokokkenzyste, die mit einer Flüssigkeit (Hydatidenflüssigkeit) gefüllt ist und von einer chitinhaltigen Membran (Kutikula) umgeben ist, von deren innerem Keimepithel immer neue Tochterzysten sprossen (Abb. S. 100). In den Tochterzysten entwickeln sich die Skolizes mit 4 Saugnäpfen und einem Hakenkranz. Durch die Ruptur der Zysten können in der Umgebung Sekundärzysten entstehen. Um die Zysten bildet sich eine wirtseigene fibröse Kapsel. Sterben die Echinokokken ab, so fallen die Zysten zusammen. Inhalt und Kapseln verkäsen und verkalken.

Klinik: Der Befall mit dem zystischen Echinokokkus verläuft in etwa 50% der Fälle latent. Die Zysten heilen in diesen Fällen spontan ab. In den übrigen Fällen treten durch das langsame Wachstum der Zysten nach Monaten allmählich Verdrängungserscheinungen auf. Die Zysten können bis Kindskopfgröße erreichen. Beim Befall der Leber lösen sie Druckgefühl und unbestimmte Sensationen im rechten Oberbauch aus, beim Befall der Lungen führen sie zu Reizhusten, bronchopneumonischen Symptomen, Pleuritis und hämorrhagischem Auswurf, in dem gelegentlich Skolizeshaken nachweisbar sind. Das Blutbild zeigt eine deutliche Eosinophilie. Tritt Hydatidenflüssigkeit aus den Zysten aus (cave punctionem!), so sind schwere anaphylaktische Reaktionen die Folge. Sekundärinfektionen der Zysten führen zur Abszeßbildung.

Diagnose: Oft lassen sich die Echinokokkenblasen an ihren verkalkten Hüllen röntgenologisch erkennen (Abb. S. 100). Bei oberflächlichem Sitz in der Leber sind sie als prallelastischer Tumor zu tasten. Gelegentlich ist beim Perkutieren das sog. Hydatidenschwirren zu fühlen. Die Diagnose wird schließlich durch den positiven Ausfall des Intrakutantestes und der KBR mit Hydatidenflüssigkeit gesichert.

Therapie und Prophylaxe: Während bisher nur die chirurgische Entfernung der Zysten möglich war, wurden in den letzten Jahren gewisse Erfolge mit der Injektion von Thymoloverm erzielt.

Die prophylaktischen Maßnahmen bestehen besonders in endemisch verseuchten Gebieten im Vermeiden eines engen Kontaktes mit Hunden und in der Behandlung der befallenen Hunde durch Wurmkuren.

b) Echinococcus-alveolaris-Befall

Der Bandwurm Echinococcus multilocularis kommt bei Füchsen, Katzen und Hunden vor. Zwischenwirt ist in unseren Breiten vorwiegend die Feldmaus. Der

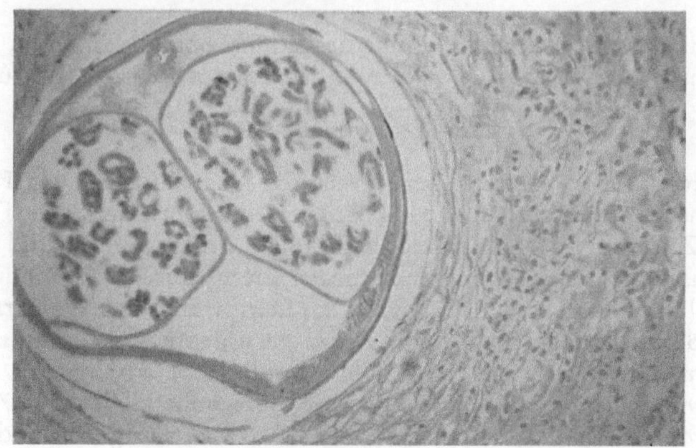

a) Echinococcus-cysticus-Blase in der Leber.

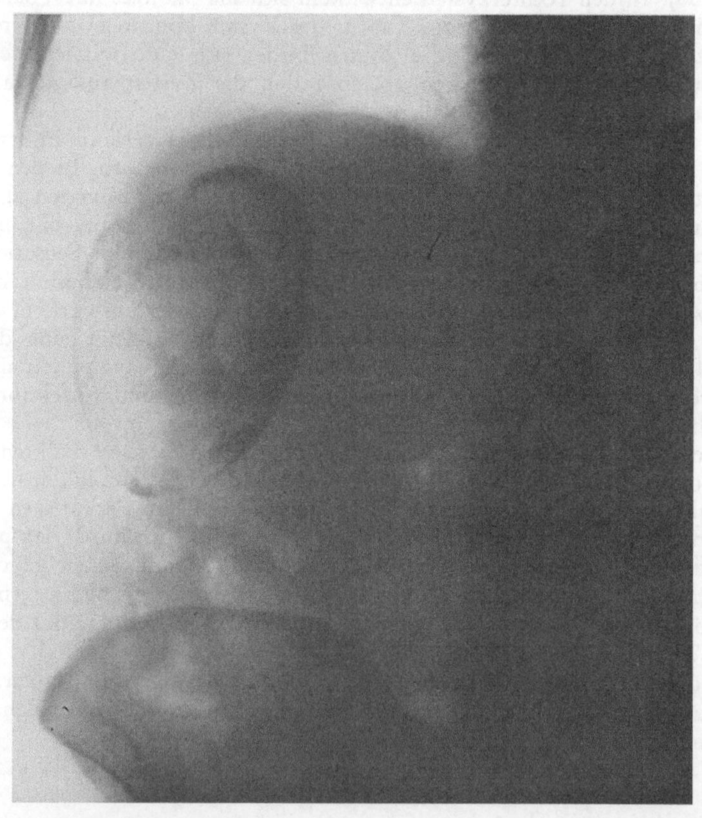

b) Verkalkte Echinococcus-cysticus-Blase der Leber im Röntgenbild

Mensch kann die Bandwurmeier gelegentlich durch engen Kontakt mit Hunden und Katzen oder durch verunreinigte Bodenfrüchte aufnehmen.

Man findet den alveolaren Echinokokkus fast ausschließlich in der Leber. Er wächst durch exogene Sprossung stecknadelkopf- bis erbsgroßer Bläschen und zeigt ein ausgesprochen infiltratives Wachstum (Abb. S. 101). Durch Einbruch in die Blut- und Lymphgefäße oder Gallengänge kann eine Metastasierung erfolgen.

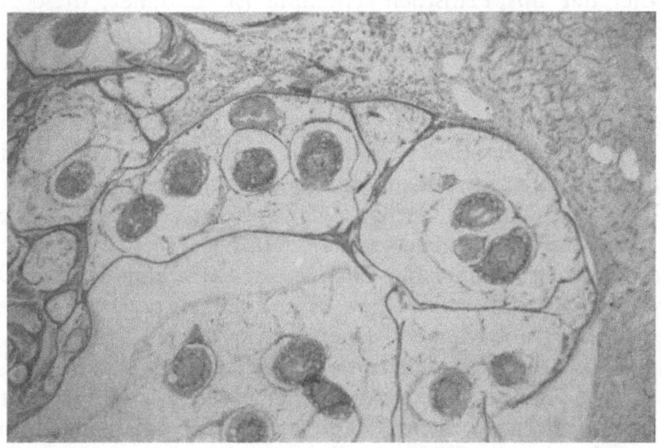

c) Echinococcus alveolaris in der Leber mit destruierendem und infiltriertem Wachstum.

Klinik: Das klinische Bild ist gekennzeichnet durch eine zunehmende Vergrößerung der Leber, durch einen Ikterus und bei starker Ausdehnung des Echinokokkus auch durch eine Pfortaderstauung. Durch die allmähliche Zerstörung des Leberparenchyms, das durch ein riesenzellreiches Granulationsgewebe ersetzt wird, durch die Bildung von Zerfallshöhlen und durch gelegentliche Metastasenbildung kann das Bild einer fortschreitenden hypertrophischen Leberzirrhose mit karzinomatöser Entartung vorgetäuscht werden. Röntgenologisch lassen sich beim alveolären Echinokokkus in einem Teil der Fälle Verkalkungen des Bindegewebes der Leber nachweisen. Die KBR mit Alveolarisantigen liefert sichere Ergebnisse.

Eine erfolgreiche Behandlung ist nur durch eine frühzeitige totale Entfernung der Zysten möglich. Medikamentös kann ein Versuch mit Thymoloverminjektionen gemacht werden.

Vermeiden eines engen Kontaktes mit Tieren und Vorsicht beim Genuß von Bodenfrüchten in endemischen Gebieten schützen vor einem Befall.

V. Die unspezifische Therapie der Infektionskrankheiten

Die großartigen Erfolge der spezifischen Therapie der Infektionskrankheiten mit Chemotherapeutika, Immunseren und Antibiotika dürfen uns nicht über die Notwendigkeit einer Allgemeinbehandlung hinwegtäuschen, die auch heute noch oftmals über das Leben des Patienten entscheiden kann. Für viele Infektionskrankheiten (z. B. Viruskrankheiten) kennen wir noch keine spezifische Therapie und auch bei anderen Krankheiten, die wir heute mit spezifischen Mitteln behandeln können, wie zum Beispiel den Typhus, ist die Allgemeinbehandlung von großer Wichtigkeit. Unsere chemischen und technischen Behandlungsmöglichkeiten lassen uns zu leicht vergessen, daß der Körper selbst über große und mannigfache Abwehrkräfte verfügt und daß die Krankheitserreger den Organismus leichter schädigen können, wenn diese natürlichen Abwehrkräfte geschwächt sind und daniederliegen. Ziel der unspezifischen Therapie ist es daher, diese Abwehrkräfte zu mobilisieren und zu unterstützen.

Zunächst ist die *allgemeine Pflege* des Kranken von großer Bedeutung und sollte vom Arzt immer überwacht werden. Bequeme und zweckmäßige Lagerung, Pflege der Haut, insbesondere bei länger bettlägerigen Kranken, Mundpflege, Regulierung des Stuhlgangs, Sauberkeit der ganzen Krankenumwelt und verständige Hilfe bei den täglichen Verrichtungen des Lebens sind ebenso wichtig wie psychische Führung des Patienten, dem das Gefühl der Sicherheit und Ruhe sowie der Zweckmäßigkeit der Anordnungen gegeben werden muß.

Ein zweiter wichtiger Punkt der Allgemeinbehandlung ist die *Diät*, die sich nach dem jeweiligen Krankheitsbild und Krankheitszustand zu richten hat. Akut erkrankte hochfieberhafte Patienten benötigen in erster Linie Flüssigkeitszufuhr und müssen nicht unbedingt in den ersten Tagen feste Nahrung zu sich nehmen. Bei längerdauernden Krankheitszuständen ist dann für eine leichte kalorien-, vitamin- und eiweißreiche Nahrung Sorge zu tragen. Infektionskrankheiten, die mit einer Leber-, Nieren- oder Darmschädigung einhergehen, bedürfen einer speziell abgestimmten Diät, die in den einzelnen Kapiteln besprochen wird.

Die Behandlung mit *Infusionslösungen* wird bei vielen Infektionskrankheiten aus unterschiedlichen Gründen notwendig; zum schnellen Ersatz von Flüssigkeit und Elektrolyten steht sie bei manchen Krankheiten, z. B. bei der Cholera, ganz im Vordergrund der Behandlung. Daneben spielt die Kreislauftherapie durch intravenöse Dauertropfinfusionen mit blutdrucksteigernden Mitteln eine große Rolle. In manchen Fällen wird man auch von der Möglichkeit einer künstlichen Ernährung (Traubenzucker, Plasma, Aminosäuren, Fettemulsionen) Gebrauch machen. Spezifische Therapeutika wie Tetrazykline, Chloramphenicol usw. sowie Vitamine können den Infusionen zugesetzt werden.

Eine künstliche Beeinflussung des *Fiebers* kann wegen der herz- und kreislaufschädigenden Wirkung zu hohen und zu lange anhaltenden Fiebers notwendig werden. Neben den altbewährten Wadenwickeln und dem Auflegen von Eisblasen läßt sich durch kleine Dosen antipyretischer Mittel das Fieber meist schonend auf subfebrile bis normale Werte bringen.

Am besten gibt man 0,1—0,3 g Pyramidon in einem Glas Fruchtsaft aufgelöst schluckweise über mehrere Stunden verteilt. In bedrohlichen hyperpyretischen Zuständen sollte man vor einer kurzfristigen hochdosierten Glukokortikoidbehandlung nicht zurückschrecken.

Das *Kortison* und seine Derivate haben in den letzten Jahren immer mehr Eingang in die Behandlung der Infektionskrankheiten gefunden. Seine Anwendung verlangt eine genaue Indikationsstellung und Erfahrung. Seine antiphlogistischen, antitoxischen, antiallergischen und antipyretischen Wirkungen kommen bei allen akut-toxischen Verlaufsformen von Infektionskrankheiten oft lebensrettend zur Wirkung und führen bei chronisch-hyperergischen Reaktionen, wie sie bei langer

Auseinandersetzung des Organismus mit den Krankheitserregern entstehen können (Salmonellen, Shigellen, Brucellen, Streptokokken usw.), zur Durchbrechung dieses Sensibilisierungsprozesses. Die Gefahr der Glukokortikoidbehandlung liegt in der Hemmung der geweblichen Entzündungsvorgänge und Antikörperbildung, die für die Infektabwehr notwendig sind. Da Glukokortikoide keine antibakterielle Wirkung haben, muß gleichzeitig ein Antibiotikum gegeben werden.

Bluttransfusionen können auf verschiedene Weise eine Infektionskrankheit günstig beeinflussen. Neben dem Blutersatz wegen einer bedrohlichen Anämie (Malaria, Ankylostomabefall usw.) ist in manchen Fällen der umstimmende Effekt von großer Bedeutung. Die Übertragung von *Immunkörpern* durch Rekonvaleszentenserum kann zudem das Krankheitsbild entscheidend beeinflussen. In noch wirksamerer Form steht heute auch isoliertes *Gammaglobulin* zur Verfügung.

Die sogenannte *Umstimmungs- oder Reizkörpertherapie* mit fiebererregenden Bakterientoxinen und Proteinen (Eigenblut, Milcheiweiß, Pyrifer u. a.) muß bei den Infektionskrankheiten sehr vorsichtig gehandhabt werden, da der gewollte Effekt, d. h. die Steigerung der körpereigenen Abwehrkräfte, ins Gegenteil, in eine Lähmung der Abwehrkraft umschlagen oder der zusätzliche Reiz zu weiteren Schädigungen (z. B. nach Art des Sanarelli-Shwartzman-Phänomens) führen kann.

Tropenkrankheiten

I. Malaria

Die Malaria gehört zu den weitestverbreiteten Infektionskrankheiten auf der Erde. In den meisten tropischen und subtropischen Gebieten und bis 60° nördlich und 40° südlich kommt die Malaria endemisch vor. Die Zahl der Malariakranken in der Welt wird auf über 200 Millionen geschätzt.

Erreger der Malaria sind verschiedene Plasmodien (Hämosporidien) der Klasse der Sporozoen. *Plasmodium vivax* verursacht die Malaria tertiana, *Plasmodium malariae* die Malaria quartana und *Plasmodium falciparum* die Malaria tropica.

Der Entwicklungszyklus ist durch einen Generations- und Wirtswechsel gekennzeichnet. Die Übertragung der Malaria erfolgt durch Stechmücken der Gattung *Anopheles,* in denen sich ein Teil des Entwicklungszyklus der Malariaerreger vollzieht. Aus den beim Saugakt der Mücke aufgenommenen Geschlechtsformen der Malariaplasmodien (Mikrogametozyten und Makrogameten) entwickelt sich in den Magenwandzellen die Oozyste, aus der durch Kernteilung zahlreiche Sporozoiten hervorgehen, die nach dem Platzen der Oozyste mit der Hämolymphe fortgespült werden, in die Speicheldrüse der Mücke eindringen und beim Saugakt auf den Menschen übertragen werden. Im Menschen vermehren sich die Plasmodien durch ungeschlechtliche Teilung (Schizogonie) zunächst in den Parenchymzellen der Leber *(exoerythrozytäre Phase)* über mehrere Generationen. Erst dann erfolgt der Befall der roten Blutkörperchen *(erythrozytäre Phase),* in denen die Schizonten heranwachsen und durch Teilung 8—20 Merozoiten bilden. Durch Umwandlung des Hämoglobins im Stoffwechsel der Schizonten entsteht ein braunes Pigment (Hämatin). Die in vielen Erythrozyten heranwachsenden Merozoiten werden gleichzeitig frei (Fieberanfall) und befallen neue Erythrozyten. Parallel mit den Schizonten entwickeln sich geschlechtlich differenzierte, einkernige Formen (Makrogameten ♀ und Mikrogametozyten ♂), die sich nicht weiter im menschlichen Organismus vermehren, sondern nur in den blutsaugenden Anophelesmücken die anfangs beschriebene Entwicklung durchlaufen können. Bei der Tertiana kann die exoerythrozytäre Entwicklung neben der erythrozytären fortdauern und ist dann Ursache der Spätrückfälle.

Die *Tertianaparasiten* (P. vivax) erscheinen zunächst als feine blaue Ringe mit einem roten punktförmigen Kern (Abb. S. 106). Sie nehmen dann eine unregelmäßige Form an; es erscheinen die braunen Hämatinkörnchen, die vor der ersten Kernteilung zusammenklumpen. Der Erythrozyt ist in diesem Stadium vergrößert, oval, abgeblaßt und weist feine rosa Punkte auf *(Schüffnersche Tüpfelung).* Aus den heranreifenden Schizonten entstehen 16—20 Merozoiten. Die Entwicklung ist nach 48 Stunden abgeschlossen, und die aus den zerfallenden Erythrozyten freiwerdenden Merozoiten befallen neue Erythrozyten. Nach wenigen Generationen hat sich eine Synchronisation des Entwicklungsstadiums aller Schizonten eingespielt, so daß ein 48-Stunden-Rhythmus der Fieberanfälle entsteht. Während des Fieberanfalls sind im Blut die reifen Schizonten und die Ringstadien der neuen Generation zu finden. Die Geschlechtsformen lassen sich in jedem Stadium nachweisen. Die weiblichen Makrogameten sind größer als Erythrozyten und haben einen runden randständigen Kern; die männlichen Mikrogametozyten sind etwas kleiner und zeigen einen größeren bandförmigen Kern.

Die *Quartanaparasiten* (P. malariae) entwickeln sich in den Erythrozyten im 72-Stunden-Rhythmus. Nach der Ringform ziehen sie sich zunächst mehr bandförmig durch den Erythrozyten, der keine Schüffnersche Tüpfelung aufweist und auch nicht vergrößert ist. Aus dem reifen Schizonten gehen 8—12 Merozoiten hervor, die kurz vor der Teilung gänseblumenartig um das in der Mitte liegende Hämatinpigment angeordnet sind. Die Geschlechtsformen gleichen denen der Tertianaparasiten, sind aber etwas kleiner.

Die *Tropikaparasiten* (P. falciparum) bilden zunächst sehr kleine Ringe, die beim Heranwachsen bereits zwei getrennte Chromatinmassen aufweisen. Die weiteren Entwicklungsstufen, die denen der Tertiana gleichen, findet man nur ausnahmsweise im peripheren Blut, da die befallenen Erythrozyten auf Grund einer besonderen Haftfähigkeit während dieser Stadien in den Kapillaren festgehalten werden. Die frei im Blut schwimmenden Geschlechtsformen dagegen erkennt man leicht an ihrer halbmondförmigen Gestalt (Abb. S. 106). Die Makrogameten färben sich basophil; der Kern liegt zentral, umgeben von Pigmentkörnern. Die Mikrogametozyten färben sich mehr eosinophil, und ihr Kern und die Pigmentkörner sind verstreuter im Zellkörper angeordnet. Der Vermehrungszyklus der Tropikaparasiten dauert 48 Stunden. Die Synchronisation ist wenig ausgeprägt, so daß ein unregelmäßiger Fiebertyp vorherrscht.

Gelegentlich findet man auch bei der Tertiana tägliche Fieberschübe und bei der Quartana ein- oder zweitägige Fieberrhythmen, was dadurch erklärt wird, daß im Blut zwei oder mehr Populationen der gleichen Plasmodienart in verschobenen Abständen heranreifen.

Das klinische Bild wird von vielen Faktoren, wie Zeitpunkt der Infektion, individuelle Anfälligkeit, Stärke des Befalls, klimatische Bedingungen und lokale Anopheles- und Plasmodienpopulation, unterschiedlich geprägt.

Die pathogenetischen Faktoren bei der Malaria sind die rasch auftretende Anämie durch den Zerfall der Erythrozyten sowie die Verstopfung der Kapillaren durch die befallenen Erythrozyten. Beide Faktoren führen zu ischämischen Schädigungen, die sich besonders im Gehirn und am Herzen folgenschwer auswirken können. Die Vermehrung der Plasmodien in den Leberzellen führt zu keinen erkennbaren Funktionsstörungen, dagegen kommt es bei häufigen Fieberschüben zu einer Schädigung der Leber durch die anfallenden Zerfallsprodukte.

Klinik: Die Inkubationszeit bei der *Malaria tertiana* beträgt im Durchschnitt 10—14 Tage. Abhängig von der Stärke des Parasitenbefalls kann sie aber auch kürzer oder länger sein (8—20 Tage). In den gemäßigten Zonen kommen Tertianastämme mit einer mehrmonatigen Inkubations- bzw. Latenzzeit vor, so daß sich eine im Herbst erworbene Infektion erst im Frühjahr klinisch manifestiert. Offenbar ist in diesen Fällen die exoerythrozytäre Phase sehr lang oder der erste Blutbefall verlief subklinisch und die Manifestation stellt ein Spätrezidiv aus der Gewebsphase dar.

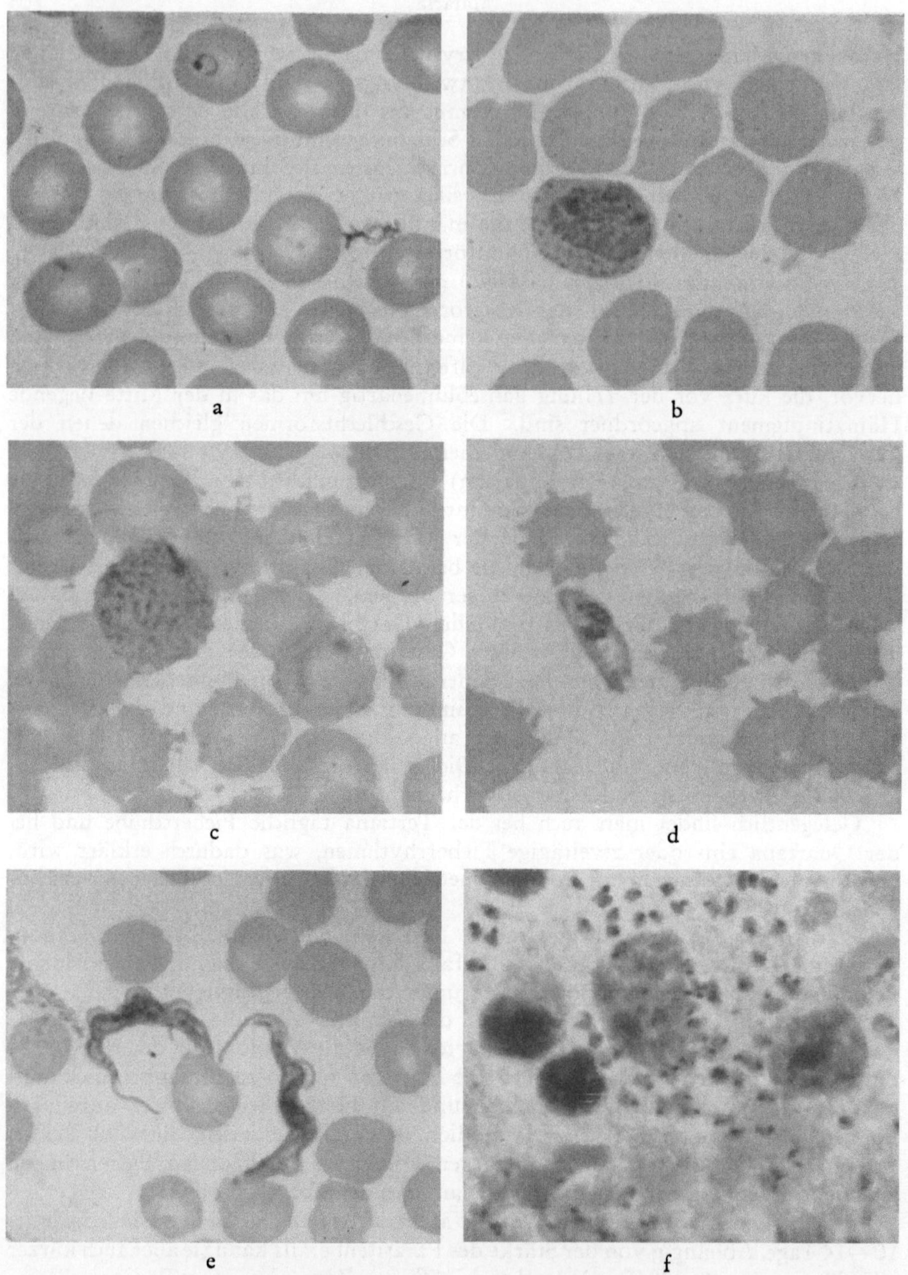

a) Malaria tertiana, Ringe, b) Malaria tertiana, Schizont, c) Malaria tertiana, Gamet,
d) Malaria tropica, Gamet (Ausstrichpräparate), e) Trypanosoma gambiense (Blutausstrich),
f) Leishmania donovani (Milztupfpräparat).

Das Krankheitsbild beginnt mit einem Initialfieber, das von Kopfschmerzen, Gliederschmerzen, Übelkeit und Erbrechen begleitet ist. Erst nach einigen Tagen stellen sich die charakteristischen Fieberschübe mit Froststadium (Schüttelfrost), Hitzestadium (Fieber bis 41° C) und Schweißausbruch ein. Die Anfälle folgen 8—10mal im Abstand von 48 Stunden und halten jeweils 6 bis 12 Stunden an.

Zwischen den Anfällen fühlen sich die Betroffenen wohl und sind fieberfrei. Ohne Behandlung wiederholen sich die Fieberattacken über mehrere Wochen und werden dabei kürzer und leichter, ehe sie ganz abklingen. Bei diesen sog. Frührezidiven fehlt oft das Initialfieber. Spätrezidive treten nach $^{1}/_{2}$—1 Jahr, spätestens nach 3 Jahren auf.

Im Blut sind frühzeitig eine Monozytose, relative Lymphozytose und Leukopenie nachzuweisen. Der Grad der in allen Fällen auftretenden Anämie ist von der Stärke des Parasitenbefalls abhängig. Durch die Hämolyse kommt es zur Bilirubinerhöhung im Serum und Urobilinogenausscheidung im Urin. Eine Retikulozytenkrise setzt nur verzögert ein, da zunächst offenbar eine Ausschwemmungssperre besteht. Die Blutkörperchensenkungsgeschwindigkeit ist nur mäßig beschleunigt. Die Milz wird nach den ersten Anfällen deutlich palpabel und drucksckmerzhaft. In den endemischen Gebieten gilt der große Milztumor bei Kindern als ein verläßliches Zeichen des Durchseuchungsgrades (Milzindex). Die Beteiligung der Leber äußert sich in frühzeitiger Vergrößerung dieses Organs und in pathologischen Serumlabilitätsproben und Funktionsprüfungen. Bleibende Schäden sind nach einmal durchgemachter Tertiana, zumal wenn sie behandelt wurde, nicht zu erwarten. Fiebertachykardie, Extrasystolen und eine sich mit der Zahl der Anfälle steigernde Hypotonieneigung weisen auf die Beteiligung von Herz und Gefäßen hin. Dauerschäden sind am Kreislaufsystem ebenso wie an den Nieren nicht zu befürchten. Eine febrile Albuminurie ist immer nachweisbar.

Bei der selteneren *Malaria quartana* beträgt die Inkubationszeit 23—40 Tage. Das Initialfieber und die Allgemeinsymptome sind oft weniger ausgeprägt als bei der Tertiana, und die im 72-Stunden-Rhythmus folgenden Anfälle sind kürzer. Durch raschen Temperaturabfall ist die Kollapsgefahr besonders groß. Die Anämie entwickelt sich meist langsamer, die Nierenbeteiligung ist dagegen stärker ausgeprägt. Man findet neben der Albuminurie hyaline und granulierte Zylinder sowie wenige Erythrozyten im Urin. Kennzeichnend für die Quartana sind die von der Gewebsphase herrührenden Spätrezidive, die noch nach 6—8 Jahren, in Einzelfällen sogar nach 10—15 Jahren auftreten können.

Die Inkubationszeit der *Malaria tropica* beträgt 7—12 Tage. Die Prodromalsymptome sind stark ausgeprägt, das Fieber steigt langsam an und behält einen unregelmäßigen, remittierenden Typus. Schwere Verlaufsformen zeigen oft wenig Fieber. Durch den Befall einer großen Anzahl von Erythrozyten (20—30%) nimmt die Anämie, falls keine Therapie erfolgt, nach wenigen Anfällen ein bedrohliches Ausmaß an und führt zu ischämischen Schädigungen, die durch Erythrozytenthromben in den Kapillaren noch verstärkt werden. Neben der kardialen Form mit Herz- und Kreislaufversagen ist besonders die zerebral-komatöse Form mit ihren vielgestaltigen Symptomen ohne frühzeitige Behandlung oft von einem letalen Ausgang gefolgt. Die intestinalen Erscheinungen können denen einer Cholera oder Amöbenruhr gleichen. Rezidive sind bei der Malaria tropica nur bis zu 1 Jahr zu erwarten.

Diagnose: Auch in unseren Breiten muß bei unklarem Fieber an eine Malaria gedacht werden, denn durch die vielen Auslandsreisenden ist die Möglichkeit der Infektion relativ groß. Die Sicherung der Diagnose durch den Parasitennachweis im Dicken Tropfen oder Ausstrichpräparat erfordert einige Erfahrung. Die besten Ergebnisse sind während des Fieberanfalls eines unbehandelten Patienten mit Hilfe eines Dicken Tropfens zu erhalten. Man bringt einen Tropfen Blut auf einen fettfreien Objektträger und färbt nach Lufttrocknung 30—40 Minuten mit Giemsa-Lösung (1 Tropfen Farblösung auf 1 ml gepuffertes Aqua dest.). Ausstrichpräparate werden vor dem Färben mit Methylalkohol fixiert.

Therapie und Prophylaxe: Die medikamentöse Therapie der Malaria hat die unterschiedliche Wirkung der Präparate auf die verschiedenen Entwicklungsstadien der Malariaplasmodien zu berücksichtigen. Für den akuten Malariaanfall eignet sich Resochin, das auf die Blutformen (Schizonten) und die Tertianagametozyten wirkt, in Form einer Stoßtherapie mit 2,5 g (10 Tabl.) in den ersten 24 Stunden und weiteren 3 g auf die nächsten vier Tage verteilt. Bei parenteraler Anwendung gibt man am 1. Tag 1,5 g Resochin i.m. (1 Amp. = 250 mg, maximale Einzeldosis 500 mg) und an den drei folgenden Tagen je 500 mg. Bei der bedrohlichen Tropikainfektion mit zerebralen Symptomen ist eine sofortige intensivere Behandlung erforderlich: sofort 500 mg Resochin i. m., innerhalb von 3 Stunden weitere 500 mg Resochin im Dauertropf i.v. sowie 0,5 g Chinin dihydrochloricum, gelöst in 20 ml physiologischer NaCl-Lösung, sehr langsam i.v. Nach 6 Stunden erneut 500 mg Resochin (i.v. oder i.m.) und dann alle 12 Stunden jeweils 500 mg Resochin bis 2,5 g erreicht sind. Anschließend erfolgt jeweils eine Behandlung mit Primaquine, das gut auf die Gewebsformen und Gametozyten wirkt und in einer Dosis von 1 Tablette (0,015 g) täglich über 2 Wochen gegeben wird. Darüber hinaus werden Plasmochin, Paludrin und Daraprim heute zur Malariabekämpfung eingesetzt. Neben der spezifischen ist die allgemeine Therapie mit Bettruhe, Herz- und Kreislaufbehandlung sowie Bluttransfusionen bei schwerer Anämie wichtig.

Die medikamentöse Prophylaxe wird am besten mit Resochin (regelmäßig 2mal 2 Tabl. wöchentlich) durchgeführt. Sie hat bereits vor dem Aufenthalt in den endemischen Gebieten zu beginnen und ist über mehrere Wochen nach der letzten Infektionsmöglichkeit fortzusetzen oder mit der therapeutischen Dosis abzuschließen. Bei starker Exposition nimmt man zusätzlich pro Woche 1 Tablette (25 mg) Pyrimethamin.

Die *Bekämpfung der Malaria* durch Vernichtung der Mücken und Larven sowie ihrer Brutstätten und durch Massenprophylaxe wird heute dank der Hilfe der WHO in weiten Gebieten von geschulten Fachleuten mit großem personellem und materiellem Aufwand erfolgreich durchgeführt.

Komplikationen: Das *Schwarzwasserfieber* ist eine Komplikation der Malaria die in den endemischen Malariagebieten mit vorwiegender Verbreitung von Plasmodium falciparum auftritt. Es handelt sich dabei um eine plötzlich eintretende schwere Hämolyse, die mit Hämoglobinämie, Hämoglobinurie („Schwarzwasser"-Fieber), akutem Kreislauf-, Nieren- und Leberversagen einhergeht. Die Ursache und der Mechanismus der Hämolyse sind noch nicht geklärt. Offenbar handelt es sich um eine Überempfindlichkeitsreaktion, die durch wiederholte Malariaanfälle und ungenügende Behandlung mit Malariamitteln vorbereitet und durch eine Reinfektion, durch kleinste Dosen Chinin (seltener Plasmochin) oder durch Abkühlung und Überanstrengung ausgelöst wird. Eingeborene ohne Behandlung in Endemiegebieten erkranken nicht an Schwarzwasserfieber. Der hämolysierende Faktor findet sich im Serum. Die Erythrozyten sind in ihrer Resistenz nicht verändert.

Neben akut verlaufenden, in kurzer Zeit tödlich endenden Fällen gibt es auch leicht verlaufende.

Die Therapie mit Kochsalz-Traubenzuckerinfusionen, Bluttransfusionen, Kreislaufmitteln und gegebenenfalls mit der Anwendung der künstlichen Niere hat schnell einzusetzen. Wichtig ist eine absolute Ruhigstellung des Patienten. Die Malariainfektion wird mit kleinen Dosen Resochin bekämpft.

Die Prophylaxe besteht in einer ausreichenden medikamentösen Malariatherapie und Malariaprophylaxe. Einmal an Schwarzwasserfieber Erkrankte sollten sich auf jeden Fall vor einer Neuinfektion durch Verlassen der gefährdenden Gebiete schützen.

II. Schlafkrankheit

Das Verbreitungsgebiet der Schlafkrankheit ist das tropische Afrika. Die Übertragung erfolgt durch die blutsaugenden *Tsetsefliegen* (Glossinen) in erster Linie von Mensch zu Mensch. Die Erreger der Schlafkrankheit sind Flagellaten der Familie Trypanosomidae: *Trypanosoma gambiense* (Abb. S. 106) und *Trypanosoma rhodiense*. T. rhodiense zeichnet sich durch eine größere Menschenpathogenität aus.

In den Stechfliegen, die zeitlebens infektiös bleiben, durchlaufen die Trypanosomen einen Entwicklungszyklus. Die mit dem Stich der Glossinen übertragenen Trypanosomen breiten sich zunächst an der Eintrittspforte aus und befallen von dort aus nach 2—3 Wochen das Blut- und Lymphsystem. Durch die vom Organismus gebildeten Antikörper werden die Trypanosomen im Blut zerstört. Nach einiger Zeit wächst ein resistenter Trypanosomenstamm heran, der wieder durch neugebildete Antikörper zerstört wird usw. Daraus ergibt sich ein periodischer Befall des Blutes, der langsam verebbt. Die Zerstörung der Trypanosomen im Lymphsystem und im Liquor wird durch lymphatische Zellen geleistet. Die Blut-Liquor-Schranke wird von T. rhodiense früher überschritten als von T. gambiense. Der Liquor wird eiweißreich, womit erst die Voraussetzung für eine intrathekale Vermehrung der Trypanosomen gegeben ist.

Die aus den abgestorbenen Trypanosomen freiwerdenden Toxine sind wahrscheinlich für die pathologisch-anatomischen Veränderungen verantwortlich, die sich besonders folgenschwer am Gehirn abspielen. Man findet Zeichen einer Meningoenzephalitis mit perivaskulären Infiltraten und degenerativen Zellveränderungen, die besonders Plasmazellen betreffen (Maulbeer- oder „Mottsche" Zellen). Daneben finden sich auch in anderen Organen entzündliche Infiltrate und Ödembildung sowie eine Polyserositis.

Klinik: An der Stichstelle bildet sich nach 2—5 Tagen eine entzündliche Infiltration *(Trypanosomenschanker)*, die oft nicht beachtet wird. Nach einiger Zeit schwellen die regionären Lymphknoten (meist Nacken oder Achsel) an, und nach 2—3 Wochen tritt unregelmäßiges Fieber auf, das von flüchtigen Ödemen im Gesicht und an den Extremitäten und einem, meist nur bei Hellhäutigen sichtbaren, juckenden Exanthem begleitet ist. Bereits in dieser sog. *febril-glandulären Phase* können Störungen des Schlaf-Wach-Rhythmus, Reizbarkeit und motorische Unruhe auftreten. Leber- und Milzschwellung, Albuminurie, Anämie, Hypotonie, Orchitis und Epididymitis vervollständigen das klinische Bild dieses Stadiums. Bei toxischen T. rhodiense-Stämmen kann frühzeitig eine Tachykardie als Zeichen der Herzschädigung auftreten.

Das *enzephalitische Stadium* der Schlafkrankheit tritt schleichend ein mit allgemeiner Erschöpfung, psychischen Veränderungen, Störung der vegetativen Funktionen und vielfältigen neurologischen Störungen. Unter zunehmendem Schlafbedürfnis sowie Verwahrlosung und Lethargie sterben die Betroffenen nach Monaten oder Jahren im extremen Marasmus, wenn nicht vorher eine Sekundärinfektion dem Leiden ein Ende bereitet hat.

Diagnose: Die Diagnose kann frühzeitig durch den Nachweis der Trypanosomen aus dem Primäraffekt mikroskopisch im Dicken Tropfen gestellt werden. Im Blut sind Trypanosomen nach 7—10 Tagen zu finden, am sichersten in der angereicherten Leukozytenschicht. Besonders häufig gelingt der Nachweis der Erreger aus Lymphknotenpunktaten (Nackendrüsen). Im Liquor findet man Trypanosomen nach dem Befall des ZNS. Voraus geht eine deutliche Eiweißvermehrung im Liquor. Bei den vermehrt im Liquor auftretenden Zellen handelt es sich vorwiegend um Lymphozyten. Die Komplementbindungsreaktion auf Trypanosomen weist eine hohe Spezifität auf.

Therapie und Prophylaxe: Überragendes Mittel gegen die Trypanosomen vor Befall des ZNS ist das Germanin (Bayer 205). Im fortgeschrittenen Stadium behandelt man zusätzlich mit dem Arsenpräparat Tryparsamid. Neuerdings wird neben dem Germanin auch alternierend Pentamidin verwandt. Nach Befall des ZNS hat sich Mel B (Melarsen, Arsobal) bewährt.

Für die Chemoprophylaxe eignen sich Germanin und Pentamidin. 1,0 g Germanin i.v. schützt mindestens 3 Monate vor einer Infektion.

Die Bekämpfung der Tsetsefliege durch Insektizide und durch Rodungen, die den Fliegen den notwendigen Schatten entziehen, stößt in den weiten Räumen Afrikas auf Schwierigkeiten.

III. Chagaskrankheit

Die Chagaskrankheit ist in Mittel- und Südamerika weit verbreitet. Der Erreger, *Trypanosoma cruci*, wird durch blutsaugende Raubwanzen (Triatomen) übertragen, die den Erreger mit dem Kot ausscheiden. Durch Stich- und Kratzwunden oder durch die Schleimhäute (Konjunktiven) gelangen die Trypanosomen in den Körper. Eine diaplazentare Übertragung ist möglich. An der Eintrittspforte findet eine erste Vermehrung statt, von der aus der Blutbefall erfolgt. Im Blut selbst vermehren sich die Trypanosomen nicht, sondern sie befallen die Herz- und Skelettmuskulatur, die Zellen des RES oder die Gliazellen des Gehirns, wo sie sich herdförmig intrazellulär als rundliche und geißellose Formen (Leishmaniaform) vermehren. In unregelmäßigen Abständen treten die Erreger wieder ins Blut über und befallen weitere Organzellen. Die Stärke des Organbefalls schwankt von Trypanosomenstamm zu Trypanosomenstamm.

Pathologisch-anatomisch findet man im akuten Stadium der Krankheit in den befallenen Geweben infiltrativ-entzündliche, herdförmige bis diffuse Veränderungen mit zahlreichen zystenartigen Parasitenherden. Der chronische Verlauf ist gekennzeichnet durch diffuse, fibrosierende Prozesse ohne Parasitenbefund.

Klinik: Die *akute Verlaufsform* wird meist nur bei Jugendlichen gefunden. An der Eintrittsstelle der Erreger entsteht eine entzündlich-ödematöse Schwellung (Chagom) mit Beteiligung der regionären Lymphknoten, die sich nach kurzer Zeit zurückbildet. Die Primärläsion wird häufig im Gesicht beobachtet (unilaterales Lidödem). Die Allgemeininfektion äußert sich 1—2 Wochen später in unregelmäßigem Fieber, urtikariellem Exanthem, Ödembildung und generalisierter Lymphadenitis. In ihrer schweren Form kann die Infektion unter Herz- und Kreislaufversagen oder unter dem Bilde einer Meningo-Enzephalitis besonders im Kindesalter schnell zum Tode führen. In den meisten Fällen sind aber die Symptome wenig ausgeprägt, und die Krankheit heilt spontan nach dem akuten Stadium ab.

Der *chronische Organbefall* führt zu mannigfachen Krankheitsbildern. Das bekannteste Symptom ist die meist schleichend verlaufende Chagasmyokarditis. Auf den Befall des RES weisen Leber- und Milzvergrößerung hin. Die Infektion mit neurotropen Trypanosomenstämmen führt zu unterschiedlichen zerebralen Schädigungen mit Wachstumsstörung, Intelligenzdefekten, psychotischen Zuständen und enzephalitischen Bildern.

Diagnose: Die Diagnose wird durch den Erregernachweis gesichert. In der akuten Phase sind die meist spärlich vorhandenen Trypanosomen aus dem Blut oder aus Lymphknotenpunktaten im Direktausstrich oder im Dicken Tropfen nachweisbar. In der chronischen Phase kann der Erregernachweis durch die Xenodiagnose (trypanosomenfreie Triatomen saugen am erkrankten Menschen Blut und scheiden die sich in ihnen vermehrenden Parasiten nach 2—3 Wochen aus) geführt werden. Intrakutantest, KBR, Agglutinations- und Präzipitationsteste stellen weitere diagnostische Hilfsmittel dar.

Therapie und Prophylaxe: Ein wirksames Mittel gegen T. cruci wurde im Nitrofurfuryliden-Präparat Lampit gefunden. Teilerfolge wurden mit Antibiotika erzielt.

Die Prophylaxe besteht in einer Bekämpfung der Triatomen (Gamexan) und der Verbesserung der Wohnverhältnisse.

IV. Leishmaniosen

Leishmanien sind den Trypanosomen verwandte, 2—3 μ große, rund-ovale, geißellose Flagellaten (Abb. S. 106), die durch Mücken der Gattung Phlebotomus (Sandfliegen) auf den Menschen übertragen werden. In den Phlebotomen vermehren sich die Leishmanien unter Umwandlung in eine begeißelte Form (Leptomonasform), die auch bei der Züchtung der Parasiten auf Blutagar gesehen wird. Überträger sind nur die weiblichen Phlebotomen, die nachts Blut saugen. Haus- und Wildtiere (Hunde, Nager) stellen das Erregerreservoir dar. Im Organismus vermehren sich die Leishmanien in den Zellen des retikuloendothelialen bzw. retikulohistiozytären Systems.

Die morphologisch nicht unterscheidbaren Leishmaniaarten rufen drei verschiedene Krankheiten hervor: Kala Azar (Leishmania donovani), Orientbeule (Leishmania tropica) und südamerikanische Schleimhautleishmaniose (Leishmania brasiliense).

A. Kala Azar

Kala Azar (viszerale Leishmaniose) ist in Ostasien, im vorderen Orient, im Mittelmeerraum (Spanien) sowie in Afrika und spärlich auch in Südamerika verbreitet. Aus unbekannten Gründen werden im Mittelmeergebiet vorwiegend Kinder befallen. Die Erreger (L. donovani) vermehren sich in den Zellen des RES (Milz, Leber, Knochenmark), die proliferieren und als Makrophagen, prall mit den Leishmanien gefüllt, die Erreger in alle Organe verschleppen können.

Klinik: Die Inkubationszeit beträgt 2 Wochen bis 6 Monate, gelegentlich auch Jahre. Der Beginn ist schleichend mit unregelmäßigen, mehrgipfligen Fieberperioden, Kopfschmerzen, Mattigkeit sowie uncharakteristischen katarrhalischen und abdominellen Beschwerden. Frühzeitig treten eine Spleno- und auch Hepatomegalie auf. Das Blutbild zeigt eine deutliche Leukopenie und relative Lympho-Monozytose. Die Thrombozytenzahl und die Gerinnungsfähigkeit des Blutes sind herabgesetzt, und das rote Blutbild ist durch die Knochenmarkschädigung in Form einer makrozytären, hyperchromen Anämie beteiligt. Die Haut wird gelblich blaß und trocken und erhält bei den Indern einen schwärzlichen Farbton. Die hinzukommenden Petechien und Hämorrhagien haben der Krankheit den Namen Kala Azar = schwarze Krankheit eingetragen. Gelegentlich werden erhebliche Lymphknotenschwellungen beobachtet. Durch Hypoxämie bedingte Herzschäden und Schleimhautschädigungen (Stomatitis, Gastritis, Enterokolitis) vervollständigen das Bild. Als Folge der Schädigung des gesamten RES und damit der Abwehrkraft des Organismus treten vielfach Sekundärinfektionen hinzu, die das Leben der kachektischen Kranken beenden. Als Spätfolge entstehen 1—2 Jahre nach überstandener Krankheit manchmal Knötchen im Gesicht und am ganzen Körper, die jahrelang persistieren können (Hautleishmanoid).

B. Orientbeule

Das Verbreitungsgebiet der Orientbeule (Hautleishmaniose) entspricht dem des Kala Azar. Neben der Übertragung durch Phlebotomen ist auch eine Kontaktübertragung möglich. Die Erreger (L. tropica) bleiben in der Haut; eine Verschleppung auf hämatogenem oder lymphogenem Wege an andere Hautbezirke ist nicht ausgeschlossen.

Klinik: Die Inkubationszeit schwankt zwischen Tagen und Monaten. Am Ort der Stichverletzung (unbedeckte Körperstellen) entsteht eine kleine, juckende Papel, aus der ein Knötchen und schließlich ein sich langsam ausbreitendes Geschwür mit gelblich-brauner Kruste hervorgeht. Der Geschwürsgrund ist zerklüftet und schmierig belegt, die Ränder sind verdickt und die Randzonen infiltriert. Der Prozeß ist schmerzlos und heilt nach etwa 1 Jahr mit einer strahlig eingezogenen Narbe ab. Abweichend von diesem Verlauf kommen exanthematische oder papulöse, lupusähnliche Bilder vor.

C. Südamerikanische Haut- und Schleimhautleishmaniose

Diese auch Espundia genannte Krankheitsform ist in Mittel- und Südamerika verbreitet. Außer durch Phlebotomen können die Erreger (L. brasiliense) auch durch direkten und indirekten Kontakt von Mensch zu Mensch übertragen werden.

Klinik: Inkubationszeit und Beginn der Krankheit sind ähnlich wie bei der Orientbeule. Das Charakteristikum dieser Hautleishmaniose ist aber das Fortschreiten des Prozesses in die Tiefe und das Übergreifen auf die Schleimhäute (Nase, Mund), die Submukosa, den Knorpel und schließlich den Knochen. Die sich auch in der Fläche ausdehnenden Geschwüre neigen zu starker Sekretion und zu Blutungen. Beim Fortschreiten des Prozesses kommt es zu schweren, entstellenden Gewebszerstörungen, die über Jahre schwelen können.

Diagnose, Therapie und Prophylaxe der Leishmaniosen: Die Diagnose wird durch den mikroskopischen (Giemsa-Färbung) oder kulturellen (Blutagar) Nachweis oder über den Tierversuch (Hamster) gesichert. Die Erreger werden im Sternalmark (L. brasiliense), im Gewebssaft oder im Biopsiematerial (Leber, Milz, Lymphknoten) gefunden. An serologischen Reaktionen stehen der Hauttest und die KBR zur Verfügung.

Medikamentös haben sich beim Kala Azar Pentamidin, Pentostan und in therapieresistenten Fällen Amphothericin B sowie bei den Hautleishmaniosen Resochin (per os und zur lokalen Infiltration) bewährt. Bei der Orientbeule kann mit gutem Erfolg chirurgisch vorgegangen werden.

Die Prophylaxe besteht in der Bekämpfung der Phlebotomen und der als Erregerreservoir in Frage kommenden Tiere.

V. Lepra

Die Lepra ist heute in Afrika, Asien, Mittel- und Südamerika und in einzelnen Herden im vorderen Orient, Australien sowie in Ost- und Südeuropa verbreitet. In Mittel- und Nordeuropa und in Nordamerika ist die Lepra erloschen. In Deutschland wurden in den letzten Jahren ca. 20 eingeschleppte Leprafälle aus den Tropen und aus Osteuropa beobachtet. Der Rückgang der Lepra in unseren Breiten seit dem 16. Jahrhundert wird mit der stärkeren Tuberkulosedurchseuchung in Zusammenhang gebracht.

Der Erreger der Lepra, das *Mycobacterium leprae*, verhält sich morphologisch und färberisch wie das Tuberkulosebakterium und liegt meist in Bündeln in den Entzündungsherden. Eine Züchtung in der Kultur oder im Tierversuch gelingt nicht.

Die Übertragung der Lepra erfolgt durch direkten Kontakt (Schmutz- und Schmierinfektion). Die Kontagiosität ist nicht sehr groß. Ehegatten stecken sich gewöhnlich nicht an; auch Ärzte und Pflegepersonal infizieren sich selten. Kinder sind empfänglicher als Erwachsene.

Die vielfältigen Verlaufsformen und unterschiedlichen Krankheitsbilder der Lepra werden heute nach folgendem Schema eingeteilt:

a) *Lepromatöser Typ (L)* mit reichlichem Bakterienbefund (offene Form) und schlechter Immunitätslage (Lepromintest negativ).

b) *Tuberkuloider Typ (T)* mit keinem oder sehr spärlichem Bakterienbefund und guter Immunitätslage.

Daneben unterscheidet man als atypische, noch unbestimmte Formen:

c) die *indeterminierte Gruppe (I)* mit Übergängen zum Typ L oder T und

d) eine *Borderline-Gruppe (B)*, die tuberkuloide und lepromatöse Veränderungen zeigt mit reichlichem Bakterienbefund und die zum Übergang zur lepromatösen Form neigt.

Die *pathologisch-anatomischen Veränderungen*, die Haut und Nerven betreffen, sind je nach der Immunitätslage begrenzt und lokalisiert oder ausgedehnt und progredient. Zu Beginn findet man eine entzündliche Gewebsreaktion mit uncharakteristischen perivaskulären Rundzellinfiltraten, die auch Nerven, Schweißdrüsen und Haarbälge einschließen. Aus dieser indeterminierten Form kann sich der *lepromatöse Typ* entwickeln. Es entstehen konfluierende Histiozytenherde, in denen mit Bakterien beladene, vakuolisierte Histiozyten (Virchow-Zellen) auffallen. Durch den Druck der Infiltrate entstehen Haarausfall, Anhidrosis und trophische Störungen. Die Infiltrate brechen zum Teil auf oder werden zunehmend fibrosiert. Durch Fortschreiten des Prozesses in die Tiefe werden Nerven, Lymphknoten und durch Absiedlung auch innere Organe betroffen.

Bei der Entwicklung zum *tuberkuloiden Typ* entstehen aus den Rundzellinfiltraten tuberkuloide Knoten mit Epitheloidzellen, Langhansschen Riesenzellen und einem Lymphozytenwall. Der Knötchencharakter bleibt auch beim Konfluieren erhalten. Subkutis, Nerven und Knochen werden ebenfalls befallen, nicht aber die inneren Organe.

Als *akute Leprareaktion* wird ein Krankheitsschub bezeichnet, von dem beim tuberkuloiden Typ nur die bereits befallenen Stellen, beim lepromatösen Typ dagegen auch bisher gesunde Stellen betroffen werden.

Klinik: Die Inkubationszeit beträgt durchschnittlich 1 Jahr mit Schwankungen zwischen 6 Monaten und 30 Jahren. Der Krankheitsbeginn ist schleichend. Als erste Hautveränderungen beobachtet man blasse oder bräunlich-rote Flecken, z. T. schon in Verbindung mit Sensibilitätsstörungen, aus denen sich allmählich die lepromatösen oder tuberkuloiden Veränderungen entwickeln.

Beim *lepromatösen Typ* tritt als Frühsymptom ein chronischer, oft blutiger Schnupfen auf. Die Hautveränderungen finden sich vielfach zuerst im Gesicht in Form unscharf begrenzter, rötlicher Makulae, die konfluieren und sich durch Infiltratbildung allmählich verdicken. An den befallenen Bezirken fallen die Haare aus, die Schweißsekretion versiegt, und es treten trophische Störungen auf (Salbengesicht). Durch umschriebene knollenartige Verdickungen im Gesicht entsteht die *Facies leontina*. Von den Schleimhäuten der Nase aus kann sich der Prozeß weiter unter Zerstörung von Knorpel und Knochen im ganzen Nasen- und Rachenraum ausbreiten. Neben dem Gesicht sind Rücken, Gesäß und die Streckseiten der Extremitäten bevorzugt befallen. Durch trophische Störungen und Sekundärinfektionen entstehen schwere Verstümmelungen. Die peripheren Nerven werden in den Prozeß eingeschlossen, so daß Sensibilitätsstörungen und Lähmungen hinzutreten. Über die Ausbreitung auf dem Lymphwege können Lymphknoten und innere Organe (Leber, Milz, Knochenmark) befallen werden. Eine als Sekundärinfektion auftretende Sepsis oder Meningitis beendet häufig das Leben.

Die BSG ist immer deutlich beschleunigt, die Serumlabilitätsproben sind pathologisch verändert und die Gammaglobuline vermehrt. Das Blutbild zeigt keine charakteristischen Veränderungen.

Beim *tuberkuloiden Typ* steht die Begrenzung und Abschwächung des Prozesses durch die gute Immunitätslage im Vordergrund. Die Makulae sind schärfer begrenzt, zeigen Übergänge zu Papeln und sind an den Rändern verdickt. Sie sind rötlich verfärbt oder depigmentiert. Es entwickeln sich daraus kleine und oberflächliche oder größere und in die Tiefe dringende tuberkuloide Herde. Stark im Vordergrund steht die Beteiligung der peripheren Nerven, die als dicke Stränge zu tasten sind. Trophische Störungen und Sekundärinfektionen können auch hier zu Verstümmelungen führen. Insgesamt neigt aber der tuberkuloide Typ wenig zum Fortschreiten; Rückbildungen und Spontanheilungen kommen vor.

Für alle Formen der Lepra ist charakteristisch ein schubweises Aufflackern der Prozesse *(Leprareaktion)*, das beim L-Typ mit starken Allgemeinerscheinungen und weiterer Ausbreitung des Prozesses verbunden ist, während es beim T-Typ eine Heilungsreaktion bedeutet.

Diagnose: Die Diagnose der Lepra aus dem klinischen Erscheinungsbild bereitet im Frühstadium meist große Schwierigkeiten. Auf die oben beschriebenen *Frühzeichen* (chronischer Schnupfen, Hautverdickung an Ohren und Nasenflügeln, Verlust der Augenbrauen, Salbengesicht) ist besonders zu achten. Gesichert wird die Diagnose durch den *Bakteriennachweis* aus Nasensekret, Abstrichen von den Rändern der Hauteffloreszenzen oder Exzisionsmaterial in Verbindung mit dem *histologischen Bild*. Über die Immunitätslage gibt das Ergebnis des *Lepromin-Hauttests* Auskunft (Mitsuda-Reaktion). Man injiziert 0,1—0,15 ml Lepromin (Bakteriensubstanz) intradermal. Nach 1—2 Tagen tritt eine unspezifische Frühreaktion auf, der bei guter Abwehrlage (tuberkuloider Typ) nach 1—4 Wochen ein deutliches rotes Infiltratknötchen folgt. Durch Injektion von Histamin bzw. Pilocarpin in die Haut wird die Sensibilitäts- bzw. Schweißsekretionsstörung geprüft.

Therapie: In der sehr langwierigen und sehr schwierig zu beurteilenden medikamentösen Behandlung der Lepra sind viele Mittel erprobt worden. Bis etwa 1940 galt das Chaulmoograöl als das Mittel der Wahl. Es wurde abgelöst von den Sulfonderivaten (Promin, Diazon, Sulphetron), von denen sich die sog. Muttersubstanz (Diaminodiphenylsulfon) am besten bewährt hat. Versuche mit INH, Thiosemicarbaminen, Streptomycin, anderen Antibiotika, Prednison und ACTH führten zu Teilerfolgen, aber auch gelegentlich wegen der langen Anwendungsdauer zu erheblichen, schädigenden Nebenwirkungen. Neuerdings haben Thioharnstoff-Verbindungen (Ciba SU 1906) großes Interesse gefunden, die eine gute Wirkung auf die Bakterien haben und deren Nebenwirkungen (Neuritis) relativ gering sind. In der Lokalbehandlung zeigt die Etisul-Salbe für mehrere Monate eine gute Wirkung auf lepromatöse und tuberkuloide Herde. Neben der medikamentösen Therapie ist die Allgemeinbehandlung zur Stärkung der Widerstandskräfte von besonderer Bedeutung.

Prophylaxe: Kontagiöse, bakterienreiche Fälle müssen isoliert werden (Leprosorien), bakterienfreie Kranke können einem normalen Leben nachgehen. Kinder Leprakranker werden vielfach sofort nach der Geburt von ihren Eltern getrennt. Der Wert der prophylaktisch heute allgemein durchgeführten BCG-Impfung ist noch nicht erwiesen.

VI. Amöbenruhr

Der Erreger der Amöbenruhr, *Entamoeba histolytica*, ist auf der ganzen Erde verbreitet und kommt in drei Formen vor. Die Minutaform besiedelt den Darm ohne klinische Erscheinungen auszulösen und wird auch in Deutschland bei 10—15%

der Bevölkerung gefunden. In tropischen und subtropischen Zonen können die Amöben durch bestimmte resistenzmindernde Faktoren (Darminfekte, klimatische Einflüsse) in die Darmwand eindringen und zur Magnaform werden (Abb. 13). Durch proteolytische Fermente wird in der Darmwand ein nekrotisierender Entzündungsprozeß ausgelöst, der zu unterminierenden und konfluierenden Geschwüren führt, in die Tiefe fortschreitet und durch Einbruch in die Gefäße auch in andere Organe verschleppt werden kann (Leberabszeß). Die dritte Form der Amöben ist die aus der Minutaform hervorgehende vierkernige Zyste, die als widerstandsfähige Dauerform in verunreinigtem Wasser oder in Lebensmitteln für die weitere Verbreitung der Amöbenruhr sorgt. Der akut Erkrankte scheidet nur die Magnaformen aus und ist deswegen nicht infektiös.

Klinik: Eine Inkubationszeit ist nach der oben beschriebenen Pathogenese nicht genau festzulegen. Sie kann Tage bis Wochen betragen. Die Erkrankung setzt häufiger schleichend als akut ein, zunächst ohne Fieberreaktion und von nur geringem Krankheitsgefühl begleitet. Es bestehen Leibschmerzen, besonders in der Gegend des Colon descendens, das im weiteren Verlauf als Wulst zu tasten ist. Zum geformten Stuhl treten Beimengungen eines glasigen bis himbeergeleeartigen Schleimes. Die Stühle nehmen an Zahl zu und können schließlich reine Schleimstühle sein. Unter ungünstigen Bedingungen (Mischinfektion, herabgesetzte Widerstandskraft) kann die Amöbenruhr in wenigen Tagen zum Tode führen. Im allgemeinen klingen die klinischen Erscheinungen durch einfache Pflege und Diät ab, und es tritt eine scheinbare Heilung ein. In vielen Fällen persistiert die Darminfektion, und zahlreiche Faktoren (Diätfehler, Überanstrengungen, klimatische Einflüsse) können das Gleichgewicht zwischen Organismus und Erreger stören und über Wochen und Monate zu Rückfällen führen. Dyspeptische Beschwerden, Schmerzen, Durchfälle, Kachexie und Neurasthenie kennzeichnen das Bild der chronisch rezidivierenden Amöbenruhr.

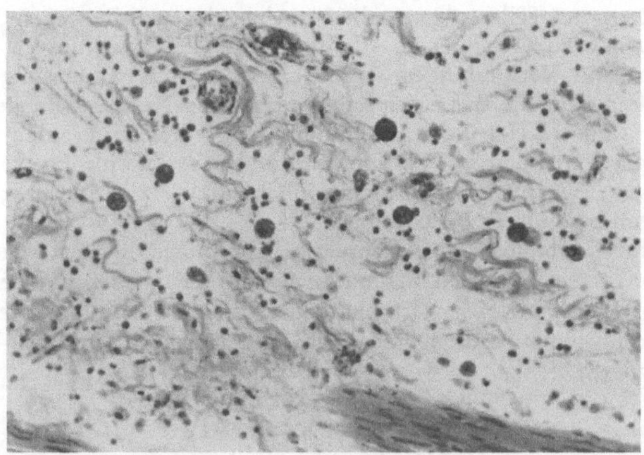

Amöben in der Magnaform im Darm bei einer Amöbenruhr.

Die wichtigste *Komplikation* der Amöbenruhr ist die sogenannte Amöbenhepatitis und vor allem der Leberabszeß. Der Beginn der Lebererkrankung ist selten akut.

Häufig treten Druckschmerz im rechten Oberbauch, Lebervergrößerung und pathologische Serumlabilitätsproben erst Wochen und Monate nach der Darmentzündung auf. Die histologischen Veränderungen sind unspezifisch. Spätschäden sind nicht zu erwarten. Die Bildung des Leberabszesses, der fast immer solitär und im rechten Leberlappen auftritt, geht einher mit Schmerzen, Fieber, deutlicher Leukozytose und bisweilen tastbarer Vorwölbung. Perforation des Abszesses in die Pleura- oder Bauchhöhle führt zu lebensbedrohlichen Zuständen. Spontanheilungen kommen vor.

Gelegentlich entwickeln sich tumorähnliche Veränderungen im Dickdarm (Amöbome).

Diagnose: Die Diagnose wird gesichert durch den Nachweis der Amöben im Stuhl (Aufschwemmung warmen Stuhls in NaCl-Lösung) oder Rektumbiopsiematerial, wobei Minutaformen und Zysten lediglich einen Befall und nicht eine Erkrankung beweisen. Die sichere Unterscheidung gegenüber anderen, harmlosen Darmamöben setzt viel Erfahrung voraus. Die Rektoskopie zeigt nur im Beginn charakteristische Veränderungen mit stecknadelkopfgroßen Geschwüren in sonst normalen Schleimhautpartien. In fortgeschrittenen Fällen gleicht des Röntgenbild dem einer Kolitis. Leberabszesse lassen sich oft szintigraphisch gut darstellen.

Therapie und Prophylaxe: In der Behandlung der Amöbenruhr hat sich das Kombinationspräparat Resotren (3mal 0,5 g per os über 14 Tage) besonders gut bewährt, dessen Yatrenkomponente auf die Darmerkrankung wirkt, während der Resochinanteil die Metastasen (Hepatitis, Abszeß) gut beeinflußt. Beim Leberabszeß empfiehlt es sich, gleichzeitig Emetin (0,03—0,05 g in 10⁰/₀iger Glukoselösung i.v.) und Resochin (0,25 g i.m.) zu geben. Die Leberabszesse, die der medikamentösen Therapie widerstehen, werden zweckmäßigerweise punktiert und nach Absaugen des Eiters gespült. Gute Erfolge wurden bei der Amöbenruhr in den letzten Jahren auch mit Mexaform-S (3 x 2 Tabletten täglich), Ambilhar (25 mg/kg, 5—7 Tage), Entobex (3 x 50 mg täglich, 7 Tage) und Methronidazol (Clont, Flagyl) (50 mg/kg über 5 Tage) erzielt.

Hygienisch einwandfreie, fliegensichere Abortanlagen, Vermeidung von Kopfdüngung und Reinhaltung des Trinkwassers sind die erforderlichen prophylaktischen Maßnahmen. Die periodische prophylaktische Behandlung gefährdeter Bevölkerungsgruppen mit Viasept bzw. Neoviasept hat sich bewährt.

VII. Frambösie

Die Frambösie ist in vielen tropischen Gebieten verbreitet. Der Erreger, *Treponema pertenue*, ist morphologisch nicht vom Syphiliserreger zu unterscheiden. Die Frambösie breitet sich vorwiegend bei unhygienischem, niedrigem Lebensstandard aus. Kleinkinder werden bevorzugt befallen. Die Übertragung erfolgt durch Schmutz- und Schmierinfektion. Zwischen Frambösie und Syphilis besteht eine Kreuzimmunität.

Klinik: Nach einer Inkubationszeit von 3—4 Wochen erscheint die *Primärläsion* (Muttereffloreszenz) in Form einer Papel, die eine Größe von 5—7 cm im Durchmesser erreichen und gelegentlich ulzerieren kann. Die häufigste Lokalisation ist an den Unterschenkeln.

Durch Ausbreitung der Erreger auf dem Blut- und Lymphweg folgt nach 2—3 Wochen das *Sekundärstadium*, das in erster Linie die Haut betrifft. In

Schüben treten besonders an den Haut-Schleimhaut-Übergängen, an Gesicht, Hals und Extremitäten rund-ovale Papeln auf, die nach Abheben der gelbbraunen Kruste einer Himbeere gleichen. Oft besteht starker Juckreiz. An den Fußsohlen und Händen sind die Papeln wegen der Druckschmerzhaftigkeit besonders lästig. Mit der Haut wird häufig auch das Periost in Form einer sehr schmerzhaften Periostitis befallen.

Das nach 2—3 Jahren erreichte *Tertiärstadium* ist gekennzeichnet durch destruierende Haut- und Knochenprozesse, die durch Ulzerationen, Vernarbungen und Hyperkeratosen zu Kontrakturen und Funktionsstörungen führen. Die meist einzelnen Knochenherde erscheinen röntgenologisch wie ausgestanzt. Zerstörungen der Knochensubstanz, subperiostale Abszesse mit Fistelbildung und ein Befall der Gelenke können zu erheblichen Verstümmelungen führen.

Diagnose: Die Treponemen lassen sich im Primär- und Sekundärstadium in großer Zahl in den Hauteffloreszenzen und im Sekretsaft nachweisen. Das Serum ergibt nach der 3. Krankheitswoche positive serologische Luesreaktionen.

Therapie: Mit einer einmaligen Dosis von 1,5—2,0 Millionen Einheiten Depot-Penicillin kann im Beginn der Krankheit fast immer eine Heilung erzielt werden. Im Sekundär- und Tertiärstadium sind Breitbandantibiotika besser geeignet. In der *Bekämpfung* der Frambösie haben sich eine möglichst breite Präventivbehandlung der betroffenen Bevölkerungskreise und eine Besserung der Wohn- und Lebensverhältnisse bewährt.

VIII. Tropische Viruskrankheiten

Eine Reihe von Viruskrankheiten in den Tropen werden von Insekten übertragen. In den Insekten vermehren sich die Viren unter bestimmten klimatischen Bedingungen. Eine direkte Übertragung von Mensch zu Mensch kommt nicht vor. Nach dem Stich blutsaugender, infizierter Insekten sind die Viren während einer kurzen, fieberhaften Phase im menschlichen Blut nachweisbar. Mit den schnell einsetzenden Immunitätsreaktionen (Antikörperbildung) verschwinden die Viren aus der Blutbahn. Die Infektion ist damit in vielen Fällen überwunden. Zahlreiche der in den letzten Jahren in tropischen Gebieten in Insekten nachgewiesenen Viren (sog. Arbo-Viren, s. S. 20) dürften Erreger solcher kurzdauernden und oftmals unbemerkt verlaufenden Infektionen sein. In anderen Fällen erfolgt nach der Virämie die Phase der Organmanifestation, die zu unterschiedlich schweren degenerativen Veränderungen an den inneren Organen führt.

Der Übertragungsmodus bringt es mit sich, daß die Verbreitung dieser Krankheiten von dem Vorhandensein eines Virusreservoirs, geeigneter Virusüberträger in einem geeigneten Klima und geeigneter Empfänger abhängig ist.

Zu den wichtigsten tropischen Viruskrankheiten gehören das Gelbfieber, das Dengue-Fieber und das Pappataci-Fieber.

A. Gelbfieber

Die Hauptverbreitungsgebiete des Gelbfiebers sind heute West- und Zentralafrika, die nördlichen Zonen Südamerikas und Mittelamerika. Epidemiologisch unterscheidet man das nur beim Menschen vorkommende und früher in großen

Epidemien aufgetretene Stadtgelbfieber und das vorwiegend bei Tieren (Affen) vorkommende Busch- oder Dschungelgelbfieber.

Der Hauptüberträger des ca. 25 mμ großen Gelbfiebervirus ist die Stechmücke *Aedes aegypti* (Abb. S. 119), die in kleinsten Wasseransammlungen brütet.

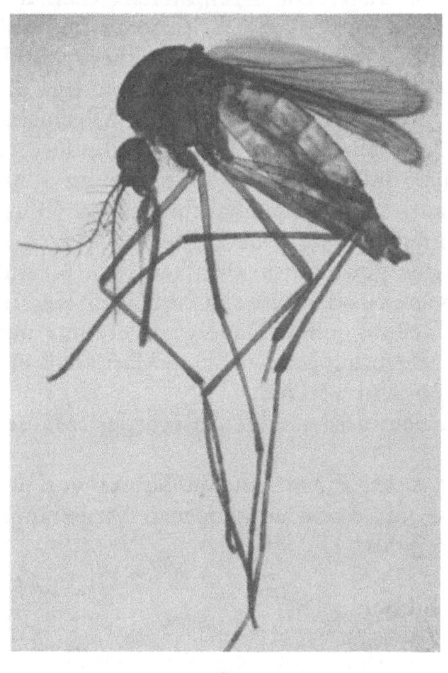

a

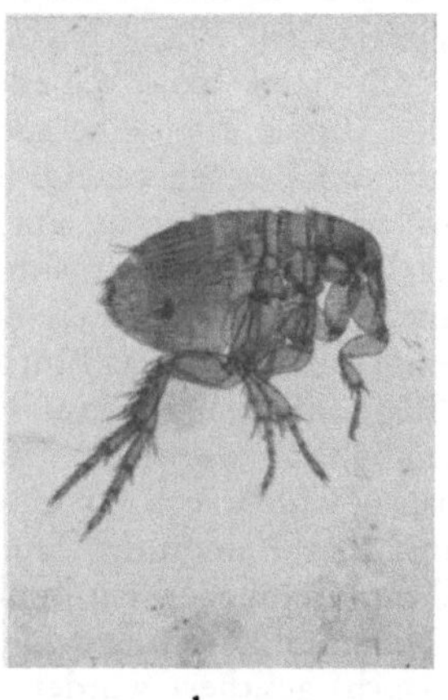

b

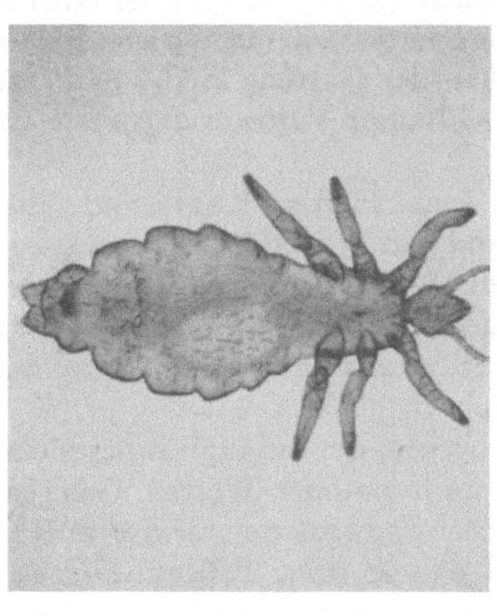

c

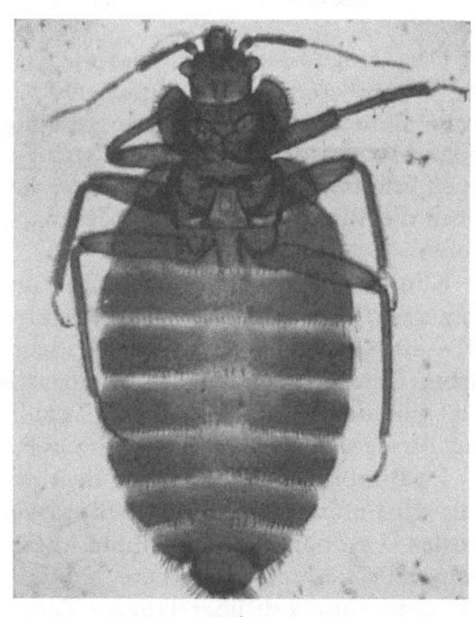

d

a) Aedes aegypti (Weibchen), Überträger des Gelbfiebers, b) Pestfloh, c) Kleiderlaus, d) Bettwanze.

Die durch das Virus verursachten Leberzellnekrosen und Verfettungen finden sich in der Intermediärzone der Leberläppchen. Die Nieren sind in Form einer Degeneration des Tubulusapparates beteiligt und zeigen gelegentliche Kalkeinlagerungen. Die klinischen Bilder des klassischen Gelbfiebers und des Dschungelfiebers unterscheiden sich nicht.

Klinik: Die Inkubationszeit beträgt 3—6 Tage. Die Krankheitszeichen der ersten virämischen Phase beginnen meist akut mit schnellem Fieberanstieg auf 39°—40° C, Kopf- und Gliederschmerzen und allgemeinem Krankheitsgefühl. Nach 3—4 Tagen tritt eine mehr oder weniger ausgeprägte Remission ein, die gefolgt ist von Zeichen des Organbefalls. Unter Verschlechterung des Allgemeinbefindens tritt ein Ikterus auf. Im Urin erscheinen Eiweiß und Zylinder; in schweren Fällen entwickelt sich eine Oligurie mit Reststickstoffanstieg im Blut. Eine hämorrhagische Diathese führt zu Haut- und Schleimhautblutungen (Bluterbrechen, Teerstühle). Das Blutbild zeigt zu Beginn eine Leukopenie und Lymphozytose. Bei tödlichem Verlauf tritt der Exitus gewöhnlich zwischen dem 6. und 10. Krankheitstag durch ein Leberkoma, Nieren- oder Kreislaufversagen ein. In den übrigen Fällen erfolgt eine schnelle Heilung ohne Dauerschäden und mit lebenslänglicher Immunität. Durch Reihenuntersuchungen wurde geklärt, daß ein Großteil der Gelbfiebervirusinfektionen inapparent verläuft.

Die Diagnose kann durch den Nachweis neutralisierender Antikörper (Mäuseschutzversuch) gesichert werden.

Eine spezifische *Therapie* gibt es bisher nicht. Einen sicheren Schutz vor der Infektion bietet die *Gelbfieberschutzimpfung* mit einem apathogenen Virusstamm (D 17). Der Impfschutz beträgt mindestens 6 Jahre.

B. Dengue-Fieber

Das Dengue-Fieber (7-Tage-Fieber) ist eine weitverbreitete Viruskrankheit in den tropischen und subtropischen Gebieten der ganzen Welt. Wiederholt sind große Epidemien auch in den gemäßigten Zonen (z. B. 1928 in Griechenland) beobachtet worden. Als Erreger wurden mehrere untereinander verwandte Virustypen ermittelt. Als Überträger kommen Mücken der Gattung Aedes in Frage, in denen die Viren, abhängig vom Klima, eine 8—14tägige Vermehrungsphase durchlaufen.

Klinik: Die Inkubationszeit beträgt 5—7 Tage. Heftige Kopf- und Gliederschmerzen, ein deutliches Krankheitsgefühl und ein schneller Fieberanstieg auf 39°—40° C sind die charakteristischen Zeichen. Weiter typisch für das Dengue-Fieber ist ein Absinken der Temperaturen nach 2—3 Tagen. Zwei Tage später folgt mit dem Auftreten eines makulopapulösen Exanthems verschiedener Stärke und Ausdehnung ein zweiter kurzer Fieberschub.

Im Blutbild findet man eine deutliche Leukopenie; der anfänglich beschleunigte Puls wird bradykard, und der Blutdruck neigt zu hypotonen Werten. Gelegentlich werden Lymphknotenschwellung, katarrhalische und gastroenteritische Erscheinungen beobachtet. Das akute Krankheitsbild dauert etwa 7 Tage. Die Rekonvaleszenz kann sich über längere Zeit erstrecken und von neuritischen, rheumatischen und vegetativen Beschwerden begleitet sein.

Die außerhalb von Epidemiezeiten immer schwierige Diagnose kann durch die KBR und den Neutralisationsversuch (Mäuseschutzversuch) gesichert werden.

Eine spezifische Therapie gibt es nicht; die Bekämpfung richtet sich gegen die übertragenden Mücken.

C. Pappataci-Fieber

Das Verbreitungsgebiet des Pappataci-Fiebers (Sandfly Fever) sind die subtropischen Zonen Afrikas und Asiens sowie das Mittelmeergebiet. Die als Krankheitserreger in Frage kommenden Viren setzen sich aus mehreren Typen zusammen. Überträger sind kleine Mücken (Phlebotomus papatasi), deren Weibchen nachts schwärmen und deren Stiche oftmals stark juckende Papeln auslösen. Da jedes Jahr zwei Phlebotomengenerationen heranwachsen, findet man im Verbreitungsgebiet dieser Mücken zwei Krankheitsgipfel.

Klinik: Die Inkubationszeit beträgt 3—6 Tage. Die Krankheit beginnt plötzlich mit Fieber bis 40° C, Kopfschmerzen, Augenschmerzen (Bulbusdruckschmerz), Konjunktivitis, Nacken- und Gliederschmerzen. Das Fieber fällt gewöhnlich schon am 4. Tage ab (Dreitagefieber). Nervöse Störungen werden vielfach beobachtet, die auch in der Rekonvaleszenz in Form von Depressionen und Schlafstörungen fortdauern können. Wie beim Dengue-Fieber findet man eine Bradykardie und Leukopenie. Katarrhalische Beschwerden und Diarrhöen kommen ebenfalls vor. Die Prognose ist stets günstig.

Zur Sicherung der Diagnose kann, abgesehen von aufwendigen Viruszüchtungsversuchen, der Neutralisationstest herangezogen werden.

Die Therapie ist rein symptomatisch. Die Bekämpfung der in den Häusern lebenden Mücken und der Schutz vor Stichen (Moskitonetz, Repellents) können die Krankheit eindämmen.

IX. Tropische Wurmkrankheiten

A. Filariosen

Filarien sind schlanke Nematoden, die durch blutsaugende Insekten übertragen werden. In den Insekten entwickeln sich die Larven (Mikrofilarien) unter bestimmten klimatischen Bedingungen (Wärme, hohe Luftfeuchtigkeit) zum infektionstüchtigen Stadium. Von den sieben beim Menschen vorkommenden Filarien führen vier zu charakteristischen Krankheitsbildern: Wuchereria bancrofti, Brugia malayi, sowie Loa Loa und Onchocera volvulus. Befall mit Acantocheilonema perstans, A. streptocerca und Mansonella ozzardi bleibt symptomlos.

1. Infektionen mit Wuchereria bancrofti und Brugia malayi

Während B. malayi in begrenzten Herden in Ostasien gefunden wird, ist W. bancrofti weit im Vorderen Orient, Ostasien, Australien, Afrika, der Südsee und teilweise in Mittel- und Südamerika verbreitet. W. bancrofti kommt nur beim Menschen vor, während B. malayi auch bei Katzen und Affen gefunden wird. Überträger sind mehrere Mückenarten. Die erwachsenen Filarien können eine Größe bis zu 40 mm (Männchen) bzw. 100 mm (Weibchen) erreichen. Die beim Saugakt der Mücken übertragenen Filarien wachsen im Gewebe heran und wandern in den

Lymphbahnen zum Körperinneren. Die von den Weibchen geborenen Mikrofilarien treten frühestens nach 1 Jahr auf. Während sie sich tagsüber wahrscheinlich in den Lungenkapillaren aufhalten, schwärmen sie nachts in die Blutbahn aus.

Durch die Wanderung der heranwachsenden und erwachsenen Würmer treten allergisch-entzündliche Reaktionen mit Endothelwucherungen und eosinophilzelligen Granulomen an den Lymphgefäßen und Lymphknoten auf, die zu Lymphstauungen führen.

Klinik: Die ersten Krankheitszeichen treten mehrere Monate nach dem Befall auf. Als Frühzeichen gelten Taubheitsgefühl in den Extremitäten, Juckreiz, Lymphknotenschwellungen und ein nächtlicher Hodenschmerz. Milzvergrößerung, Lungeninfiltrate und Leukozytose mit Eosinophilie werden beobachtet. Im weiteren Verlauf kommt es zur rezidivierenden Lymphangitis und Lymphadenitis, die von Fieber, Kopf- und Gliederschmerzen, Übelkeit, Erbrechen und Urtikaria begleitet sind. Das Urogenitalgebiet wird von W. bancrofti bevorzugt befallen. Als Folge der Abflußbehinderung in den Lymphbahnen treten allmählich über Monate und Jahre z. T. groteske Stauungen mit Lymphvarizen, Lymphskrotum, Lympho- und Chylozelen, Elephantiasis und, durch Platzen von Lymphvarizen in die Blase, Chylurie auf. Wenn keine Sekundärinfektionen auftreten, führt die Krankheit nicht zum Tode.

Diagnose: Die Mikrofilarien lassen sich im Frischpräparat oder im fixierten, mit Alaunhämatoxylin gefärbten Ausstrich aus dem Blut (nachts!), aus Lymphflüssigkeit oder aus Lymphknotenpunktaten nachweisen.

Therapie: Therapeutisch hat sich ein Piperazinderivat (Hetrazan, Banocide, Nothécine), das die Mikrofilarien abtötet und die erwachsenen Würmer sterilisiert und z. T. abtötet, bewährt. (3mal tgl. 2 mg/kg Körpergewicht über 3—4 Wochen.)

Die *vorbeugenden Maßnahmen* bestehen in der Mückenbekämpfung und in der prophylaktischen Gabe kleiner Hetrazandosen.

2. Infektion mit Loa loa

Die Filaria Loa loa ist im ganzen tropischen Regenwaldgebiet Afrikas verbreitet. Überträger sind Bremsen (Tabanidae-Arten), die tagsüber stechen. Die erwachsenen Filarien leben im Unterhautbindegewebe. Die Mikrofilarien (Larven) erscheinen nach Monaten bis Jahren tagsüber im Blut.

Klinik: Die ersten klinischen Symptome treten gewöhnlich 1—2 Jahre nach dem Befall mit rezidivierenden allergischen Hautödemen an verschiedenen Körperstellen, die nicht dem Sitz der Würmer entsprechen müssen, auf. (Kalaber-, Kamerun-Schwellung.) Weitere Zeichen allergischer Reaktionen sind Pruritus und juckende Knötchen (Prurigo). Gelegentlich sind die geschlängelten Würmer auf ihrem Wanderungsweg unter der Haut oder unter der Konjunktiva zu sehen.

Die Diagnose kann durch den Mikrofilariennachweis aus dem Blut und durch die KBR gesichert werden.

Therapeutisch ist Hetrazan auch gegen Loa loa wirksam. Antihistaminika und Glukokortikoide sind in den ersten Behandlungstagen indiziert, da häufig starke allergische Reaktionen auftreten.

3. Onchozerkose

Onchocerca volvulus ist in Mittelafrika, Venezuela und Guatemala verbreitet und wird durch Simulien (Kriebelmücken) übertragen. Die erwachsenen Würmer liegen aufgeknäuelt im Bindegewebe, die Mikrofilarien wandern durch das Bindegewebe des ganzen Körpers.

Klinik: 1—2 Jahre nach dem Befall entwickeln sich in der Haut linsen- bis walnußgroße, schmerzlose Bindegewebsknoten, vorzugsweise an Stellen, die den Knochen dicht aufliegen und in deren Innerem die aufgerollten Würmer liegen. Die im Bindegewebe wandernden Mikrofilarien rufen durch ihre Stoffwechselprodukte oder Leibessubstanz rezidivierende makulopapulöse Hautausschläge hervor, die stark jucken und allmählich Pseudoichthyosis oder sklerodermieähnliche Bilder entstehen lassen. Mikrofilarien, die in die Augen wandern, lösen Keratitis, Iridozyklitis, Chorioiditis mit Pannusbildung und Hornhauttrübung aus. Die Augenkomplikationen werden häufig in Südamerika gefunden, wo auch vorwiegend am Kopf die Knotenbildung beobachtet wird.

Diagnose: Der Nachweis der Mikrofilarien in der Haut und in den Knoten sichert die Diagnose. Gelegentlich sind die Mikrofilarien auch im Glaskörper sichtbar.

Therapie: Die Exzision der Knoten führt zu guten therapeutischen Erfolgen. Medikamentös vermögen hohe Dosen Germanin die erwachsenen Würmer abzutöten. Hetrazan wirkt nur auf die Mikrofilarien, löst aber dabei in der Regel heftige allergische Reaktionen aus, die durch Glukokortikoide zu mildern sind.

B. Bilharziose (Schistosomiasis)

Von der Bilharziose sind über 100 Millionen Menschen betroffen. Vier verwandte Wurmarten der Gattung Schistosoma kommen als Erreger in Betracht: *S. haematobium* (Afrika, Vorderasien), *S. mansoni* (Afrika, Südamerika), *S. japonicum* (Ostasien) und *S. intercalatum* (Einzelgebiete in Afrika). Die Würmer erreichen eine Größe von 1—2 cm und leben als Pärchen zusammen (Abb. S. 124 a). Der Mensch wird von den Larven (Zerkarien) befallen, die sich über drei Larvenstadien und einen Zwischenwirt (Schnecken) entwickeln und sich durch die menschliche Haut bohren. Die Larven dringen durch die intakte Haut ein. Gefährdet sind Menschen, die mit nackten Beinen in flachem Wasser waten (Bauern, Fischer). Auf dem Lymph- und Blutweg gelangen sie in die Pfortadervenen, wo sie zu geschlechtsreifen Würmern heranreifen und zu Paaren vereint die Mesenterial- und Darmvenen (S. mansoni, S. japonicum, S. intercalatum) oder die Venengeflechte des Urogenitalsystems (S. haematobium) aufsuchen (Abb. S. 124 b). Weniger häufig werden die Leber, die Lunge oder das Gehirn befallen.

Die pathologischen Gewebsveränderungen sind durch die Stoffwechselprodukte und Leibessubstanz der Würmer und besonders durch die Eier bedingt. Um die befallenen Venen entstehen perivaskuläre Infiltrate. Die Eier verstopfen Kapillaren, die veröden. Durch die Abscheidung von Enzymen können die Eier kleine Strecken im Gewebe wandern und so durch die Darm- oder Blasenwand dringen und ausgeschieden werden. Um die im Gewebe liegenden Eier bilden sich Fremdkörpergranulome, die sich allmählich fibrös umwandeln. Bei der großen

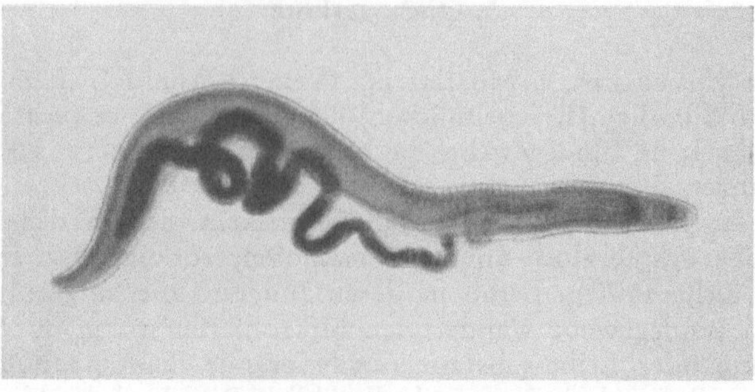

a

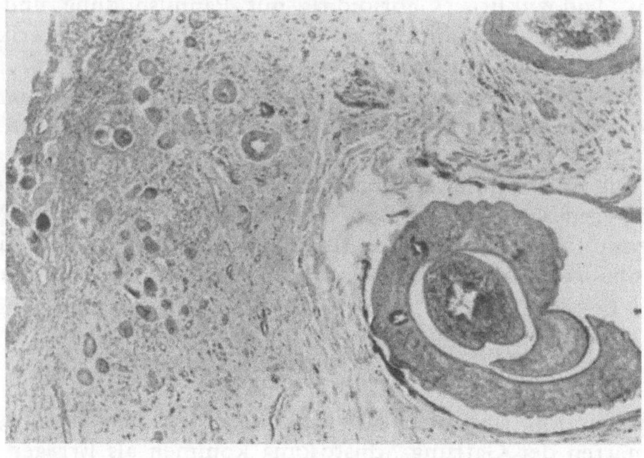

b

a) Wurmpärchen von Schistosoma mansoni (Lupenvergrößerung), b) Schistosoma
haematobium, Wurm und Eier in der Harnblasenwand.

Zahl der abgelegten Eier entstehen so langsam fibrös-zirrhotische Veränderungen
in den Organen.

Klinik: Das Eindringen der Larven durch die Haut ruft einen flüchtigen
Pruritus hervor. Etwa nach 4—7 Wochen beginnt ein *allergisch-febriles Stadium*
für 1—4 Wochen, das als Reaktion auf den ersten Befall der Organe durch die
Wurmeier gedeutet wird. Fieber, Gelenk- und Gliederschmerzen, Urtikaria, Ödeme
und Eosinophilie als Dauersymptome, sowie Leber- und Milzschwellung, Bronchitis, Oberbauchbeschwerden und Darmstörungen als Organsymptome, kennzeichnen das Krankheitsbild. Eier im Stuhl werden nach ca. 40 Tagen, im Urin
erst nach Monaten gefunden.

Das *chronische Stadium* mit den Zeichen des unterschiedlichen Organbefalls
zieht sich über Jahre hin. Die *Urogenitalbilharziose* (S. haematobium) beginnt mit
zystitischen Beschwerden und Hämaturie. Im Urinsediment finden sich Erythrozyten, Leukozyten und Wurmeier. Bei der Zystoskopie sieht man zahlreiche helle

Knötchen in der geröteten Blasenschleimhaut, besonders am Trigonum und um die Ureterenostien. Bei starkem Befall verdickt und erstarrt die Harnblasenwand, Sekundärinfektionen treten hinzu, und relativ häufig entwickelt sich ein Blasenkarzinom. Von den Genitalorganen sind Prostata und Samenblasen sowie Uterus und Tuben häufig betroffen. Die *Darmbilharziose* äußert sich je nach Stärke des Befalls in dyspeptischen Beschwerden, Obstipation, abdominellen Schmerzen, Colitis ulcerosa mit Blut- und Schleimabgängen und Tenesmen. Die *hepato-lienale Bilharziose* führt zu oft beträchtlichen Leber- und Milzvergrößerungen und bei starkem Befall in fortgeschrittenem Stadium zum Bild der Leberzirrhose mit allen ihren Folgeerscheinungen. Die *Lungenbilharziose* zeigt sich bei stärkerem Befall durch eine Bronchitis und durch zunehmende Rechtsbelastung des Herzens. Röntgenologisch entsteht in den Frühstadien ein Bild wie bei einer Miliartuberkulose. Die *Gehirnbilharziose* führt zu Tumorbildern oder zu Zeichen einer Meningo-Enzephalitis.

Diagnose: Die Würmer können im Urin, Stuhl oder in Biopsiematerial nachgewiesen werden. Die Eier von S. haematobium und S. mansoni sind ca. $150 \times 60\ \mu$ groß mit einem End- bzw. Seitenstachel, die von S. japonicum ca. $90 \times 70\ \mu$ groß und ohne Stachel. Die Eier besitzen keinen Deckel und lassen im Inneren eine Larve (Mirazidium) erkennen (Abb. S. 101). Zystoskopie und Rektoskopie sind weitere diagnostische Hilfsmittel. Die KBR wird schon nach wenigen Wochen positiv, der Intrakutantest etwas später.

Therapie und Prophylaxe: Brechweinstein und Fuadin werden heute kaum noch angewandt. Lucathon (Miracil D) und Nioidazol (Ambilhar) wirken auf die erwachsenen Würmer ein, die sich in die Pfortaderäste verlagern, sterilisiert werden und schließlich absterben. Die Eier werden nicht beeinflußt, haben aber an sich eine kurze Lebensdauer. Da oft nicht alle Würmer abgetötet werden, sind Nachuntersuchungen auf Eier mit lebenden Mirazidien bis zu 6—8 Monate lang erforderlich. Erst danach ist mit einer Dauerheilung zu rechnen. Eine frühzeitige Behandlung ist bei der Bilharziose wegen der Gefahr der schweren Organschädigungen besonders wichtig.

Die Prophylaxe erfordert Behandlung der Eierausscheider, einwandfreie Abortanlagen, Vernichtung der Zwischenwirte (Schnecken) und Verhütung des Zerkarienbefalls durch wasserdichte Schutzkleidung. Durch Impfen mit Zerkarien-Antigen läßt sich ein langdauernder Schutz erzielen.

C. Paragonimus-Befall

Der Lungenegel *(Paragonimus westermani)* ist in Ostasien verbreitet. Die Entwicklung der Larven erfolgt aus Eiern, die ins Wasser gelangt sind, über mehrere Stadien zunächst in Schnecken und dann in kleinen Krebsen und Krabben. Der Mensch wird durch den Genuß roher Krabben- oder Krebsgerichte befallen. Vom Darm des Menschen aus wandern die Larven durch die freie Bauchhöhle zur Lunge, wo sie in bohnen- bis haselnußgroßen Zysten liegen, die mit blutig-schleimigem Inhalt gefüllt sind und die Anschluß an das Bronchialsystem gewinnen können. In den Zysten finden sich ein oder mehrere Würmer, die bis mehrere Zentimeter Länge erreichen können. Abgeirrte Larven können sich in der Bauchhöhle oder auch in anderen Organen (z. B. Gehirn bei Kindern) ansiedeln.

Klinik: Der Befall der Lungen führt zu einer sich über Monate und Jahre hinziehenden chronischen Bronchitis. Der wechselnd starke Husten ist oft quälend, das zähe Sputum rostbraun bis blutig und enthält Wurmeier, eosinophile Zellen und Charcot-Leydensche Kristalle. Dyspnoe, gelegentliche Fieberschübe und eine Beteiligung der Pleura beeinträchtigen das sonst wenig gestörte Allgemeinbefinden. Röntgenologisch sind 1—2 cm große Rundherde in der Lunge zu erkennen. Der Befall der Bauchhöhle führt zu peritonitischen Erscheinungen, der des Gehirns meist unter dem Bild eines Hirntumors oder einer Meningo-Enzephalitis zum Tode.

Diagnose: Die mit einem Deckel versehenen $100 \times 50\ \mu$ großen, gelbbraunen Eier sind im Sputum und Stuhl mikroskopisch nachzuweisen. Die Diagnose kann weiterhin durch einen Intrakutantest bestätigt werden.

Therapie: Neben Resochin hat sich Bithionol (30—40 mg/kg Körpergewicht jeden 2. Tag, mindestens 10mal) therapeutisch am besten bewährt.
Prophylaktisch sollen rohe Krabben- und Krebsgerichte vermieden werden.

D. Clonorchis- und Opisthorchis-Befall

Der chinesische Leberegel *(Clonorchis sinensis)* ist in Ostasien verbreitet. Verwandte Arten sind *Opisthorchis felineus*, der in Mündungsgebieten der großen Flüsse Osteuropas und Sibiriens und *Opisthorchis viverinie*, der in Thailand, Siam und Indochina gefunden wird. Die Leberegel erreichen eine Länge von 1—1,5 cm und können an der Form der Hoden (Hirschgeweih-Hoden bei Clonorchis, Kleeblatt-Hoden bei Opistorchis) unterschieden werden. Die Larvenstadien entwickeln sich zunächst in Schnecken und dann in Fischen, insbesondere in Karpfen. Durch den Genuß roher Fischspeisen, die in Ostasien sehr beliebt sind, wird der Mensch befallen. Die Larven wandern vom Darm aus durch den Ductus choledochus in die kleinen Gallengänge und in die Leber, wo sie zu reaktiver Epithelwucherung und Bindegewebsvermehrung führen.

Klinik: Ein zahlenmäßig leichter Befall mit den Leberegeln führt meist zu keinen klinischen Symptomen. Bei stärkerem Befall können zu Beginn Fieber, Subikterus, Bluteosinophilie sowie Vergrößerung und Druckschmerzhaftigkeit der Leber auftreten. Das chronische Stadium wird beherrscht von dyspeptischen Beschwerden und den Symptomen einer Cholezystopathie, die über Jahre bestehen können und schließlich in das Bild einer fortschreitenden Leberzirrhose münden. Leberkarzinome werden bei Menschen mit Leberegelbefall gehäuft beobachtet.

Diagnose: Die Leberegeleier (Abb. S. 90) können in Stuhl und Galle nachgewiesen werden. Sie sind sehr klein ($30 \times 15\ \mu$) und daher leicht zu übersehen.

Therapie und Prophylaxe: Hetol (50 mg/kg Körpergewicht verteilt in 3 Einzelgaben über 5—10 Tage) stellt das wirksamste Chemotherapeutikum gegen den kleinen Leberegel dar.
Die Vermeidung roher Fischspeisen schützt vor einem Befall.

Tuberkulose

I. Epidemiologie, Ätiologie, Immunologie

Die Tuberkulose ist eine Krankheit, die sich schon bei den ägyptischen Mumien nachweisen läßt und bereits in der Form der Lungentuberkulose von HIPPOKRATES beschrieben wurde. Die Tuberkulose war nach dem Rückgang der Pest, der Pocken, der Lepra und der Cholera lange Zeit die weitestverbreitete Volkskrankheit in unseren Breiten. Kriegs- und Notzeiten und enges Zusammenleben unter unhygienischen und schlechten sozialen Verhältnissen fördern die Ausbreitung der Tuberkulose, da sie die Expositionsgefahr erhöhen und die dispositionellen Faktoren (Unterernährung, mangelnde körperliche Ertüchtigung ohne „Licht, Luft und Sonne") steigern. Nach vielen Familienuntersuchungen und den Ergebnissen der Zwillingsforschung ist auch eine konstitutionsgebundene höhere Anfälligkeit bestimmter Menschen für die Tuberkuloseerkrankung anzunehmen.

Der Rückgang der Erkrankungshäufigkeit und der Sterblichkeit an Tuberkulose ist ein Erfolg der verbesserten Hygiene, Diagnostik und Therapie sowie der Überwachung der Tuberkulösen, der Röntgenreihenuntersuchungen und der Prophylaxe durch Schutzimpfungen. Diese Faktoren haben zusammen mit dem Rückgang der alimentären Übertragungsmöglichkeit der Tuberkulose (s. unten) den Gipfel der Erstinfektion mit Tuberkelbakterien vom Kindes- und Jugendalter in das höhere Adoleszenten- und Erwachsenenalter verschoben.

Die *Übertragung* der Tuberkulose auf den Menschen erfolgt in erster Linie aerogen durch Tröpfchen- und Staubinfektion (etwa 90%) und in zweiter Linie oral-intestinal (etwa 10%). Für die Inhalationsinfektion sind nur geringe Erregermengen erforderlich, wobei die Infektion am ehesten nach wiederholtem Einatmen kleiner Bakterienmengen haftet. Damit oral aufgenommene Tuberkelbakterien zur Erkrankung führen, muß die Infektionsdosis etwa 200mal größer sein. Eine diaplazentare Übertragung ist möglich, aber selten, wenn im mütterlichen Blute (z. B. bei einer Miliartuberkulose) Tuberkelbakterien kreisen. Auch eine Genitaltuberkulose oder verkäsende Tuberkelherde in der Plazenta können eine Übertragung auf den Föten ermöglichen. Intrauterin infizierte Kinder sterben meist vorzeitig ab. In der Regel sind die Kinder tuberkulöser Mütter aber nicht infiziert und müssen deshalb sofort nach der Geburt durch Absonderung von der Mutter vor einer Infektion geschützt werden.

Der *Erreger* der Tuberkulose (1882 von ROBERT KOCH entdeckt) gehört zu einer Gruppe von stäbchenförmigen Bakterien, die u. a. durch die säurefeste Bindung von Farbstoffen in ihren Wachs- und Fettbestandteilen gekennzeichnet sind und zum Genus Mykobakterium zusammengefaßt werden. Mykobakterien sind relativ resistent gegenüber chemischen Substanzen, werden aber durch ultraviolette Strahlen (Sonnenbestrahlung) und Hitze (Pasteurisieren) abgetötet.

Von den zahlreichen Mykobakterien sind für die menschliche Tuberkulose besonders zwei Typen von Bedeutung: *Typus humanus* (Mycobacterium tuberculosis) und *Typus bovinus* (Mycobacterium bovinum). Beide Typen sind für den Menschen im gleichen Maße virulent und pathogen. Die Infektion erfolgt am häufigsten durch den *Typus humanus,* der vorwiegend aerogen übertragen wird (Lungentuberkulose), während die alimentäre Übertragung meist durch den *Typus bovinus* stattfindet (Lymphknotentuberkulose). Die Bekämpfung der Rindertuberkulose (Perlsucht) und die gesetzlich vorgeschriebene Pasteurisierung der Milch haben den *Typus bovinus* weit zurückgedrängt. Die Differenzierung beider Bakterientypen gelingt an Hand verschiedener Stoffwechselleistungen und einer unterschiedlichen Tierpathogenität.

Neben Typus humanus und bovinus gibt es eine Reihe „atypischer" Mykobakterien, die z. T. für den Menschen pathogen sind und gelegentlich tuberkuloseähnliche Bilder hervorrufen können. Sie sensibilisieren den Menschen ebenfalls gegen Tuberkulin und sind häufig primär resistent gegen Tuberkulostatika. Der bekannteste Vertreter der „atypischen" Mykobakterien ist der Erreger der Geflügelpest, das Mycobacterium avium *(Typus gallinaceus),* der selten bei einer menschlichen Tuberkulose gefunden wird. Weitere für den Menschen apathogene Mykobakterien leben als Saprophyten auf den Schleimhäuten und können zu diagnostischen Irrtümern Anlaß geben.

Die Infektion mit dem Tuberkelbakterium löst beim Menschen *Allergisierungs-* und *Immunisierungsvorgänge* aus, die den durch Zahl und Virulenz der Erreger sowie durch die Resistenz des Wirtsorganismus geprägten Ablauf der Tuberkuloseerkrankung mitbestimmen. Die Immunität weist eine von Fall zu Fall und auch im Ablauf der Krankheit unterschiedliche Stärke auf (abgestufte Immunität). Die mit der Tuberkulinreaktion meßbare Allergie entwickelt sich zwar weitgehend parallel, aber in ihrem Wesen doch unabhängig von der Immunität.

Eine positive Tuberkulinprobe besagt nur, daß der betreffende Organismus Kontakt mit Tuberkelbakterien gehabt hat und sensibilisiert worden ist. Zur Testung der Allergie stehen neben dem Alt-Tuberkulin von ROBERT KOCH heute gereinigte Tuberkuline verschiedener Firmen zur Verfügung, die nach MORO perkutan (Salbe), nach MANTOUX intrakutan oder nach v. PIRQUET kutan appliziert werden. Die Reaktion (Rötung und Papelbildung) wird nach 48 bzw. 72 Stunden abgelesen. Eine positive Tuberkulinprobe ist etwa 6 Wochen nach einem Infekt mit Tbc-Bakterien oder einer BCG-Impfung (s. unten) zu erwarten. Nach akuten Infektionskrankheiten (z. B. Masern) kann die Sensibilisierung vorübergehend nicht nachweisbar sein, bei der Tuberkulosepsis fehlt sie.

Für den *Nachweis der Erreger* stehen Mikroskopie, Kulturen und Tierversuche zur Verfügung. Zum *mikroskopischen Nachweis* eignen sich die Hellfeld- und Fluoreszenzmikroskopie mit Präparaten aus Sputum, Magensaft, Urin, Liquor, Stuhl, Pleura- und Peritonealexsudat sowie histologisches Material. Über die Anreicherungs- und Färbemethoden ist in den speziellen Lehrbüchern nachzulesen.

Kulturen aus den gleichen Materialien auf Spezialnährböden (Hohnsche Kultur) und *Tierversuche* (Meerschweinchen) geben in einem höheren Prozentsatz positive Resultate als die mikroskopischen Verfahren. Zur Anreicherung der Tuberkelbakterien verwendet man Zentrifugate möglichst großer Urin- und Punktatmengen.

Brauchbare *serologische Reaktionen* zur Beurteilung einer Tuberkuloseerkrankung gibt es bisher nicht. Die Tuberkulinreaktion besagt nur, daß eine Sensibilisierung mit Tuberkelbakterien stattgefunden hat (s. o.). Die Hämagglutinationsreaktion nach MIDDLEBROOK-DUBOS mit durch Tuberkelpolysaccharide sensibilisierten Erythrozyten (indirekte Hämagglutination) ist nur von begrenzter Bedeutung, da die Stärke der Reaktion nicht mit der klinischen Aktivität des tuberkulösen Prozesses übereinstimmt.

Die von RANKE geprägte *Stadieneinteilung* der als zyklische Infektionskrankheit anzusehenden tuberkulösen Infektion des menschlichen Organismus berücksichtigt pathologisch-anatomische Befunde und Begriffe der Immunitätslehre. Hiernach verläuft die Tuberkulose in drei Stadien.

Im ersten Stadium des tuberkulösen Primärkomplexes mit Parenchymherd, Lymphangitis tuberculosa und spezifischer Erkrankung der regionären Lymphknoten entwickelt sich aus der Anergie des bis dahin nicht tuberkulös infizierten Organismus eine Allergie, die zu einer produktiven Reaktion des Gewebes mit Abgrenzung der Nekrose führt. Durch lymphogen-hämatogene Aussaat kommt es im zweiten Stadium zur Generalisation mit einer spezifischen Anaphylaxie, die zu exsudativ-kolliquativen Gewebsveränderungen führt. Im tertiären Stadium entwickelt sich eine humorale Immunität mit relativer Unempfindlichkeit des Organismus gegen die Toxine. Die Tuberkulose ist organbeschränkt und zeigt appositionelles Wachstum und kanalikuläre Ausbreitung.

Die Übertragung dieser Stadienlehre auf die Klinik stößt oft auf große Schwierigkeiten, so daß heute meist nur eine Unterteilung in primäre und postprimäre Tuberkulose vorgenommen wird. Darüber hinaus erfolgen noch Angaben über Lokalisation, Erscheinungsbild und Aktivität. Von besonderer seuchenhygienischer Bedeutung sind die Angaben über die Bakterienausscheidung.

II. Lungentuberkulose

Die tuberkulöse *Erstinfektion* erfolgt in etwa 90% aerogen durch Staub- oder Tröpfcheninfektion und führt zur Ausbildung eines pulmonalen Primärherdes. Meist in den am besten belüfteten Lungenabschnitten — Oberlappenbasis, Unterlappen — bildet sich ein azinöser bis lobulärer, verkäsender pneumonischer Herd. Gleichzeitig kommt es zu einer Miterkrankung der Lymphabflußwege und der regionären Lymphknoten. Die Krankheitserscheinungen sind fast immer so gering, daß die tuberkulöse Erstinfektion in diesem Stadium nur ausnahmsweise erfaßt wird. So kann gelegentlich bei Auftreten eines Erythema nodosum oder einer komplizierenden Primärherdpleuritis der bipolare, hantelförmige, floride Primärherd röntgenologisch nachgewiesen werden. Häufiger ist der abgeheilte *Primärkomplex* als verkalkter bis erbsgroßer Parenchymherd und verkalkter Hiluslymphknoten ein Zufallsbefund anläßlich einer späteren Röntgenuntersuchung der Brustorgane (Abb. S. 130).

In seltenen Fällen kann sowohl eine Abheilung des Parenchymherdes wie des Lymphknotenherdes ausbleiben. Geschwächte Abwehrlage des Organismus und anhaltende Superinfektion können zu einer fortschreitenden Verkäsung des Lungenherdes führen. Im Rahmen dieser *Primärherdphthise* kann infolge Kavernisierung eine *Primärkaverne* auftreten, von der durch intrakanalikuläre Verschleppung

infektiösen Materials Aspirationsherde in allen Lungenabschnitten auftreten
können. Durch Einbruch eines verkäsenden Lymphknotens in das Bronchialsystem
kann die *lobäre käsige Pneumonie* entstehen. Primärkaverne und käsige Pneumonie
führen zu schweren Allgemeinveränderungen, wie Fieber, Husten, Nachtschweiße,
Gewichtsabnahme, Blutsenkungsbeschleunigung und Leukozytose. Im Sputum und
Magennüchternsaft sind fast stets Tuberkelbakterien nachzuweisen. Es ist im
Gegensatz zur unkomplizierten Erstinfektion eine massive kombinierte tuberkulostatische Therapie erforderlich.

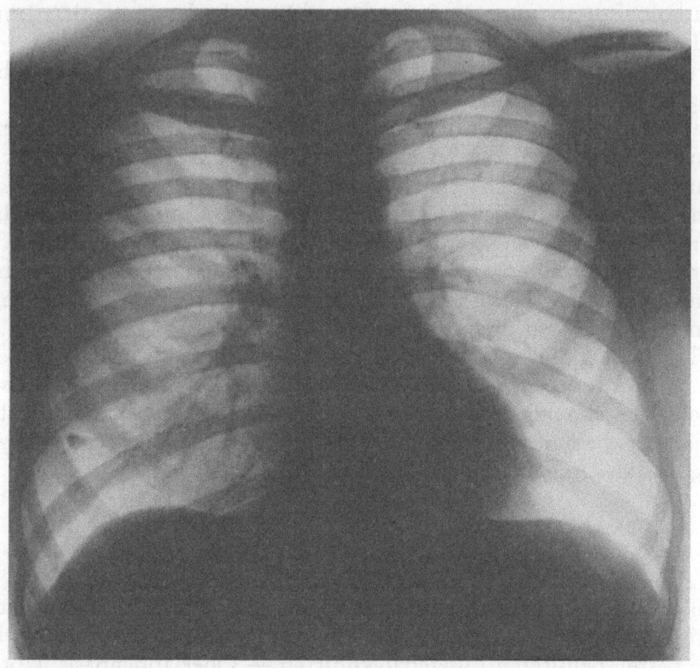

Verkalkter Primärherd im rechten Lungenunterfeld mit verkalktem zugehörigem
Hiluslymphknoten (Primärkomplex).

Nach Abheilen des pulmonalen Erstherdes kann eine *Lymphknotentuberkulose*
weiter bestehen bleiben und unter Umständen fortschreiten (Abb. S. 131). Mehr oder
minder starke Beeinträchtigung des Allgemeinbefindens, Senkungsbeschleunigung
und abendliche subfebrile Temperaturen weisen auf eine aktive Lymphknotentuberkulose hin. Bei der Röntgenuntersuchung findet sich eine Vergrößerung der
Hilus- und Bifurkationslymphknoten sowie der paratrachealen Lymphknoten-
gruppe. In einem hohen Prozentsatz heilt die Lymphknotentuberkulose unter
Ruhe und Schonung ab. Differentialdiagnostisch kommen alle Krankheiten, die
mit einer Vergrößerung der Lymphknoten einhergehen, in Betracht (Sarkoidose,
Morbus Hodgkin, Lymphosarkom usw.). Der wiederholten Tuberkulintestung mit
Nachweis einer zunehmenden positiven Hautallergie kommt hierbei besondere
Bedeutung zu. Bei sehr ausgeprägter Lymphknotenvergrößerung kann es zu einer

Kompressionsatelektase eines Lungenlappens kommen. Kommt es zusätzlich zu einem Lymphknoteneinbruch in das Bronchialsystem, so bildet sich eine käsige Pneumonie aus.

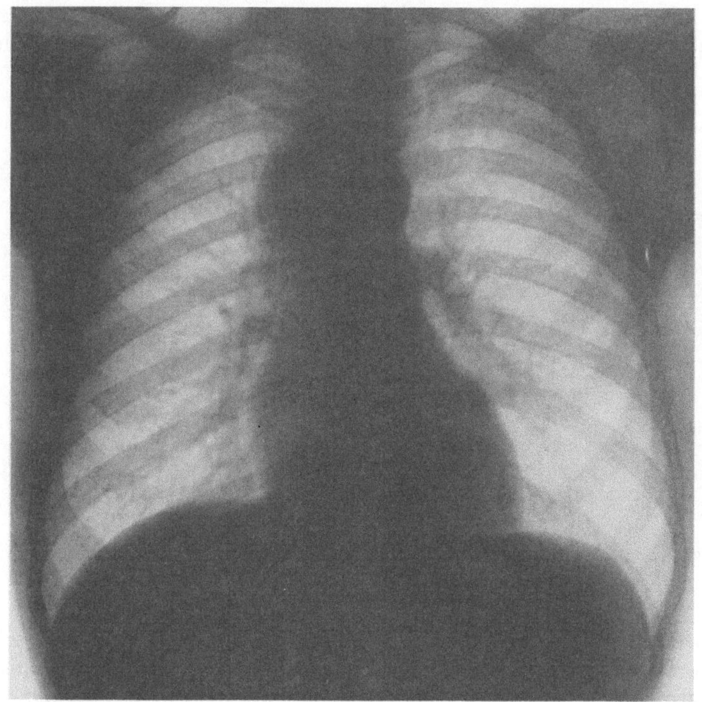

Aktive Lymphknotentuberkulose. Verbreiterung des oberen Mediastinums rechts und links mit glatter, polizyklischer Begrenzung. Keine intrapulmonalen Herde nachweisbar.

Bei fortschreitender Lymphknotentuberkulose besteht außerdem durch Einbruch in das Gefäßsystem die Gefahr einer lymphogen-hämatogenen Erregerausbreitung. Diskrete *hämatogene Streuungen* in der subprimären Phase der tuberkulösen Infektion verlaufen meist klinisch unterschwellig und werden später als verkalkte Herdchen in den Spitzen-Oberfeldern zufällig festgestellt *(Simon-Herde)* (Abb. S. 132). Erfolgt diese hämatogene Streuung zeitlich später nach der Erstinfektion, in der frühsekundären Phase, dann kommt es meist nicht zu Verkäsungen, so daß eine Verkalkung dann auch ausbleibt. Diese als *Malmros-Herdchen* bekannten Spitzen-Oberlappenveränderungen sind später nur als zarte Indurationsfelder röntgenologisch nachweisbar.

Ist die Streuung massiv, so werden alle Lungenabschnitte mit kleinen Herdchen durchsetzt. Diese hämatogene Dissemination kann unter dem Bild einer relativ gutartigen *chronischen Miliartuberkulose* verlaufen. Häufiger kommt es jedoch zu dem schweren Krankheitsbild der *akuten Miliartuberkulose*. Die Krankheit beginnt mit hohen Temperaturen, Dyspnoe, Zyanose, Milzvergrößerung, Leukopenie mit Lymphopenie, positiver Diazoreaktion und oft noch negativer Tuberkulinprobe. Nach dem klinischen Bild können drei Formen der akuten Miliartuberkulose unterschieden werden. Überschneidungen kommen vor. Bei der *pulmonalen Form* stehen die Symptome von seiten der Lunge im Vordergrund. Die Patienten klagen über Dyspnoe und Husten. Der Tuberkelbakteriennachweis im Sputum gelingt im Beginn der Krankheit selten. Bei der Röntgendurchleuchtung

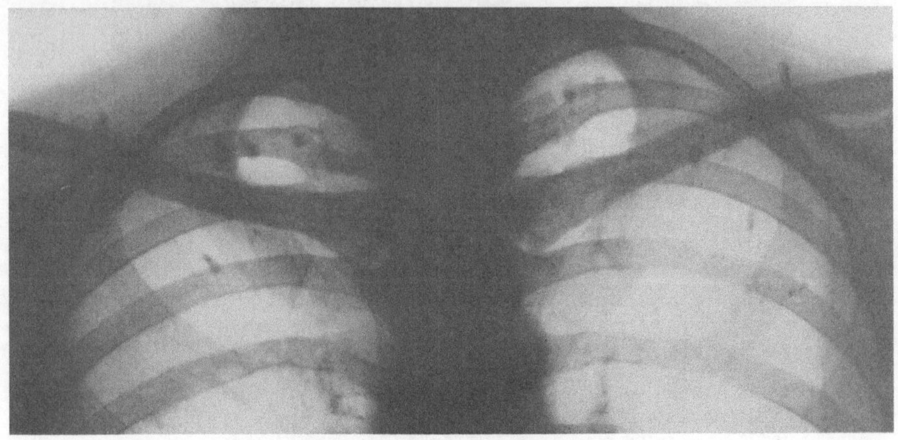

Verkalkte Simon-Herde in beiden Lungenspitzen. Scharf abgesetzte, bizarr verkalkte Herdbildungen in den Spitzenoberfeldern.

findet sich eine verminderte Atemverschieblichkeit der Zwerchfelle bei einer verwaschenen Lungenstruktur. Auf Röntgenaufnahmen kommen disseminierte, von kranial nach kaudal an Dichte abnehmende, miliare Herdbildungen zur Darstellung (Abb. S. 133). Diese Herdchen sind jedoch erst nach einer gewissen Zeit erkennbar, so daß oft die im Krankheitsbeginn vorgenommene Röntgenuntersuchung ein negatives Ergebnis hat.

Bei der *typhösen Form* hat das klinische Bild große Ähnlichkeit mit dem Typhus und kann anfänglich zur Verwechslung Anlaß geben. Bei Tuberkulose fehlt lediglich die für Typhus typische relative Lymphozytose im Blut. Differentialdiagnostisch ist die Augenhintergrundsuntersuchung von besonderer Bedeutung. Durch den Nachweis von Chorioideatuberkeln kann die vorliegende Krankheit ätiologisch rasch geklärt werden.

Symptome von seiten des Zentralnervensystems stehen bei der *meningealen Form* der akuten Miliartuberkulose im Vordergrund. Die Liquoruntersuchung mit Nachweis einer Zuckererniedrigung, Zellzahlerhöhung, Eiweißvermehrung, eines Spinnwebhäutchens und evtl. direktem Erregernachweis führt meist zu einer Klärung der Diagnose. Ausführlich ist die Meningitis tuberculosa unter Infektionskrankheiten (S. 72) abgehandelt.

Eine Sonderform der hämatogenen Dissemination ist die *Sepsis tuberculosa (Landouzy)*, bei der die Bakteriämie auf einen anergischen Organismus trifft. Pathologisch-anatomisch finden sich überwiegend Nekrosen ohne nennenswerte Gewebsreaktion. Wegen der Ähnlichkeit mit dem Typhus hat diese Krankheit auch die Bezeichnung Typhobazillose erhalten. Im Gegensatz zur Miliartuberkulose sind die Lungen weniger stark befallen. Die Herde können in allen Organen auftreten, vor allem auch in der Haut.

Die Prognose der hämatogenen Streuung ist seit Einführung der Tuberkulostatika wesentlich günstiger. Intensive Therapie über genügend lange Zeit führt heute bei frühzeitiger Diagnose praktisch immer zur Heilung. Bei der pulmonalen Form der Miliartuberkulose treten allerdings oft stärkere Funktionseinbußen durch ein ausgeprägtes Narbenemphysem auf. Verklebungen der Meningen als Folgezustand einer tuberkulösen Meningitis lassen sich durch Kombination der Tuberkulostatika mit Steroiden weitgehend vermeiden.

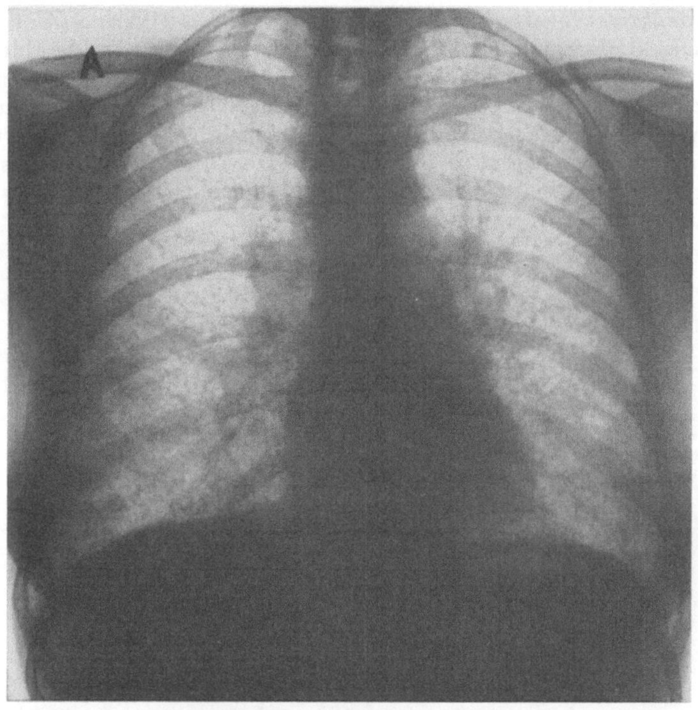

Miliartuberkulose. Disseminierte, dichtstehende, miliare Fleckenschatten in allen Lungenabschnitten. Geringe Betonung der Hiluslymphknoten. Durch Weichteilüberlagerung (Mammaschatten) treten die Herdchen in den Unterfeldern deutlicher hervor.

Am Beginn der *Erwachsenentuberkulose* steht oft das Frühinfiltrat (ASSMANN), das bevorzugt infraklavikulär auftritt und Folge eines exogenen Superinfektes oder einer bronchogenen Streuung von einem verkästen Spitzenherd ist. Da in den meisten Fällen wesentliche Krankheitserscheinungen fehlen, wird es nur selten nachgewiesen. Oft bildet sich diese unter dem Bild einer verschleppten Grippe verlaufende Manifestation der Tuberkulose unter Hinterlassung eines Indurationsfeldes zurück. Kommt es hingegen zu einer Einschmelzung des Frühinfiltrates, also zu einer *Frühkaverne*, so ist nicht selten eine Hämoptoe das erste Krankheitszeichen. Von der Frühkaverne kommt es zu einer bronchogenen Streuung infektiösen Gewebsmaterials in verschiedene Lungenabschnitte. Im Sputum und Magennüchternsaft sind Tuberkelbakterien nachweisbar. Die Blutsenkung ist beschleunigt. Das Blutbild kann eine Leukozytose mit Linksverschiebung aufweisen.

Die *chronische Erwachsenenphthise* gehört meist dem Tertiärstadium der Tuberkuloseentwicklung an und entsteht aus intrapulmonalen — aerogen oder hämatogen angelegten — Herden, oder aus einer Lymphknotentuberkulose. Für die Entstehung der Erwachsenenphthise ist von großer Bedeutung, daß in inaktiven und verkalkten Herden noch jahrelang virulente Tuberkelbakterien nachzuweisen sind. Der Einteilung dieser Tuberkuloseform wird das morphologische Substrat zugrunde gelegt.

Die *produktive Tuberkulose* ist durch eine chronische Verlaufsform gekennzeichnet. Die klinischen Erscheinungen wie Fieber, Blutsenkungsbeschleunigung und Störung des Allgemeinbefindens sind nur diskret ausgebildet. Röntgenologisch finden sich relativ scharf abgegrenzte Herdbildungen (Abb. S. 134), die nur selten kavernisieren und überwiegend in den Spitzen lokalisiert sind. Von dort erfolgt eine apiko-kaudale Abseuchung, das heißt, Bakterienstreuung über das Kanalsystem der Bronchien. Bei der bindegewebigen Abheilung kommt es zu stärkeren Schrumpfungen und Verziehungen.

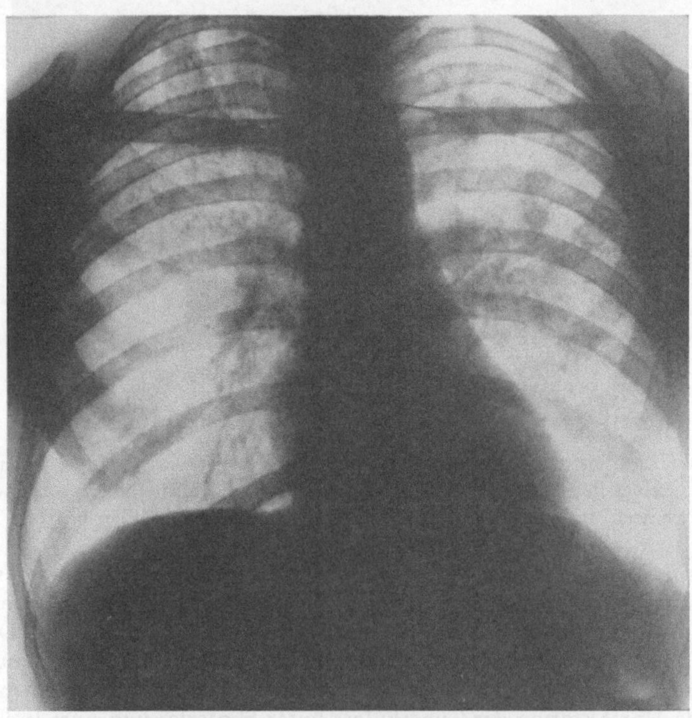

Produktive Tuberkulose im rechten Ober- und linken Mittelfeld.
Scharf begrenzte, streifig-fleckige Abschattungen.

Bei der *exsudativen Tuberkulose* ist das Krankheitsbild ausgeprägter und akuter im Verlauf. Die käsige Lobärpneumonie ist ein bedrohliches Krankheitsbild und geht mit hohen Temperaturen und starken Allgemeinveränderungen einher. Die exsudativen, lobulären Herdchen sind im Röntgenbild unscharf gegen das umgebende Lungengewebe abgesetzt und neigen zu einer raschen Kavernisierung (Abb. S. 135). Tuberkelbakterien sind fast immer im Sputum nachzuweisen. Ein häu-

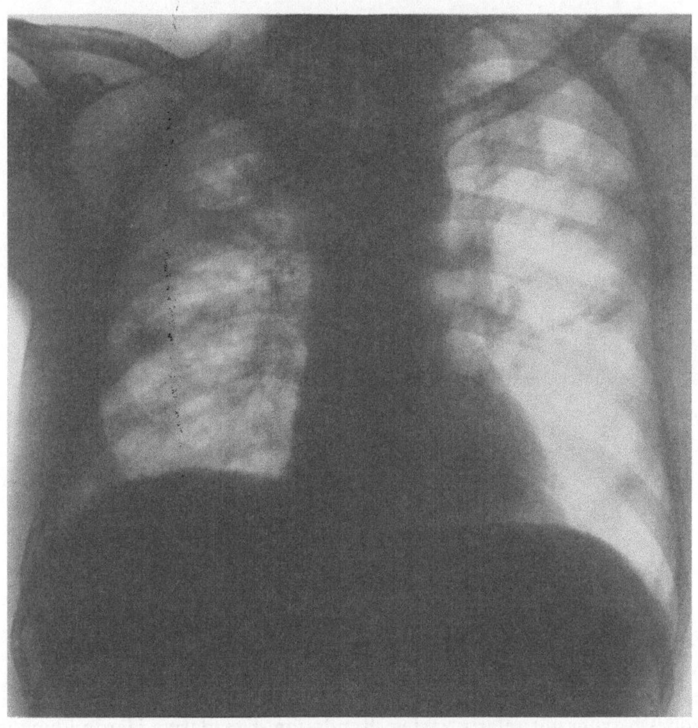

Exsudativ-kavernöse Lungentuberkulose der rechten Lunge mit Streuherden im linken Mittel-Oberfeld. Weichwolkige, fleckige Verschattungen der rechten Lunge mit gut taubeneigroßem Kavum im rechten Oberfeld. Geringe Spiegelbildung in der Kaverne. Streuherde im linken Mittel-Oberfeld.

figer Befund ist eine Hämoptoe, die nicht selten zur erstmaligen Feststellung der Tuberkulose führt. In der Abheilungsphase können die exsudativen Veränderungen in produktive übergehen, so daß dann eine Mischform einer produktiv-exsudativen Tuberkulose vorliegt. Wie bereits ausgeführt kann die tuberkulöse Kaverne in allen Stadien der Lungentuberkulose auftreten. Bevorzugt ist sie aber bei der exsudativen Tuberkulose des Tertiärstadiums zu beobachten. Die Kaverne (Abb. S. 136) ist röntgenologisch durch eine allseitig geschlossene Ringfigur mit wechselnd stark ausgebildetem Randsaum gekennzeichnet. Hat sie Anschluß an einen Bronchus (Drainagebronchus) gefunden, so kann das nekrotische Material hierüber entleert werden Bei unvollständiger Entleerung der Kaverne ist eine Spiegelbildung zu beobachten

Pleuranahe Kavernen können gelegentlich in den Pleuraspalt perforieren und ein spezifisches Empyem verursachen.

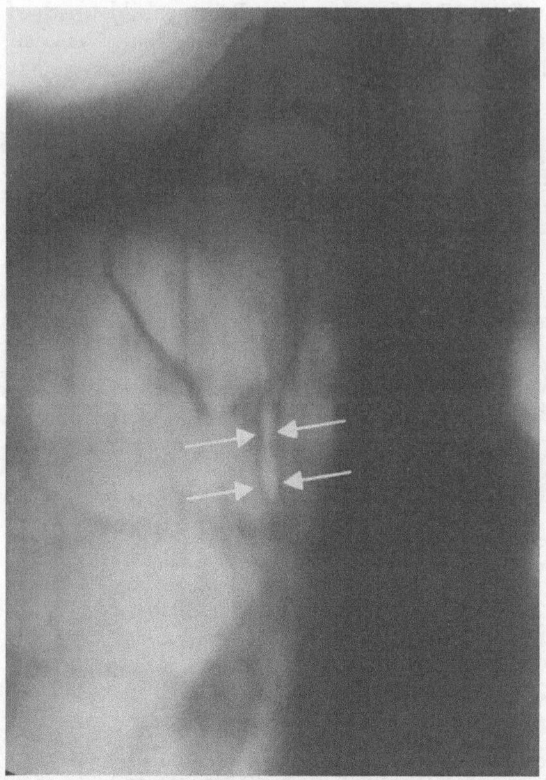

Tuberkulöse Kaverne im rechten Lungenoberlappen. Tomographie, 8 cm Schichttiefe. Hühnereigroßes Kavum mit relativ zartem Randsaum. Exsudative Herdbildung in der Umgebung der Kaverne. Vermehrte Streifenzeichnung zum oberen Hiluspol mit Darstellung des Drainagebronchus.

Die *zirrhotische Lungentuberkulose* entspricht dem Abheilungszustand der produktiven und exsudativen Lungentuberkulose. Röntgenologisch ist sie durch eine starke Narbenbildung mit Verziehung gekennzeichnet (Abb. S. 137). Die Schrumpfung der Oberlappen mit Kranialraffung der Hili und kompensatorischem Emphysem der Restlunge sind typische Befunde der zirrhotischen Tuberkulose. Große Schwierigkeiten ergeben sich bei der Aktivitätsbeurteilung, da röntgenologisch oft nur schwer zu entscheiden ist, inwieweit neben den zirrhotischen Veränderungen noch produktive und exsudative Herdbildungen vorliegen. Hierbei kommt der BSG-Kontrolle, der Tomographie, den Sputumuntersuchungen und der Röntgenverlaufsserie besondere Bedeutung zu. Sind die zirrhotischen Veränderungen sehr ausgeprägt, so können sie sekundär zur Bronchiektasie (Strangkavernen) führen. Weiterhin kann durch Ausfall größerer Lungenparenchymbezirke auch eine respiratorische Insuffizienz eintreten und sich gegebenenfalls ein Cor pulmonale chronicum infolge Kapillarbettreduktion entwickeln.

Kommt es durch Blockierung, Abknickung oder narbige Stenosierung des Ableitungsbronchus zu einer Ausfüllung der Kaverne, so kann ein Rundherd entstehen, der allgemein als *Tuberkulom* bezeichnet wird. Er enthält nekrotisches Material mit reichlich virulenten Tuberkelbakterien. Eine andere Form der Tuberkulome entsteht aus kleinen Käseherden durch appositionelles Wachstum, das produktiv-indurierend gegen das umgebende Lungengewebe abgesetzt wird. Auch durch Konfluenz von Käseherden kann ein solcher Rundherd entstehen. Im Einzelfall ist der Entstehungsmodus nicht festzustellen. Die Tuberkulome stellen eine große latente Gefahr dar, da sie jederzeit aufbrechen können. In jedem Einzelfall muß ihre operative Entfernung erwogen werden.

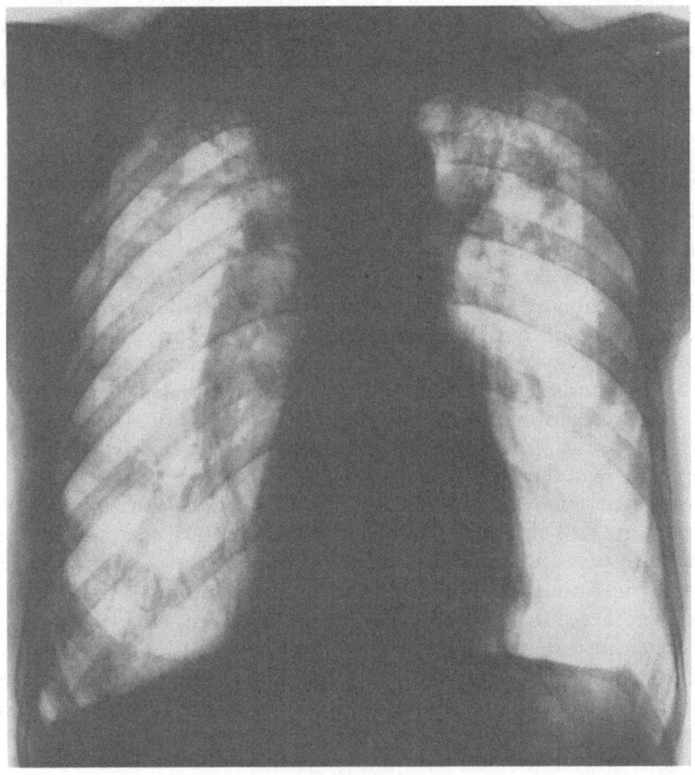

Doppelseitige zirrhotische Lungenoberlappentuberkulose. Streifig-fleckige Verdichtung der volumenverkleinerten Lungenoberlappen mit Kranialraffung der Hili. Vermehrte Strahlentransparenz der übrigen Lungenabschnitte infolge Überdehnung.

Die *Bronchustuberkulose* kann in allen Stadien, bevorzugt jedoch bei kanalikulärer Abseuchung beobachtet werden. Demgegenüber sind die hämatogen angelegten

Bronchustuberkulosen (*Endobronchitis caseosa*) relativ selten. Am häufigsten findet man Inokulationstuberkulosen der Bronchialschleimhaut in Drainagebronchien bei kavernöser Tuberkulose oder bei Lymphknotenperforation.

Die *spezifische Pleuritis exsudativa* ist in einem hohen Prozentsatz erstes Zeichen der tuberkulösen Erstinfektion des Erwachsenen. Bei der Enstinfektion im Kindesalter wird sie nur in etwa 10⁰/o beobachtet. Sie ist meist Folge einer Frühstreuung im Anschluß an den Primärkomplex.

Sie beginnt mit Fieber, Abgeschlagenheit und kurzdauernden, atemsynchronen Schmerzen in der erkrankten Brustkorbseite, die mit Auftreten eines Exsudates zurückgehen. Bei der Perkussion und Auskultation ist der typische Befund einer exsudativen Pleuritis zu erheben. Bei der Punktion kann seröses Exsudat gewonnen werden, in dem nur selten der direkte Bakteriennachweis gelingt. Die Behandlung besteht in der Verabfolgung von Tuberkulostatika. Außerdem können intrapleural Glukokortikoide und Streptomycin injiziert werden. Hierdurch kommt es meist zu rascher Entfieberung, Rückbildung des Ergusses und Ausbleiben einer stärkeren Verschwartung des Pleuraspaltes. Auch nach Abklingen der Pleuritis muß die tuberkulostatische Therapie noch lange fortgesetzt werden, um eine spätere intrapulmonale Herdbildung zu vermeiden.

III. Extrapulmonale Tuberkulose

Sitz des Primärinfektes ist bei der Tuberkulose, wie oben dargestellt, meist der Respirationstrakt oder der Magen-Darm-Kanal. Nachdem die Erreger dort gesiedelt haben, kann in Abhängigkeit von der immunologischen Situation auf hämatogenem oder auf lymphogenem Wege eine Streuung der Bakterien in alle anderen Organe erfolgen. Es ist nicht zu ersehen, warum in dem einen Falle dieses, in dem anderen jenes Organ befallen wird. Vielleicht spielen chemische Affinitäten eine Rolle. Nur gelegentlich ist die als „Lokalisationsfaktor" wirksame Schädigung zu erkennen, z. B. die Traumatisierung der Wirbelsäule oder einer Extremität bei Entstehung einer Knochen- oder Gelenktuberkulose.

Das Auftreten einer *Organtuberkulose* im Verlauf einer schweren Lungentuberkulose zeigt, daß die Abwehrkraft des Organismus erschöpft ist. In solchen Fällen leitet die extrapulmonale Tuberkulose häufig das Endstadium ein. Befall des Magen-Darm-Kanals (durch Verschlucken des Sputums!), des Ösophagus, des Kehlkopfes, der Trachea, der Bronchien und der Nieren, oft gleichzeitig an vielen Stellen, kennzeichnen diesen Verlauf.

In anderen Fällen ist jedoch die Tuberkulose an ihrem primären Sitz, also meist an den Lungen, völlig ausgeheilt oder hat gar an diesem Organ nur zu belanglosen Krankheitszeichen geführt. Wir sehen dann die isolierte Organtuberkulose, die je nach Sitz unterschiedliche Symptome macht.

Bei diesen Patienten liegen oft schleichende Krankheitszustände vor. Beeinträchtigung des Allgemeinbefindens, Gewichtsabnahme, geringfügige Steigerung der Körperwärme, Beschleunigung der BSG, gelegentlich Leukozytose mit Linksverschiebung machen deutlich, daß eine „organische" Krankheit vorliegt. Oft gestatten erst Schmerzhaftigkeit oder Funktionsausfall des betroffenen Organs eine Diagnose, wobei der Nachweis der tuberkulösen Genese oft ganz besondere Schwierigkeiten macht.

Für die *Knochentuberkulose* ist typisch die eitrige Einschmelzung, nachdem die Krankheit mehr oder weniger lange symptomarm verlaufen ist. Der Abszeß kann absacken in das umgebende Bindegewebe. Bei der Wirbelsäulentuberkulose kommt es auf diese Weise zum *Senkungsabszeß* mit typischem röntgenologischem Befund.

Auch die *Gelenktuberkulose* kann lange mit uncharakteristischen Gelenkbeschwerden einhergehen, so daß sie als rheumatische Krankheit verkannt wird. Entwickelt sich dann ein *Gelenkempyem* oder ein *Gelenkfungus*, ist die Diagnose leicht zu stellen. Auf die klinischen Bilder der extrapulmonalen Tuberkulose ist jeweils bei den Organkrankheiten eingegangen.

Bei der extrapulmonalen Tuberkulose ist stets zu prüfen, ob der erkrankte Herd operativ angegangen und entfernt werden kann. Diese Möglichkeit besteht häufig, z. B. bei der Knochentuberkulose und bei der einseitigen Nierentuberkulose.

IV. Therapie und Prophylaxe

Für die Therapie der Tuberkulose spielen auch heute noch allgemeine Maßnahmen eine entscheidende Rolle. Sofort nachdem die Diagnose gestellt ist, muß Schonung, in den meisten Fällen Bettruhe oder vielleicht sogar Klinikbehandlung angeordnet werden. Gemeinsam mit dem Patienten ist zu prüfen, welche beruflichen Umstellungen notwendig werden. Vor der Ära der Tuberkulostatika stand neben der Ruhebehandlung gleich wichtig die Klimatherapie. Sie sollte auch heute nicht vernachlässigt werden.

Die Behandlung der Tuberkulose ist seit Einführung der Tuberkulostatika wesentlich erfolgreicher. Die heute zur Verfügung stehenden Medikamente *(Antibiotika* und *Chemotherapeutika)* wirken bei ausreichender Konzentration bakteriostatisch. Bei längerer Verabreichung dieser Medikamente besteht die Gefahr einer Sensibilitätsminderung bzw. Resistenz. Am wirksamsten ist das *Streptomycin*, das in einer täglichen Dosierung von 0,5—1,0 g bis zu einer Gesamtdosis von 80—100 g verabfolgt wird. Als Nebenwirkungen treten gelegentlich Störungen der Nervi cochlearis und vestibularis auf. Das Medikament wird parenteral, intralumbal, intrakavitär oder als Inhalation verabfolgt. Das *Isonikotinsäure-Hydrazid* (INH) ist ebenfalls sehr wirksam. Die Tagesdosis beträgt 8 mg/kg Körpergewicht. Eine Begrenzung der Gesamtdosis besteht nicht. Als Nebenwirkungen können Parästhesien und Neuritiden auftreten. Bei Unverträglichkeitserscheinungen seitens des Magen-Darm-Kanals kann eine parenterale Medikation durchgeführt werden. Bei Schleimhauttuberkulosen hat sich die Inhalationsbehandlung bewährt.

Ein weiteres wichtiges Tuberkulostatikum ist *Paraamino-Salizylsäure* (PAS), die insbesondere die Keimresistenz gegen die zuvor genannten Präparate verzögert. Die erforderliche Tagesdosis beträgt 12 g freie Säure. Da relativ oft gastro-intestinale Nebenerscheinungen auftreten, ist bei vielen Patienten eine parenterale Infusionsbehandlung (subkutan, intravenös) erforderlich. Selten kommt es zu allergischen Reaktionen, die eine sofortige Absetzung der Medikation erforderlich machen. Bei Störungen des Elektrolythaushaltes muß auf die Ionenverschiebungen nach Infusion der Na- oder K-Salze geachtet werden.

Für die Lokalbehandlung (Schleimhauttuberkulosen, Kavernen, tuberkulöse Fisteln haben sich die *Thiosemicarbazone* bewährt. Bei oraler Verabfolgung sollte die Tagesdosis 0,2 g nicht überschreiten. Knochenmarkschädigungen und Leberschäden sind unerwünschte Nebenwirkungen.

Das *Viomycin* wird heute nur noch selten verwandt. Durch Einführung des Viomycin-Pantothenats konnten die früher häufig beobachteten Nebenwirkungen vermindert werden. Im allgemeinen wird eine Intervallbehandlung mit 2mal wöchentlich 1—2 g durchgeführt. Häufige Urinkontrollen sind wegen der Nierenschädigungen durch dieses Präparat notwendig.

Cycloserin wird oral in einer Tagesdosis von 1,0 g verabfolgt. Auch parenteral kann dieses Medikament gegeben werden. Nebenwirkungen in Form von Schläfrigkeit und Krampfanfällen sind wiederholt beobachtet worden.

Die genannten Medikamente sollten immer kombiniert verwandt werden, um eine Resistenzbildung hinauszuzögern. Am häufigsten wird eine Kombination von INH und PAS gewählt. Streptomycin ist für schwere (verkäsende Pneumonien) und operative Fälle zu reservieren. Im allgemeinen wird heute bei der Lungentuberkulose eine Langzeittherapie durchgeführt. Auch nach guter Rückbildung des Prozesses sollte die Therapie mit INH und PAS noch viele Monate fortgesetzt werden.

Auch *Nebennierenrindensteroide* werden heute in der Behandlung der Lungentuberkulose angewandt. Frische exsudative Veränderungen, bei denen eine ausgedehntere Verkäsung nicht zu erwarten ist, können unter tuberkulostatischer Abschirmung mit mittleren Dosen von Kortisonabkömmlingen behandelt werden.

In den letzten Jahren wurden in zunehmendem Maße resistente Tuberkelbakterien bei menschlichen Tuberkuloseinfektionen gefunden. Eine primäre *Resistenz* der Tuberkelbakterien gegen Tuberkulostatika kommt relativ selten vor. In den meisten Fällen ist vielmehr die Resistenzentwicklung eine Folge der Notwendigkeit, die Therapie mit diesen Medikamenten über lange Zeit fortzusetzen. Resistenzfördernd wirkt vor allen Dingen eine kritiklose Anwendung der Tuberkulostatika und die leider vielfach verbreitete Unterdosierung tuberkulostatisch wirkender Medikamente.

Von den tuberkulostatischen Medikamenten führen INH und Streptomycin relativ frühzeitig zu einer Resistenz der Tuberkelbakterien. Thiosemicarbazon erst später und PAS nur selten. Im Einzelfall ist zu beachten, daß die Tuberkelbakterien beim gleichen Menschen in verschiedenen Organen eine unterschiedliche Resistenz zeigen können.

Für die Therapie ergibt sich aus diesen Feststellungen, daß einmal in jedem Tuberkulosefall mit positivem Bakterienbefund eine Züchtung und Resistenzbestimmung anzustreben ist und daß eine Kombinationsbehandlung mit mindestens zwei tuberkulostatischen Mitteln durchgeführt werden sollte. Langzeitbehandlungen mit INH haben auch bei resistent gewordenen Tuberkelbakterien Sinn, da mit der Entwicklung der INH-Resistenz eine Abschwächung der Virulenz und Pathogenität der Erreger verbunden ist.

Bei der Lungentuberkulose spielen neben den genannten Maßnahmen weitere, sehr bedeutsame therapeutische Möglichkeiten eine Rolle. Neben der medikamentösen Therapie wird die *Kollapsbehandlung* der Lungentuberkulose durchgeführt. Ziel dieser Therapie ist eine weitgehende Ruhigstellung der erkrankten Lungenabschnitte und der Kavernenkollaps zur Einleitung einer Vernarbung. Der intrapleurale *Pneumothorax* ist nur bei freiem Pleuraspalt möglich. Kleinere strangförmige Verklebungen können eventuell durch eine *Thorakokaustik* beseitigt werden. Bei ausgedehnter Verklebung des Pleuraspaltes kann ein ausreichender Kollaps der Oberfelder durch den *extrapleuralen Pneumothorax (Pneumolyse)* erzielt werden. Soll der Kollaps bestehen bleiben, wird die Luft durch Öl ersetzt *(Oleothorax)*. Einen Dauerkollaps der Spitzenoberfelder kann man ebenfalls durch eine *Thorakoplastik* erzielen.

Einen wesentlichen Fortschritt in der Behandlung der Lungentuberkulose stellt die *Resektionsbehandlung* dar. Voraussetzung für diese Therapie ist jedoch eine Beschränkung des tuberkulösen Prozesses auf umschriebene Lungenabschnitte bei intakter kontralateraler Seite.

Seit einer Reihe von Jahren werden in Deutschland in größerem Umfang *BCG-Schutzimpfungen* bei Säuglingen und Kindern durchgeführt. Man impft mit einem durch jahrelange Kulturpassagen avirulent gewordenen bovinen Tuberkelstamm (Bacille Calmette-Guérin) möglichst schon im Säuglingsalter intrakutan (in anderen Ländern auch intramuskulär). Die sich örtlich vermehrenden Tuberkelbakterien steigern die Abwehrbereitschaft gegen eine Superinfektion. Es werden durch die Impfung die Immunitätsreaktionen angeregt, die auch bei der natürlichen Infektion mit der Bildung des Primärkomplexes entstehen. Die Impfung hat aber den Vorteil, daß keine postprimären Streuherde vorkommen können. Die Tuberkulinprobe wird etwa sechs Wochen nach der Impfung positiv.

Die Tuberkulose, die früher eine Volksseuche gefährlichsten Ausmaßes war, fängt an, ihre Schrecken zu verlieren, ein großartiger Erfolg der modernen wissenschaftlichen Medizin. Ärztliche, insbesondere auch seuchenhygienische Maßnahmen müssen mit unverminderter Aktivität durchgeführt werden, um Rückschläge zu vermeiden.

Krankheiten des rheumatischen Formenkreises

I. Bedeutung, Ätiologie, Pathogenese, pathologische Anatomie und Therapie der rheumatischen Krankheiten

Unter dem Begriff „Rheumatismus" werden seit altersher viele nach Ätiologie, Pathogenese und klinischem Bild unterschiedliche Krankheiten zusammengefaßt. Schon in der vorwissenschaftlichen Zeit spielten rheumatische Krankheiten in der Heilkunde eine große Rolle, wie z. B. Berichten aus der altägyptischen sowie der babylonischen Kultur zu entnehmen ist. In chinesischen Schriften werden bereits 4000 v. Chr. Vorschläge zur Behandlung der Gelenkkrankheiten mit Akupunktur gemacht. Von HIPPOKRATES stammen die ersten Schilderungen über den akuten Rheumatismus, GALEN kannte bereits verschiedene Formen von rheumatischen Erkrankungen.

Die **sozial-medizinische Bedeutung** der rheumatischen Krankheiten ist außerordentlich groß. Sie liegt nicht so sehr in einer hohen Letalität als in der Häufigkeit ihres Vorkommens, die größer ist als die von Tuberkulose, Kreislaufkrankheiten, Karzinom und Diabetes mellitus zusammengenommen. Arbeitsausfall und Invalidität sind daher in hohem Prozentsatz (etwa in 16% aller Fälle) durch rheumatische Krankheiten bedingt, Rheumatiker sind in der Sprechstunde des Arztes am meisten vertreten.

Ätiologie und **Pathogenese** der rheumatischen Krankheiten sind keineswegs in wünschenswertem Ausmaße geklärt, die einzelnen Formen dürften recht unterschiedliche Kausalfaktoren haben.

In den letzten Jahrzehnten sind vor allem infektiöse und allergische Noxen als Ursachen der rheumatischen Krankheiten in Betracht gezogen worden. Für das *akute rheumatische Fieber* spielen *Streptokokken*, wie das Auftreten von Streptokokken-Antikörpern (Antistreptolysin, Antistreptokinase, Antihyaluronidase) im Verlauf dieser Krankheit zeigt, eine Rolle. Die Bakterien verursachen die rheumatische Erkrankung jedoch nicht in der Art, wie sie dies bei den klassischen Infektionskrankheiten tun, sondern der pathogenetische Mechanismus ist komplizierter: Zunächst bewirken die Streptokokken einen Infekt, etwa eine Angina, die abklingt und der dann erst nach ein bis drei Wochen die rheumatische Erkrankung folgt. Der primäre Streptokokkeninfekt löst eine Antikörperbildung aus, wie man weiß. Es liegt daher die Annahme nahe, daß das akute rheumatische Fieber durch Antigen-Antikörper-Reaktionen, die sich im Bindegewebe der Gelenke, des Herzens und anderer Organe abspielen, bewirkt wird. Offen bleibt die Frage, warum es in dem einen Fall „zur Nachkrankheit", „Zweitkrankheit", zu der „rheumatischen Erkrankung" kommt und in dem anderen Falle nicht. Weitere Schädlichkeiten, etwa mangelnde Schonung beim Infekt, Überanstrengung, Kälteschäden, Nässeschäden oder auch Eigenheiten der Konstitution können hierfür angeschuldigt werden.

Nur dem *akuten rheumatischen Fieber* (etwa 1% der rheumatischen Erkrankungen) geht eine Infektion voraus, deren sensibilisierender Effekt durch Nachweis spezifischer Antikörper wahrscheinlich gemacht werden kann. Bei allen anderen Formen des Rheumatismus fehlen sowohl ein eindeutiger zeitlicher Zusammenhang zwischen Infekt und Ausbruch des rheumatischen Prozesses als auch der Nachweis von Erreger bzw. Antigen und zugehörigem Antikörper. Man hat zwar bei der *primär-chronischen Polyarthritis* im Serum ein Makroglobulin gefunden, das durch verschiedene Testmethoden (Waaler-Rose-Test, Latex-Test) zu erfassen ist und als *Rheumafaktor* bezeichnet wurde, aber bei diesem Faktor handelt es sich nicht um einen echten Antikörper, der irgendwelche Rückschlüsse ätiologischer Art zuläßt.

Wenn also vom Ätiologischen und Pathogenetischen her die Einheitlichkeit der rheumatischen Krankheiten durchaus fraglich ist, so geben doch histologische und biochemische Befunde die Berechtigung, diesen einheitlichen Oberbegriff beizubehalten. Allen rheumatischen Krankheiten ist nämlich gemeinsam, daß sie sich im Bindegewebe manifestieren, weshalb man diese Krankheiten auch als *Bindegewebskrankheiten, Kollagenkrankheiten* oder *Mesenchymkrankheiten* bezeichnet hat.

Das Bindegewebe setzt sich bekanntlich aus Zellen, Fasern und Grundsubstanz zusammen. Bei den Zellen des Bindegewebes handelt es sich vornehmlich um Fibrozyten und Fibroblasten. Die Fasern werden ihrer chemischen und physikalischen Struktur nach als kollagene, retikuläre und elastische Fasern bezeichnet. Für die Struktur und die Funktion des Bindegewebes sind die in der Grundsubstanz enthaltenen Mukopolysaccharide besonders bedeutsam. Außer den Mukopolysacchariden (in der Hauptsache Hyaluronsäure, Chondroitinschwefelsäuren und Keratosulfat) finden sich in der Grundsubstanz noch Eiweißverbindungen (Glukoproteide) sowie lösliche Vorstufen der Fasern und Bestandteile, die aus dem Blut ausgetreten sind.

Das Bindegewebe wurde früher als stoffwechselinaktiv, als bradytroph bezeichnet, was zwar für seinen Sauerstoffverbrauch, nicht aber für andere Stoffwechselprozesse zutrifft. So ist z. B. der Stoffwechselumsatz der sulfathaltigen Mukopolysaccharide vergleichsweise höher als der Umsatz der Körperproteine.

Bedeutsam ist nun, daß das Mesenchymsystem ähnlich wie das Antikörpersystem mit außerordentlicher Empfindlichkeit auf vielerlei Anlässe, auf infektiöse, allergische, aber auch auf toxische und physikalische Noxen reagiert. Von diesen Störungen wird der Stoffwechsel des gesamten Bindegewebes, also der Stoffwechsel im Zelleib, in der Grundsubstanz und in den Fasern betroffen. Bei allen Krankheiten des rheumatischen Formenkreises ist als gemeinsames Kennzeichen eine Störung des Bindegewebsstoffwechsels vorhanden. Es spricht daher viel für die Annahme, daß an der Auslösung der rheumatischen Erkrankungen eine große Anzahl von unspezifischen Faktoren beteiligt sind.

Pathologisch-anatomisch treten die ersten Veränderungen bei rheumatischen Krankheiten in der Grundsubstanz des Bindegewebes auf. Es kommt zur Vermehrung, Entmischung und Metachromasie der Grundsubstanz. Hyalinisierung, fibrinoide Degeneration, Zerfall der Fasern, proliferative Vorgänge und Zelleinwanderung schließen sich an. Für den Endzustand sind entzündliche und narbige Veränderungen aller Art charakteristisch. Das Aschoff-Geipelsche Knötchen ist spezifisch für das akute rheumatische Fieber.

Die **Therapie** der verschiedenen Krankheiten des rheumatischen Formenkreises hat viel Gemeinsames. In ihren Einzelheiten muß sie allerdings auf Besonderheiten des jeweils vorliegenden Krankheitsbildes abgestimmt werden, sie muß insbesondere berücksichtigen, ob ein akutes Stadium, ein chronischer Prozeß oder ein Defektzustand vorliegt.

Zunächst ist stets zu prüfen, ob Schädlichkeiten ausgeschaltet werden können, die den Krankheitsprozeß unterhalten. Es sind Entscheidungen über Lebensgewohnheiten zu treffen, berufliche und sonstige Belastungen zu kontrollieren, eventuell Schonung bzw. Übung, bei akuten Prozessen vor allem Bettruhe anzuordnen.

Die größte Hilfe geben bei rheumatischen Erkrankungen die *antibiotischen* und *antiphlogistischen* Medikamente.

Stets, nicht nur wenn mit Sicherheit ein Infekt nachgewiesen wurde, soll man im Beginn eine ausreichend hochdosierte und ausreichend lang verabfolgte Sulfonamid- bzw. Antibiotikatherapie durchführen.

An *antiphlogistischen Medikamenten* steht heute eine außerordentlich große Anzahl wirksamer Präparate zur Verfügung: Die Gruppe der Salizylate (z. B. Natrium salicylicum, Aspirin, Salicylamid), die Gruppe der Pyrazolonderivate (z. B. Pyramidon, Butazolidin), das Indometacin (Amuno), die Gruppe der Mischpräparate (z. B. Irgapyrin, Tomanol, Osadrin) und schließlich ACTH sowie Glukokortikoide.

Bei chronischen Zuständen ist die Verwendung von Resochin, Goldpräparaten, Schwefelpräparaten und zytostatischen (immunsuppressiven) Medikamenten oft nützlich. Die Anwendung der Reizkörpertherapie ist gelegentlich von besonderer Wirksamkeit, jedoch nicht ohne Gefahren, weshalb sie nur im Rahmen einer klinischen Behandlung erfolgen sollte.

Es lassen sich keine allgemeinen Regeln für die medikamentöse Behandlung geben; sie muß dem Einzelfall, insbesondere auch den Schwankungen im Verlauf der Erkrankung angepaßt werden. Bei langdauernden Formen ist wichtig zu entscheiden, wann die Medikation begonnen, wann sie unterbrochen, wann sie wiederbegonnen, ob mit kleinen Dosen, fortlaufend oder ob eine Stoßtherapie mit großen Dosen angewendet und wann das Präparat gewechselt werden soll.

Auch die lokale Behandlung darf nicht verabsäumt werden: Oft sind Wärmeapplikation, Strahlenanwendung, Schlamm-, Lehm-, Paraffin- und Fangopackungen, Salben sowie örtliche Applikation von Medikamenten (z. B. intraartikuläre Prednisoloninjektion) von großem Nutzen.

Die Behandlung ist stets durch diätetische, physikotherapeutische, balneologische und gegebenenfalls operative Maßnahmen zu ergänzen.

II. Akutes rheumatisches Fieber

Im deutschen Schrifttum sind u. a. die Bezeichnungen *akuter Rheumatismus, akutes rheumatisches Fieber, Rheumatismus acutus verus* und *Polyarthritis rheumatica acuta* gebräuchlich.

Ätiologie, Pathogenese und pathologische Anatomie: Einer wiederholten Infektion mit *β-hämolysierenden Streptokokken* (Typ A nach LANCEFIELD) und der Bildung von Antikörpern wird für die Entstehung des rheumatischen Fiebers entscheidende Bedeutung beigemessen. Das akute rheumatische Fieber darf jedoch nicht als Infektionskrankheit im klassischen Sinn aufgefaßt werden, da die Infektion mit Streptokokken allein die Auslösung der Symptome nicht hinreichend erklärt. Während in unseren klimatisch gemäßigten Zonen wiederholte Infektionen mit Streptokokken bei allen Menschen nahezu die Regel sind, erkrankt nur ein geringer Prozentsatz der Menschen an einem akuten Rheumatismus. Es müssen also weitere pathogene Faktoren hinzukommen, damit eine rheumatische Krankheit entstehen kann. Durch die mehrfachen Infekte kommt es offenbar bei einem Teil der Infizierten zu einer *„Umstimmung" des Organismus,* zu einer *allergisch-hyperergischen Reaktionslage,* die bei erneuter Antigenzufuhr zur Ausbildung der charakteristischen Bindegewebsveränderungen führt.

Unabhängig von dem Einfluß der *Antigen-Antikörper-Reaktion* ist, wie im Kapitel über die allgemeine Pathogenese der rheumatischen Krankheiten bereits beschrieben wurde, der durch das Antigen direkt ausgelösten *unspezifischen Mesenchymreaktion* Bedeutung für die Entstehung der rheumatischen Erkrankungen beizumessen. Die Beobachtungen der Kliniker haben gelehrt, daß neben der spezifischen Einwirkung der Streptokokken noch weitere, die Krankheit bestimmende Einflüsse in der *Umwelt* (geographische Häufung!), z. B. im *Klima* (Kälte, Nässe) sowie in der *Erbmasse* (Rheumatiker-Familien!) bzw. in der *Konstitution* zu suchen sind, die man jedoch im einzelnen in ihrer Bedeutung noch nicht abzugrenzen vermag. Offenbar bewirkt erst das Zusammenspiel vieler Faktoren die Entstehung der Erkrankung.

Pathologisch-anatomisch werden die Aschoff-Geipelschen Knötchen als charakteristisch für das rheumatische Fieber bewertet, die hauptsächlich im Bindegewebe des Herzmuskels und seltener in anderen Organen oder in der Nähe erkrankter Gelenke nachzuweisen sind. Meist treten Ergüsse in Gelenken, nur selten in den Körperhöhlen auf.

Klinik: Die Erkrankung beginnt zumeist mit akut oder subakut einsetzendem Fieber. Sie ist in vielen Fällen durch eine plötzlich auftretende Entzündung mehrerer Gelenke *(akute Polyarthritis)* gekennzeichnet. Ebenso kann jedoch, insbesondere im Kindes- und Jugendalter, ein Befall des Herzens *(Endo-, Myo-* und *Perikarditis)* im Vordergrund der Krankheit stehen.

Dem rheumatischen Fieber geht wohl immer, manchmal unbemerkt, ein Infekt voraus, oft eine Tonsillitis, gelegentlich eine Bronchitis, eine Otitis media, eine Sinusitis oder auch eine Virusinfektion. Nach einer Pause von 5—20 Tagen tritt häufig ohne weitere Prodromi, auch ohne Schüttelfrost hohes Fieber auf, das über Wochen und Monate mit unregelmäßigem Verlauf anhalten kann. Durch die beim Fieber auftretenden Wasserverluste kommt es vor allem bei Kindern zu ausgeprägten Austrocknungserscheinungen.

Die Gelenkaffektionen setzen fast immer *plötzlich* und *polyartikulär* ein. Gelenkschwellung durch Erguß, Bewegungs- und Berührungsschmerz, periartikuläre Weichteilschwellung mit geröteter und heißer Haut kennzeichnen den Befall. Die Gelenke stehen in der charakteristischen Schonhaltung (Beugestellung, Spitzfußstellung). Ein schubweiser Befall einzelner oder mehrerer Gelenke kommt vor, ebenso wie eine wochenlange Manifestation in nur einem Gelenk. Die akuten Zeichen der Entzündung klingen meist schon bald wieder ab, während Gelenkauftreibung, Schmerz und Bewegungseinschränkung über längere Zeit erhalten bleiben. Von besonderem diagnostischem Wert ist die Tatsache, daß meist nur die großen Gelenke, und hier besonders die Knie- und Fußgelenke befallen sind, die kleinen Finger-

und Zehengelenke aber frei von entzündlichen Erscheinungen bleiben. Gelegentlich werden auch Kiefer- und Wirbelsäulengelenke mitbetroffen.

Im Röntgenbild findet sich die für das akute rheumatische Fieber charakteristische „Leere": Selbst nach monatelanger Krankheitsdauer sind destruktive Veränderungen an den Gelenken nicht nachweisbar, lediglich eine Entkalkung der gelenknahen Knochenanteile und eine Verbreitung des Gelenkspaltes sind gelegentlich zu beachten. Treten destruktive Gelenkveränderungen auf, so ist die Annahme eines rheumatischen Fiebers wahrscheinlich falsch.

Innerhalb kurzer Frist wird oft eine Muskelatrophie der betroffenen Extremitäten beobachtet, die stärker ist als bei einer gewöhnlichen Inaktivitätsatrophie. Wegen des Mitbefalls der Muskeln und Sehnen finden sich frühzeitig auch Fehlstellungen der Gelenke.

Ein nahezu vollständiger Rückgang der Arthritis ohne gröbere Residuen ist die Regel. Es verbleibt jedoch selbst nach Jahren noch eine besondere Empfindlichkeit der Gelenke gegenüber Nässe und Kälte. Auch kommt es manchmal später zu Arthrosen und sog. Belastungsergüssen in den Gelenken. Die Atrophie der Muskulatur bildet sich in den meisten Fällen wieder völlig zurück. In der Haut bleibt in vereinzelten Krankheitsfällen eine gestörte Durchblutung, eine Neigung zur Akrozyanose oder eine vermehrte Kälteempfindlichkeit zurück.

Die *rheumatische Karditis* ist die für das spätere Leben der Erkrankten bedeutungsvollste Manifestation. Alle Anteile des Herzens, also das Endo-, das Myo- und das Pericard, können befallen sein. Etwa 90% aller erworbenen Herzfehler und darüber hinaus auch noch viele Fälle von Herzmuskelschaden und Concretio pericardii sind durch ein rheumatisches Fieber entstanden.

Gelegentlich kommt es beim rheumatischen Fieber zu einer Erkrankung der *serösen Häute,* zu einer Polyserositis mit Ergüssen in Pleura, Perikard und Peritoneum.

Rheumatische Veränderungen am *Gefäßsystem* bieten klinisch fast keine Symptome, pathologisch-anatomisch finden sich jedoch sehr häufig charakteristische Veränderungen an den großen und mittleren Arterien mit typischen rheumatischen Granulomen.

Eine Beteiligung von *Lunge, Milz, Leber* und *Pankreas* am rheumatischen Prozeß ist sehr selten.

Von größerer klinischer Bedeutung ist ein rheumatischer Befall der *Nieren* mit dem histologischen Bild einer Herdnephritis, einer akuten Glomerulonephritis bzw. einer perivaskulären lymphzelligen Entzündung, die zu einem späteren chronischen Nierenschaden führen können. Als klinisches Zeichen einer Nierenbeteiligung ist häufig nur eine leichte Albuminurie vorhanden.

Am *Nervensystem* kommen rheumatische Manifestationen als Chorea minor, Meningitis, Enzephalitis, Hemiplegie, Hemiparese, Epilepsie, Psychose oder Neuritis vor.

An den *Augen* sind beim akuten rheumatischen Fieber nur selten entzündliche Veränderungen (Konjunktivitis, rheumatische Iritis, Keratitis, Skleritis, Chorioretinitis, Neuritis) anzutreffen. Gelegentlich kann jedoch eine Augenerkrankung einziges Symptom eines rheumatischen Fiebers sein.

An der *Haut* finden sich beim rheumatischen Fieber in etwa 10—20% der Krankheitsfälle Veränderungen. Sowohl „rheumatische" Hautmanifestationen *(Erythema anulare, Purpura rheumatica Schoenlein-Henoch, rheumatische Gra-*

nulome) als auch „Begleitreaktionen" an der Haut (*Erythema nodosum, Erythema exsudativum multiforme*) kommen vor.

Laborbefunde: Im *Blutbild* findet sich, besonders zu Beginn der Krankheit, eine *Leukozytose* mit einer geringfügig ausgeprägten Linksverschiebung und in den späteren Stadien eine relative Verminderung der Lymphozyten und mäßige Eosinophilie. Eine leichte hypochrome Anämie wird nach mehrwöchiger Krankheitsdauer, wohl in Abhängigkeit vom vermehrten Eisenbedarf des retikulo-endothelialen Systems, beobachtet. Die BSG ist in allen Fällen erheblich erhöht. In der *Serumelektrophorese* treten Zeichen einer akuten Entzündung mit einem Anstieg der α_1- und α_2-Globuline auf. Parallel dazu sind im Plasma die Albumine vermindert. Entsprechend den Eiweißverschiebungen zeigen die Serumlabilitätsproben einen positiven Ausfall.

In etwa 80—90% der Krankheitsfälle wird ein Anstieg des *Antistreptolysintiters* auf hohe Werte beobachtet. Bleibt der Titer normal, kann ein rheumatisches Fieber also nicht mit völliger Sicherheit ausgeschlossen werden. Andererseits ist ein hoher Wert nicht stets als Beweis für das Vorliegen eines rheumatischen Fiebers zu werten, da auch bei anderen Kranken und gelegentlich bei gesunden Personen erhöhte Titer beobachtet werden.

Es tritt des weiteren im Serum ein Protein auf, das mit dem C-Polysaccharid von Pneumokokken eine Fällungsreaktion ergibt und deshalb *C-reaktives Protein* genannt wird. (Diese Reaktion ist unspezifisch und bei vielen akuten Erkrankungen positiv!) Die Ausscheidung von *Mukopolysacchariden* ist erhöht. Die weiteren Rheumaproben, insbesondere der *Latex-Tropfen-Test* und der *Waaler-Rose-Test*, wie auch andere Agglutinationsreaktionen sind beim rheumatischen Fieber negativ.

Differentialdiagnose: Gegenüber dem rheumatischen Fieber müssen in erster Linie andere Krankheiten des rheumatischen Formenkreises, insbesondere eine primär chronische Polyarthritis, eine Periarteriitis nodosa, ein Lupus erythematodes disseminatus und gelegentlich auch eine allergische Polyarthritis abgegrenzt werden. Differentialdiagnostische Schwierigkeiten bereiten auch sogenannte Rheumatoide bei Infektionskrankheiten.

Die rheumatische Endokarditis ist zuweilen von einer bakteriellen nur schwer abzugrenzen, zumal Übergänge möglich sind. Die Begleiterscheinungen einer bakteriellen Endokarditis (Nephritis, Mikro- und Makroembolien, vergrößerte Milz) und der Nachweis von Erregern in Blutkulturen erlauben jedoch in den meisten Fällen eine diagnostische Klärung.

Therapie: Die Behandlung des akuten rheumatischen Fiebers muß sofort einsetzen. Solange der Patient fiebert, muß er strenge *Bettruhe* einhalten. Die *Diät* sollte im akuten Stadium vitaminreich sein.

Sofort ist auch mit der *medikamentösen Therapie* zu beginnen. Salizylate müssen hoch dosiert gegeben werden, Aspirin in den ersten Krankheitstagen bei Einzeldosen von 1—2 g in einer Gesamtdosis bis zu etwa 10 g täglich (150 mg/kg Körpergewicht). Dann kann die Dosis in den folgenden Tagen täglich um 2 g abgebaut und schließlich bei einer Dosis von 2 g bis zur Symptomfreiheit belassen werden. Auf allergische und toxische Nebenerscheinungen (Übelkeit, Erbrechen, Kopfschmerzen, Ohrensausen, allergische Exantheme) ist zu achten. *Pyramidon* entfaltet etwa die gleiche Wirkung auf die entzündlichen Prozesse wie das Salizyl. Die Initialdosis liegt bei etwa 3 g/Tag, nach einigen Tagen kann auf 2 g zurückgegangen werden. *Butazolidin* wird in einer Dosis von 0,8 g/Tag anfänglich gegeben und bald auf 0,6—0,4 g/Tag reduziert. *Irgapyrin* wird anfangs in einer Dosis von etwa 1,5 g/Tag, *Tomanol* in einer Dosis von 1,2 g/Tag gegeben. Man reduziert nach einigen Tagen die Dosis auf die Hälfte.

Alle Präparate haben nicht selten Nebenwirkungen. Blutbild- und Urinkontrollen sind daher fortlaufend notwendig.

Eine Behandlung mit *Glukokortikoiden* ist wohl bei allen schweren Krankheitsfällen, insbesondere bei dem Verdacht auf eine rheumatische Karditis angezeigt. Zur Verwendung kommen zumeist Prednison bzw. Prednisolon wie auch Dexamethason und Triamcinolon. Auch hier ist auf eine ausreichend hohe Dosierung zu achten, bei Beginn der Behandlung etwa Dosen bis zu 100 mg/Tag.

Neben der *antiphlogistischen Therapie*, die ausreichend hoch dosiert und ausreichend lange Zeit durchgeführt werden muß, sollten ab Beginn der Erkrankung 2—3 Wochen lang *Antibiotika* gegeben werden. Auch ist es zweckmäßig, bei Patienten, die bereits einmal ein rheumatisches Fieber durchgemacht haben, bei akuten Infekten (Angina!) stets prophylaktisch eine Penicillin-Therapie durchzuführen. Eine Dauerprophylaxe mit Penicillin kann über Jahre hindurch geboten sein.

Nach Abklingen der akuten Erscheinungen ist zu prüfen, ob eine *Herdsanierung* (Tonsillen, Zähne, Nebenhöhlen, Adnexe, Gallenblase, Prostata) durchgeführt werden kann.

Prognose: Das rheumatische Fieber führt heute nur noch selten direkt zum Tode. Die Prognose ist allerdings durch die Neigung zu Rezidiven und durch das Ausmaß der karditischen Komplikationen getrübt. Jahrelange beschwerdefreie Intervalle werden beobachtet. Neben ausgesprochen schweren Krankheitsformen gibt es vielfach auch leichtere und flüchtige Krankheiten mit Tendenz zur völligen Abheilung. Die Schwere der Herzklappenveränderungen, die Neigung zu Rezidiven, die Gefahr der bakteriellen Besiedlung der rheumatisch vorgeschädigten Herzklappen, der Zustand des Herzmuskels und die Gefahren der Perikardverklebung bestimmen die Prognose.

III. Primär chronische Polyarthritis

Im deutschen Schrifttum sind u. a. die Bezeichnungen „primär chronische Polyarthritis", „chronischer entzündlicher Gelenkrheumatismus" oder „Polyarthritis chronica progressiva" gebräuchlich.

Die primär chronische Polyarthritis (p.c.P.) ist eine Erkrankung des gesamten Mesenchyms, in deren Vordergrund die schleichend einsetzenden und oft symmetrisch auftretenden, entzündlichen Veränderungen an den kleinen Gelenken, vor allem der Hände, stehen. Ein proximal fortschreitender Befall auch der größeren Gelenke ist in späteren Stadien ebenso wie der Mitbefall der inneren Organe die Regel. Die Krankheit hat starke Neigung zur Progredienz, es ist jedoch in jedem Stadium Stillstand und Remission möglich.

Ätiologie und Pathogenese: Über die Ätiologie und Pathogenese der p.c.P. ist wenig Sicheres bekannt, außer daß sie wohl nicht durch eine einzige spezifische Noxe bewirkt wird. Die alte ärztliche Erfahrung lehrt vielmehr, daß ein ganzes Ursachengefüge die Entwicklung einer p.c.P. zu fördern vermag. Akute und chronische Infekte (besonders der oberen Luftwege), Unterkühlung und Nässe, schwere körperliche Überanstrengung wie auch traumatische Schädigung der Gelenke, klimatische Einflüsse, Ernährungsfaktoren, seelische Belastung und sogenannte Stress-Situationen — also Faktoren, die eine unspezifische Mesenchymreaktion auszulösen vermögen — spielen sicherlich eine große Rolle in der Ätiologie der p.c.P. Einige Autoren sind der Ansicht, daß es bei der p.c.P. zur Bildung von Autoantikörpern gegen körpereigenes Bindegewebe kommt und diese Erkrankung eine Autoaggressionskrankheit darstelle. Experimentelle Untersuchungen sprechen dafür, daß den Autoantikörpern im Verlauf der Erkrankung vielleicht für die Chronizität und die Progression Bedeutung zukommt.

Die Bedeutung hormonaler Faktoren wird dadurch nahegelegt, daß Frauen etwa viermal so oft betroffen sind wie Männer und daß häufig intra graviditatem eine Besserung und post partum eine Verschlechterung eintritt. Außerdem weist auch die Altersverteilung mit einem erheblichen Häufigkeitsgipfel im Klimakterium auf den Einfluß hormonaler Faktoren hin. Die Bedeutung der sogenannten Herdinfektion wurde in den früheren Jahren wahrscheinlich überschätzt, sie spielt jedoch sicherlich bei manchen Fällen eine Rolle. Das von verschiedenen Untersuchern bestätigte gehäufte familiäre Auftreten der p.c.P. läßt mit Sicherheit darauf schließen, daß Erbeinflüsse von Bedeutung sind. Dagegen liegt wohl sicher keine primäre Störung im Hypophysen-Nebennierenrinden-System vor. Es ist wahrscheinlich, daß alle genannten Faktoren und vielleicht weitere noch unbekannte Einflüsse — möglicherweise auf dem Boden erblicher Gendefekte — erst in der Kombination wirksam werden.

Die *Häufigkeit* der Erkrankung ist statistisch nur sehr schwer zu erfassen, da die Angaben wegen der in den einzelnen Ländern unterschiedlichen Definition der p.c.P. sehr stark schwanken. Es ist anzunehmen, daß etwa 3—10% der Bevölkerung an dieser Form des „Rheumatismus" leiden.

Altersverteilung: Es zeigt sich eine ausgeprägte Häufung des Krankheitsbeginns zwischen dem 25. u. 55. Lebensjahr; bei Kindern ist die p.c.P. ausgesprochen selten.

Pathologische Anatomie: Es finden sich bei der p.c.P. die Zeichen mesenchymaler Schädigungen mit fibrinoider Degeneration, Entmischung der Grundsubstanz, Faserdegeneration und fibroblastenreicher Granulomatose. Die besonders in den subkutan gelegenen rheumatischen Knoten erkennbaren Veränderungen mit fibrinoider Nekrose und ausgedehnten lymphozytären und granulozytären Zellwucherungen weisen deutliche Abweichungen vom Aschoff-Geipelschen Knötchen auf.

Klinik: Dem Krankheitsbeginn gehen fast immer typische *Prodromalsymptome voraus.* Den Patienten fallen allgemeine Müdigkeit, Appetitlosigkeit und Gewichtsverlust auf; gelegentlich werden subfebrile Temperaturen gemessen. Häufig klagen die Patienten über Parästhesien an den Händen, über Durchblutungsstörungen der Extremitäten mit Kälte- und Schwellungsgefühl und über Schmerzen mit der typischen „Morgensteifigkeit" der Gelenke. Leichte Anämie, wie auch beginnende Muskelatrophie werden in diesem Prodromalstadium bereits beobachtet, das über Wochen, Monate oder sogar Jahre andauern kann, bevor es zu stärkeren Symptomen kommt. Der Beginn der arthritischen Erkrankung ist oft zeitlich nur sehr schwer abzugrenzen, da die Prodromalsymptome sich sehr langsam verstärken und auch die Gelenkveränderungen in den meisten Fällen nur sehr zögernd an Intensität zunehmen. Diagnostisch bedeutsam ist in dieser Phase der Erkrankung der symmetrische Befall der kleinen Hand- und Fußgelenke.

　　　Vereinzelt kommt auch ein akuter Beginn der p.c.P. mit höheren Temperaturen und mit den Zeichen der akuten Gelenkentzündung vor.

　　　Für den *Krankheitsablauf* der p.c.P. sind Gesetzmäßigkeiten nicht aufzustellen: Das Fortschreiten der Erkrankung kann schubweise mit zwischenzeitlich auftretenden Remissionen, ebenso jedoch auch chronisch progredient und schließlich auch rapide vor sich gehen. Die zunächst reversiblen arthritischen Gelenkveränderungen mit den auch röntgenologisch nachweisbaren Destruktionen und Ankylosie-

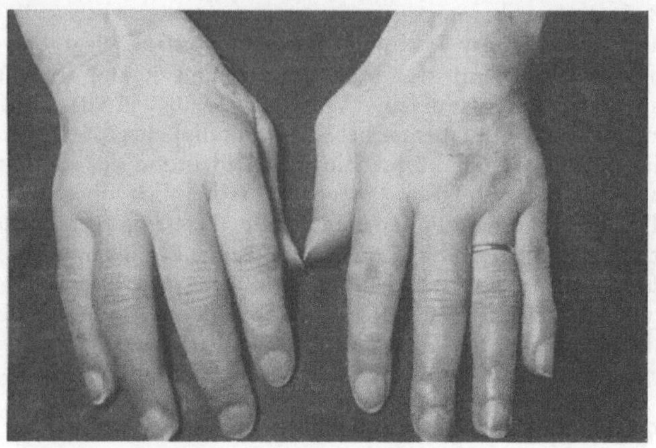

Primär-chronische Polyarthritis im Frühstadium mit leichter periartikulärer Schwellung an den Grund- und Mittelgelenken.

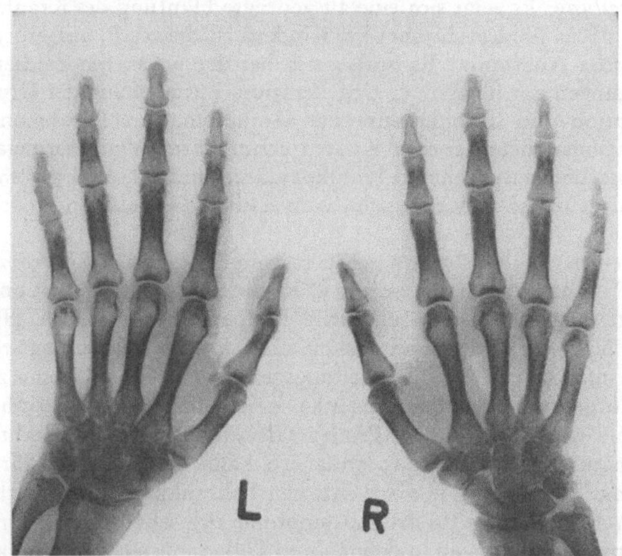

Primär-chronische Polyarthritis im Frühstadium: Deutliche Osteoporose in Gelenknähe, leichte Verschmälerung der Gelenkspalten.

rungen beginnen an den kleinen peripheren Gelenken und schreiten, nach proximal auf die größeren übergreifend, fort. Es können gleichzeitig mehrere Gelenke (in den meisten Fällen), ebenso jedoch auch nur wenige oder auch ganz selten nur ein Gelenk befallen sein. Jahrelange Remissionen sind auch ohne Therapie zu beobachten und ebenso Übergänge von einem schubweisen zu einem chronisch-progredienten Verlauf.

Die *Gelenkveränderungen an der Hand* bei der p.c.P. sind so typisch, daß oft schon die äußere Betrachtung der Veränderungen die Diagnose ermöglicht. Die spindelförmige Schwellung und Bewegungseinschränkung der Fingermittel- (2. bis 5. Finger) und Fingergrundgelenke (insbesondere an dem 2. und 3. Fingergrundgelenk) können als Frühsymptom angesehen werden (Abb. S. 150). Die Endgelenke sind nur selten befallen.

Röntgenologisch sind in den frühen Stadien nur geringe Veränderungen nachweisbar: Die Schwellung der Synovia und das periartikuläre Ödem werden sichtbar, außerdem tritt bereits in diesem Frühstadium in Gelenknähe (der Mittel- und Grundgelenke und der Handwurzelknochen) eine charakteristische Osteoporose als Ausdruck der Arthritis zu Tage (Abb. S. 150), die Schaftpartien der Handknochen bleiben zunächst noch frei.

In den späteren Stadien der Krankheit treten die entzündlichen Veränderungen an den Grund- und Mittelgelenken der 2. bis 5. Finger noch stärker hervor, auch die Funktionseinschränkungen insbesondere von Faustschluß und Greifbewegungen sind deutlicher ausgeprägt. Charakteristisch für die p.c.P. ist die Ulnardeviation in den Grundgelenken (Abb. S. 152). Während die Grundgelenke in der Beugestellung versteifen, kommt es in den Mittelgelenken mehr zu einer Ankylosierung in überstreckter Stellung, so daß die Hand in den Spätstadien, von der Seite her gesehen, die Form eines abgeflachten M annimmt. Im Röntgenbild werden Verschmälerung der Gelenkspalte, Osteoporose und an den Rändern der Gelenke kleinere Knochenusuren sichtbar. Stärkere Arrosionen der Gelenkflächen, Osteoporose, subchondrale Nekroseherde, Usuren an den Knochen- bzw. Gelenkrändern, zystenartige Defekte in der Spongiosa und Subluxationen charakterisieren die schwere p.c.P. (Abb. S. 152). Am Handrücken wird die Atrophie der kleinen interossealen Handmuskeln deutlich erkennbar, die Haut ist über diesen atrophischen Partien charakteristisch eingesunken. In der Hohlhand finden sich typische rötliche Erytheme der Haut, insbesondere des Daumen- und Kleinfingerballens und über den Grundgelenken. Die Haut ist zart und dünn.

Die Gelenke der *Handwurzel* werden — allerdings nicht so frühzeitig und so häufig wie die Fingergelenke — mitbefallen und lassen ebenfalls die typischen Erscheinungen der Entzündung mit Schwellung, Rötung und Bewegungseinschränkung erkennen. In den Spätstadien sind die einzelnen Knochen der Handwurzel erheblich zerstört und lassen eine blockartige Ankylosierung erkennen. Am *Handgelenk* werden in nicht so großer Zahl arthritische Veränderungen und in den späteren Stadien Verknöcherungen und Versteifungen gefunden.

Die *Ellenbogengelenke* werden selten frühzeitig befallen, in den Spätstadien findet man jedoch fast stets auch an diesen Gelenken rheumatische Veränderungen. Sie versteifen zumeist in Beuge-Pronationsstellung und behindern damit erheblich die Funktion. Parallel mit den Gelenkveränderungen treten ausgeprägte Atrophien an den Ober- und Unterarmen auf, die die arthritischen Schwellungen an den Ellenbogengelenken noch deutlicher in Erscheinung treten lassen. Die Haut an den

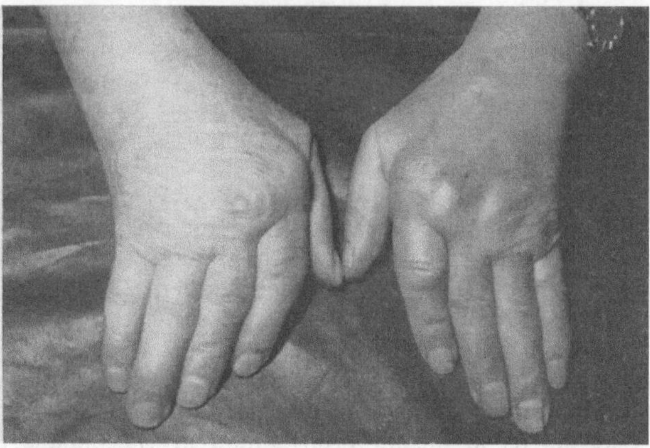

Primär-chronische Polyarthritis im Spätstadium mit kolbiger Auftreibung und Deformierung der Gelenke sowie Subluxationsstellung in ulnarer Deviation.

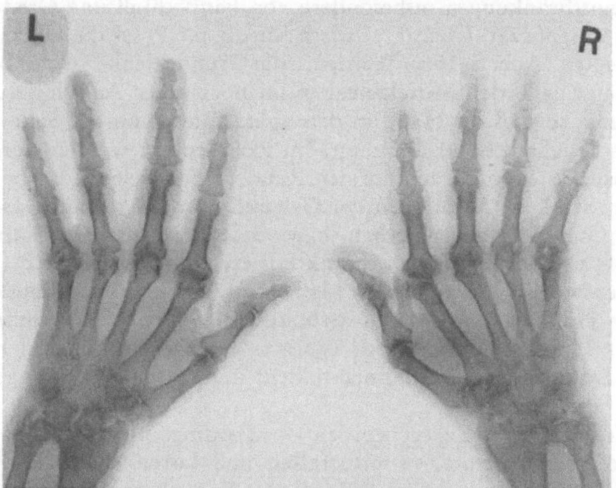

Primär-chronische Polyarthritis mit Osteoporose des gesamten Handskelettes, erheblicher Verschmälerung der Gelenkspalten, Destruktion insbesondere der Grundgelenke mit subchondralen Zysten und Subluxation in ulnarer Deviation.

Ellenbogengelenken gilt als Prädilektionsstelle für rheumatische Knötchen, die zumeist subkutan gelegen sind (Abb. S. 153).

Die *Schultergelenke* können gelegentlich frühzeitig und selten sogar einmal primär von der Arthritis betroffen sein. Die Patienten klagen dann über erhebliche schmerzhafte Bewegungseinschränkung. Die Schwellung des Schultergelenkes tritt naturgemäß meist nicht so deutlich in Erscheinung wie die anderer Gelenke, die Muskelatrophie dagegen wird besonders gut sichtbar.

An den *Füßen* kommt es in einigen Fällen schon frühzeitig zu den gleichen Symptomen wie an den Handgelenken. Entzündliche Schwellung, Subluxation und in den Spätstadien Deformierung und Versteifung treten auf. Der für die p.c.P. charakteristische steife, schlürfende Gang wird durch die *Fußgelenk*veränderungen ausgelöst. Bei bettlägerigen Patienten tritt frühzeitig Spitzfußstellung durch Beugekontraktur und gleichzeitige Belastung der Füße durch das Gewicht der Bettdecke auf. Am Fersenbein sind gelegentlich — ähnlich wie beim Morbus Bechterew — ostitische und periostitische Prozesse mit einer Entzündung der Achillessehne nachweisbar.

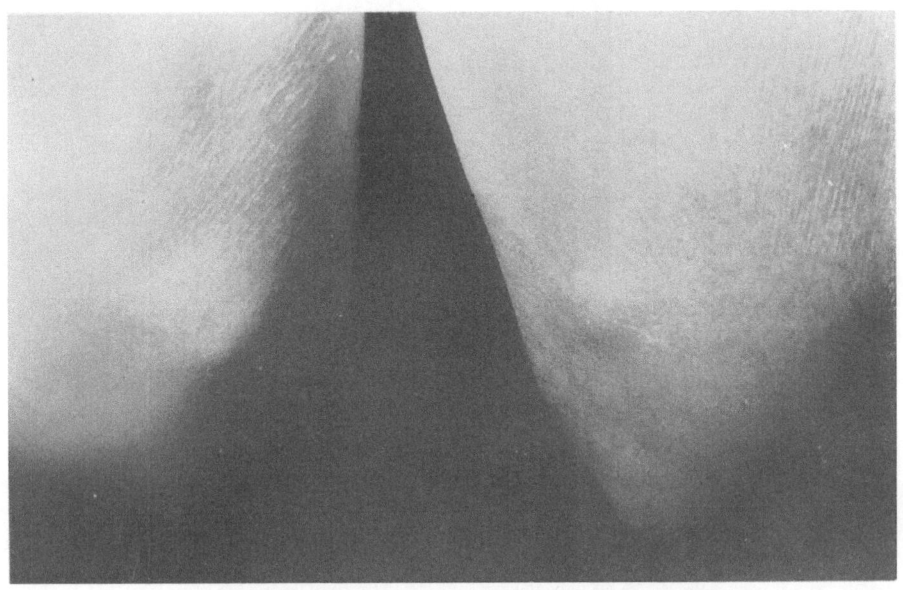

Primär-chronische Polyarthritis: Subkutane rheumatische Knoten unterhalb der Ellenbogengelenke.

An den *Kniegelenken* setzt die arthritische Entzündung meist später und nur gelegentlich frühzeitig mit einer kolbigen Auftreibung der Gelenke (Abb. S. 154) bei gleichzeitiger Atrophie der Muskulatur in Gelenknähe ein. Hier findet sich außerdem im Gegensatz zu den anderen Gelenken häufig eine stärkere Ergußbildung. Subluxation, Fibuladeviation, Beugekontraktur sowie Wackel- und Schlottergelenk nach Überdehnung der Sehnen und Bänder sind die Spätfolgen der Arthritis. Im Röntgenbild imponieren die ausgeprägte Osteoporose, die Verschmälerung des Gelenkspaltes sowie die Usuren und zystischen Degenerationen an den Gelenkflächen (Abb. S. 154).

Die *Hüftgelenke* werden nur selten bei p.c.P. (dagegen sehr viel häufiger von arthrotischen Prozessen) befallen.

Die Arthritis der *Wirbelsäulengelenke* (lediglich in etwa 20% der Krankheits-fälle) ist röntgenologisch nur sehr schwer zu erfassen. Die Halswirbelsäule zeigt noch relativ oft arthritische Veränderungen, die Brust- und Lendenwirbelsäule wird fast nie von rheumatischen Veränderungen betroffen. Ebenso selten sind auch rheumatische Prozesse an den Kreuz- und Darmbeingelenken.

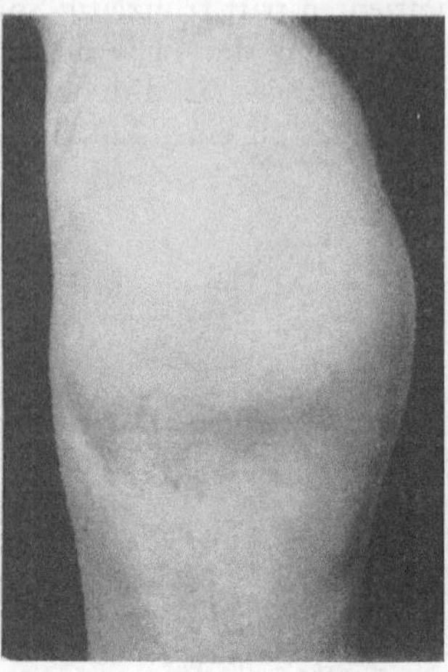

Kniegelenk bei chronischer Polyarthritis im Spätstadium: Erhebliche periartikuläre Schwellung.

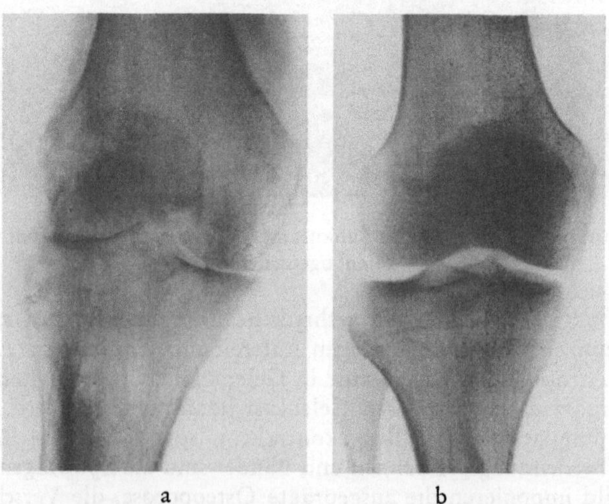

a) Kniegelenk bei primär-chronischer Polyarthritis im Spätstadium. Im Röntgenbild impo-nieren die ausgeprägte, strähnige Osteoporose und die Verschmälerung des Gelenkspaltes mit kleineren Randusuren.
b) Normales Kniegelenk zum Vergleich.

Für die Patienten besonders unangenehm, da von heftigen Schmerzen und größter Behinderung begleitet, ist die Arthritis der *Kiefergelenke*, die ebenfalls schon sehr frühzeitig auftreten kann.

An den *Sehnen und Sehnenscheiden* finden sich Proliferationen und seröse Ergüsse, die klinisch mit den Zeichen einer Tendovaginitis und symmetrisch auftretenden Hygromen einhergehen. Die knotigen Verdickungen an den Sehnen führen unter Umständen zu einer erheblichen Erschwerung der Beweglichkeit.

Als Ausdruck einer Mitbeteiligung des gesamten Mesenchyms sind die atrophischen *Veränderungen der Haut* und des *subkutanen Bindegewebes* zu deuten. Die Haut ist dünn, weich, feucht und zeigt fleckenweise Pigmentverluste (sog. Vitiligoherde). Die Nägel werden brüchig und atrophisch mit Rillenbildung. Die subkutan gelegenen rheumatischen Knotenbildungen, die etwa bei 20% der Krankheitsfälle beobachtet werden, bieten histologisch das Bild der „fibrinoiden Degeneration" mit vermehrter Fibrose und fibroblasten- bzw. histiozytenreichem Gewebe. Prädilektionsstellen sind Unterarm, Finger, Kreuzbein und Patellagegend.

Die *Muskulatur* läßt schon frühzeitig und mehr, als durch die Inaktivität der Gelenke zu erklären wäre, eine ausgeprägte Atrophie erkennen, die ebenfalls für eine Generalisation des mesenchymalen Prozesses spricht. Die Atrophie der Muskulatur ist nicht unerheblich mitbeteiligt an der Prägung des typischen Aspektes der p.c.P.

An den *Augen* kann die rheumatische Regenbogenhautentzündung gelegentlich zu ernsten Komplikationen führen. Außerdem werden — allerdings sehr selten — eine Episkleritis und eine knotige, zentral erweichende Entzündung der Hornhaut *(sogenannte Scleromalacia perforans)* beobachtet.

Viszerale Manifestationen der p.c.P. treten kaum in Erscheinung. Es gilt als Regel, daß eine *Herzbeteiligung* im Gegensatz zum rheumatischen Fieber bei der p.c.P. klinisch keine Bedeutung erlangt, während pathologisch-anatomisch in einem relativ hohen Prozentsatz (etwa 50% der Krankheitsfälle) Veränderungen sowohl an Peri- als auch an Endo- und Myokard gefunden werden. Lediglich die im EKG bei einigen Krankheitsfällen nachweisbaren Myokardschäden und die im Vektordiagramm beobachteten Konturzähnelungen lassen erkennen, daß ähnlich wie das Mesenchym der Haut oder der Gelenke, auch das Bindegewebe des Herzens am rheumatischen Prozeß teilnimmt. Pathologisch-anatomisch finden sich Perikardverklebungen und einzelne rheumatische Myokardherde. An den Herzklappen werden in etwa 30—40% der Krankheitsfälle granulomatöse Veränderungen gefunden, die jedoch nur in den seltensten Fällen zur Ausbildung von Klappenfehlern führen.

An den *Gefäßen* treten bei der p.c.P. relativ häufig arteriitische Prozesse mit subendothelialer Schwellung des Bindegewebes sowie fibrinoider Degeneration auf. Sofern nicht Übergänge zur Periarteriitis nodosa bestehen, machen die Gefäßläsionen klinisch kaum Symptome.

In der *Leber* kommen wohl nur selten spezifische rheumatische Veränderungen (rheumatische Hepatitis?) von Krankheitswert vor. Klinisch bietet diese Mitbeteiligung der Leber bzw. des retikuloendothelialen Systems in der Leber wenig Symptome. An bioptisch gewonnenem Material wurden unspezifische Veränderungen (Fettleber, Atrophie, zirrhotische Umwandlungsprozesse und Amyloidablagerung) beobachtet.

Die *Milz* kann in vereinzelten Krankheitsfällen geringgradig vergrößert sein; wenn eine stärkere Mitbeteiligung besteht, handelt es sich wohl zumeist um eine Sonderform der p.c.P. (z. B. Felty-Syndrom).

Die Angaben über eine Mitbeteiligung der *Lymphknoten* schwanken stark. Bei stärkerem Befall der Lymphknoten muß auch hier an das Vorliegen einer Sonderform der Polyarthritis gedacht werden. Gelegentlich sind die axillären Lymphknoten geschwollen.

Die *Nieren* sind nur befallen, wenn es sich um schwerste, progrediente Arthritisformen mit Dysproteinämie und Übergang in Amyloidose handelt. Die Zeichen eines nephrotischen Syndroms mit Albuminurie können als Ausdruck einer solchen Nierenbeteiligung auftreten.

Gelegentlich finden sich an den Lungen Veränderungen. In der *Pleura* werden als Restzustand einer rheumatischen Entzündung autoptisch häufiger Residuen gefunden.

Mit Ausnahme von Sekretionsanomalien werden am *Magen-Darm-Trakt* keine Veränderungen beobachtet, die in einer kausalen Beziehung zur rheumatischen Erkrankung stehen.

Die Diskussion über die Bedeutung des *Nervensystems* für die Pathogenese der p.c.P., z. B. für die Ausbildung der symmetrisch auftretenden Gelenkveränderungen, ist noch nicht abgeschlossen. Die *Psyche* der Patienten mit p.c.P. weist eigentümliche Gemeinsamkeiten auf, die über das Maß der Zufälligkeit hinausgehen. Die Patienten zeichnen sich oft durch große Bescheidenheit und Genügsamkeit, gelegentlich durch eine bis zur Indolenz gehende Geduld gegenüber ihrer Krankheit aus. Trotz der Schwere der Krankheit und der erheblichen, schmerzhaften Behinderung bei jeglicher Bewegung sind die Patienten fast nie gereizt.

Laboratoriumsbefunde: Im *roten Blutbild* wird relativ häufig eine hypochrome Anämie leichteren Grades beobachtet, die durch den gesteigerten Eisenbedarf des retikuloendothelialen Systems bedingt ist. Entsprechend ist bei der p.c.P. der Serumeisenspiegel erniedrigt. Im *weißen Blutbild* ist die Zahl der Leukozyten zumeist normal und nur in den akuten Krankheitsphasen bei gleichzeitiger leichter Linksverschiebung im Differentialblutbild leicht erhöht. Bei chronischen Krankheitszuständen und insbesondere bei den verschiedenen Sonderformen der p.c.P. wird — möglicherweise infolge einer splenogenen Markhemmung oder eines pharmakotoxischen bzw. eines infektiös-toxischen Effektes — Leukopenie beobachtet.

Die BSG ist bei der p.c.P. fast immer erhöht, in der Mehrzahl der Fälle auf relativ hohe Werte. Es besteht keine strenge Korrelation zwischen der Höhe der BSG und der Aktivität des Krankheitsprozesses, neue Krankheitsschübe gehen jedoch häufig mit einer Beschleunigung der BSG einher.

Bei der p.c.P. ist der Gesamteiweißgehalt des Serums nicht oder nur unwesentlich verändert. Die Veränderungen in der Zusammensetzung der *Plasmaeiweißkörper* bestehen meist aus einer Zunahme des Fibrinogens, der α-Globuline und/oder der γ-Globuline und einer Albuminverminderung. Zu Beginn der Krankheit, ebenso bei neuen Schüben, kommt es zunächst zu einer Vermehrung der α_2-Globuline, in den späteren chronischen Krankheitsphasen wird eine Zunahme der γ-Globulinfraktion beobachtet.

Entsprechend diesen Veränderungen in der Elektrophorese zeigen auch die Serumlabilitätsproben (Takata-Reaktion, Thymol-Test, Zinksulfat-Reaktion usw.) einen positiven Ausfall, das Weltmannsche Koagulationsband ist in der Regel verbreitert.

Parallel mit der Zunahme der α_2-Globuline sind Störungen im Gehalt der *proteingebundenen Polysaccharide*, die zumeist an die α_2-Globuline gebunden sind, vorhanden. Neben direktem Nachweis der Glukosamine können diese Veränderungen durch die *Diphenylaminreaktion* und ebenso auch in der Serummukoproteidfraktion erfaßt werden. Die Ausscheidung der *Mukopolysaccharide* im Urin ist erheblich erhöht. Die Reaktion auf *C-reaktives Protein* ist oft nur in den akuten Anfangsstadien positiv, bei der chronisch verlaufenden Polyarthritis kann die Reaktion negativ sein.

Im Serum von Patienten mit p.c.P. treten γ-Globuline von hohem Molekulargewicht (19 S) auf, die spezifisch mit γ-Globulinen der 7 S-Klasse reagieren und deshalb als Antiglobuline oder auch als Rheumafaktoren bezeichnet werden. Über die Entstehung der Rheumafaktoren, die in geringem Prozentsatz auch bei anderen rheumatischen Erkrankungen gefunden werden, herrscht noch keine völlige Klarheit. Vieles spricht dafür, daß durch Entzündungsreaktionen denaturiertes γ-Globulin Antigencharakter gewinnt und die Bildung von Anti-γ-Globulinen auslöst. Danach sind die Rheumafaktoren sekundäre Reaktionsprodukte des rheumatischen Entzündungsprozesses.

Der Nachweis des Rheumafaktors durch Agglutinations- bzw. Präzipitationsreaktionen beruht auf seiner Eigenschaft, mit menschlichen oder tierischen γ-Globulinen Verbindungen einzugehen. So kommt es zu einer schon makroskopisch sichtbaren Agglutination, wenn man Rheumatikerserum (in dem der Rheumafaktor enthalten ist) mit globulinbeladenen Schaf-Erythrozyten *(Waaler-Rose-Test)* oder mit globulinbeladenen Kunststoffpartikeln (z. B. im *Latex-Fixations-* oder *Latex-Tropfentest)* zusammenbringt.

Der Nachweis des Rheumafaktors gelingt außerdem mit dem sog. *Hemmungstest* (Agglutinationshemmungsverfahren nach ZIFF), bei dem die Agglutination von globulinbeladenen Hammelerythrozyten mit einem (Rheumafaktor enthaltenden) Serum durch Zugabe von Normalserum unterdrückt, nach Zugabe von Rheumatikerserum jedoch nicht unterbunden werden kann.

Die genannten Reaktionen zum Nachweis des Rheumafaktors fallen bei der p.c.P. und ihren Sonderformen in einem relativ hohen Prozentsatz (70—80%) positiv aus. Bei der Arthropathia psoriatica sind die Reaktionen nur selten positiv. Der diagnostische Wert der Agglutinations- bzw. Hemmungsreaktion wird eingeschränkt durch die Tatsache, daß auch bei anderen Krankheiten (z. B. Leberzirrhose) und gelegentlich auch bei Gesunden ein positiver Reaktionsausfall beobachtet wird.

Der Antistreptolysintiter ist bei der p.c.P. nicht erhöht.

Selten können im Blut von Patienten mit p.c.P. sog. L.E.-Zellen (vgl. S. 172) nachgewiesen werden. Zumeist handelt es sich dann um besonders schwere Verlaufsformen der p.c.P. bzw. um Übergänge zu einer viszeralen Form des Rheumatismus.

Sonderformen: 1. Das *Felty-Syndrom* ist als Sonderform der p.c.P. anzusehen, bei der das retikuloendotheliale und granulopoetische System beteiligt sind. Bei Kindern wird der analoge Symptomenkomplex als *Stillsche Krankheit* bezeichnet.

An den Gelenken finden sich bei diesen Syndromen die charakteristischen Krankheitszeichen der p.c.P., denen sich Lymphdrüsenschwellung, Milztumor und Leukopenie zugesellen.

Die Erkrankung beginnt zumeist mit leichteren Fieberschüben. Im Verlauf treten Lymphknotenschwellungen (etwa zwei Drittel der Krankheitsfälle), Lebervergrößerung und bräunliche Pigmentationsanomalien an unbedeckten Körperstellen hinzu. Im Blutbild finden sich neben der Leukopenie Granulozytopenie, Eosinophilie und oft Anämie. Eine Herzbeteiligung wird nicht beobachtet. In Spätzuständen ist eine Abwehrschwäche gegenüber Infekten (Leukopenie!) häufig.

Neben den auf S. 147 abgehandelten therapeutischen Maßnahmen kann eine Milzexstirpation in Betracht gezogen werden.

2. Als *Sjögren-Syndrom* wird eine Kombination von Arthritis mit Störungen der Tränen- und Speicheldrüsenfunktion durch Parenchymverlust und degenerative

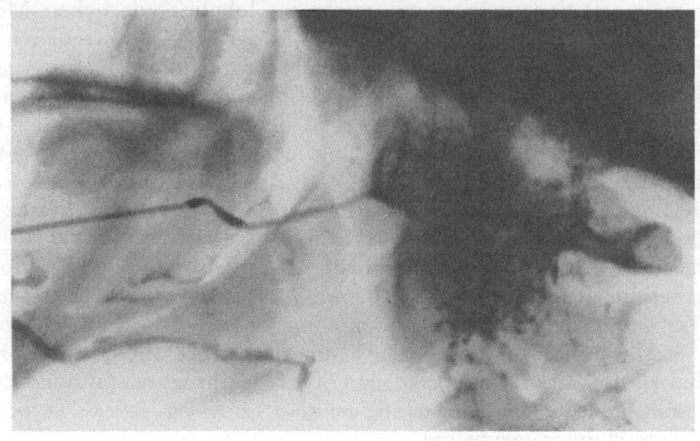

a

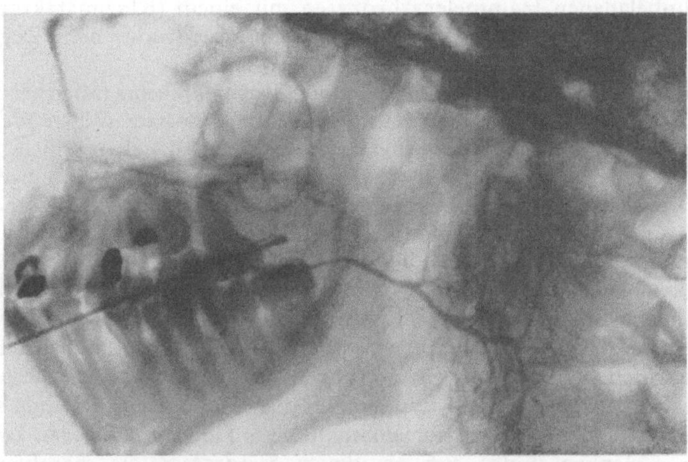

b

a) Sialographie einer Parotis beim Sjögren-Syndrom: Kugelige Sialangiektasen in der Glandula parotis. Atrophie des Drüsenganges der Glandula submandibularis. (b) Sialographie einer normalen Parotis zum Vergleich.

Veränderungen an den Ausführungsgängen der ekto- und endodermalen Drüsengewebe bezeichnet.

Die Häufigkeit des Sjögren-Syndroms ist schwierig abzuschätzen, da neben ausgeprägten Krankheitszuständen oligosymptomatische Übergangsformen vorkommen. Das Vollbild des Sjögren-Syndroms ist sehr selten, leichtere Formen sind häufiger. Betroffen werden vorwiegend Frauen nach dem Klimakterium.

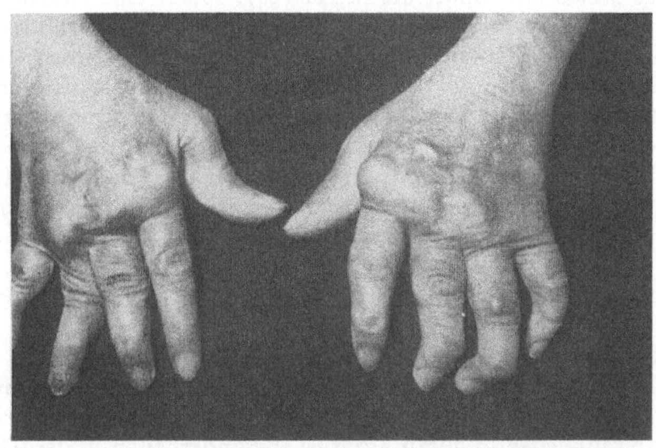

Arthritis mutilans mit schwerster Deformierung der Hände, Verkürzung der Finger, Schwellung der Grundgelenke und Überstreckung der Mittelgelenke (besonders deutlich am 4. Finger rechts erkennbar).

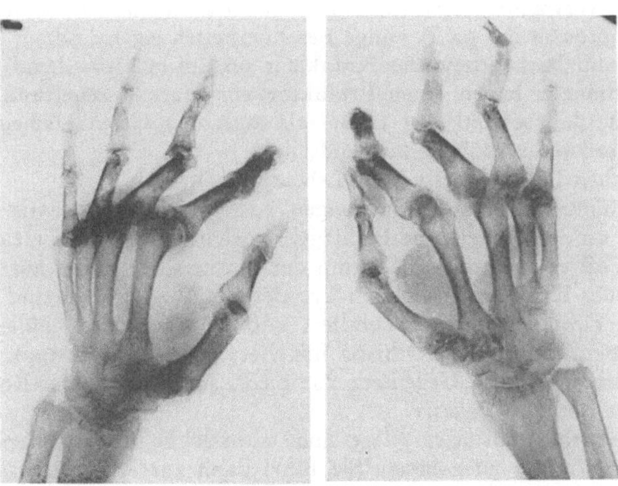

Arthritis mutilans mit erheblicher Osteoporose und schwerer Deformierung, besonders der Mittelgelenke.

Klinisch stehen beim Sjögren-Syndrom Austrocknungserscheinungen an den Schleimhäuten im Vordergrund. Die Patienten klagen über Brennen und Fremdkörpergefühl an den Augen. Sie leiden unter Trockenheit im Munde und im Nasen-Rachen-Raum mit Borkenbildung, Heiserkeit und Schluckbeschwerden.

Bei der Untersuchung findet man die Tränensekretion stark verringert und als Zeichen der *Keratoconjunctivitis sicca* die Bindehäute trocken und gerötet. In schweren Fällen kommen Geschwüre an der Kornea vor. Die Speicheldrüsen lassen in den Anfangsstadien eine bilaterale Schwellung, später eine Atrophie erkennen, die im Sialogramm nachweisbar ist (Abb. S. 158). Die Gelenkveränderungen können gering bleiben oder fehlen. Als allgemeine Krankheitszeichen sind die BSG und die Rheumaproben wie bei der p.c.P. (S. 156 f.) pathologisch verändert.

3. Die *Arthritis mutilans* ist durch ausgedehnte und schwere destruktive Veränderungen, besonders auch durch Osteolyse an den gelenknahen Knochenanteilen insbesondere der Finger und Zehen, charakterisiert. Wegen des osteolytischen Knochenschwunds an den distalen Knochenenden kommt es zu schweren, äußerlich sichtbaren Knochenveränderungen mit Deviation und Verkürzung der Gliedmaßenanteile (Abb. S. 159). Die völlige Zerstörung der Gelenke (Abb. S. 159) verursacht abnorme Beweglichkeit und Subluxationsstellungen (Teleskop-Finger, main en lorgnette).

Zwischen den Spätformen der p.c.P. mit den gleichfalls erheblichen Destruktionen und subchondralen Defekten gibt es fließende Übergänge zu den mutilierenden chronischen Arthritiden, so daß es zweifelhaft erscheint, ob die Polyarthritis mutilans als ein eigenes Krankheitsbild aufzufassen ist. Besonderheiten in der Therapie sind im Vergleich zur Behandlung der primär chronischen Polyarthritis nicht zu beachten.

4. *Arthropathia psoriatica:* Statistiken haben gezeigt, daß bei Patienten mit chronischer Polyarthritis die Psoriasis häufiger (in etwa 5% der Fälle) anzutreffen ist als bei gesunden Vergleichspersonen und daß auch umgekehrt Patienten mit Psoriasis häufiger an einer chronischen Polyarthritis leiden. Dies hat dazu geführt, eine der p.c.P. verwandte „Arthropathia psoriatica" anzunehmen, der neben den typischen Symptomen der p.c.P. einige Besonderheiten eigen sind.

Ätiologie und Pathogenese der Krankheit sind nicht ausreichend geklärt. Familienuntersuchungen haben einen Erbfaktor von starker Penetranz aufgedeckt. Man vermutet, daß sowohl den Haut- als auch den Gelenkerscheinungen eine gemeinsame Stoffwechselstörung zugrunde liegt.

Die Krankheit beginnt meist im 4. Lebensjahrzehnt.

Klinisch können die Hauterscheinungen von seiten der Psoriasis sehr diskret manchmal nur an den Finger- und Fußnägeln vorhanden sein. Die Gelenkveränderungen treten oft erst Jahre nach Beginn der Hauterscheinungen auf und sind in der Mehrzahl der Krankheitsfälle vom Typ der p.c.P. Allerdings sind die Gelenke relativ häufig nicht symmetrisch befallen, und in vereinzelten Fällen tritt eine auffallende Lokalisation der Arthritis mit Befall der Finger- und Zehen-Endgelenke in Erscheinung. Im Gegensatz zur p.c.P. sind der Waaler-Rose-Test und der Latex-Test fast stets negativ.

Die Arthropathia psoriatica pflegt einen nicht leicht vorausschaubaren, häufig einen schweren Verlauf zu nehmen. Sie führt dann zur Akroosteolyse und wird damit dem Bild der Arthritis mutilans ähnlich, andererseits sind Spontanremissionen bei dieser Arthritis häufiger anzutreffen als bei der p.c.P. Die *Therapie* mit Glukokortikoiden, Salizylaten bzw. Pyrazolon-Pyrazolidin-Derivaten unterscheidet sich nicht von der bei der p.c.P. geübten Behandlung. Der Effekt einer diätetischen Therapie (fettlose Diät) ist unterschiedlich.

5. *Caplan-Syndrom:* Das Auftreten von p.c.P. bei schweren Formen der Lungensilikose hat zu der Annahme geführt, daß beide Krankheiten in einem ursächlichen Zusammenhang stehen, insbesondere auch deswegen, weil sich bei beiden Krankheiten der Rheumafaktor nachweisen läßt.

Vielleicht ist die Arthritis durch die Silikose verursacht. Der Zusammenhang mag aber auch darin liegen, daß die konstitutionellen Gegebenheiten bei Vorliegen einer p.c.P. die schwere Form der Silikose induzieren, was anzunehmen man heute eher geneigt ist.

Im Verlauf und im klinischen Bild der Arthritis zeigen sich keine Besonderheiten, und auch in der Therapie gelten die gleichen Überlegungen wie bei der p.c.P.

Differentialdiagnose: Die Differentialdiagnose der p.c.P. gestaltet sich relativ einfach, wenn es sich um ausgeprägte und charakteristische Formen handelt. Schwieriger ist die differentialdiagnostische Abgrenzung in den Frühphasen, in denen noch keine typischen Gelenkveränderungen aufgetreten sind. Wenn die p.c.P. akut, evtl. sogar mit höherem Fieber einsetzt, kann häufig erst die nachfolgende Beobachtung die Abgrenzung gegenüber den viszeralen Formen des rheumatischen Formenkreises (Dermatomyositis, Lupus erythematodes, Sklerodermie, Periarteriitis nodosa) ermöglichen.

Auch gegenüber anderen, symptomatisch auftretenden Rheumatoiden (z. B. bei Infektionskrankheiten, bei Allergie) und gegenüber dem Morbus Bechterew kann gelegentlich die Differentialdiagnose besonders bei Beginn der Krankheit Schwierigkeiten bereiten. Bei schon vorhandenen deformierenden Gelenkveränderungen ist die Differentialdiagnose zumeist leichter, zumal die in Frage kommenden Krankheiten mit Gelenkdestruktion (Gicht, Arthrosis deformans, Arthropathia psoriatica) häufig weitere charakteristische Symptome bieten.

Die **Therapie** der p.c.P. erfordert eine dem jeweiligen Zustand angepaßte Behandlung. Oft wird zu spät begonnen, da die Früherscheinungen (Morgensteifigkeit der Finger, leichte Verdickung der Fingergelenke, s. S. 149) nicht richtig gedeutet werden. In allen Fällen ist zunächst zu prüfen, ob Schädigungen eruiert werden können, die die Erkrankung unterhalten.

In der medikamentösen Therapie werden die nämlichen Medikamente, die beim akuten rheumatischen Fieber von Erfolg sind, verwendet. Fast immer wird zu Beginn die Anwendung von Glukokortikoiden indiziert sein. Allerdings sollte man dieses Medikament wegen seiner schädlichen Nebenwirkungen nicht in zu großer Dosis und nicht über einen zu langen Zeitraum verordnen. Des weiteren muß mit Geduld, Vorsicht und Kritik die große Anzahl der heute zur Verfügung stehenden antirheumatischen Medikamente (Salizylsäure, Aspirin, Pyramidon, Butazolidin, Resochin, Zytostatika, Goldpräparate, Schwefelpräparate) mit physikotherapeutischen, balneologischen, klimatischen, evtl. sogar operativen Heilmaßnahmen kombiniert angewendet werden (s. a. S. 147 f).

Sekundär chronische Polyarthritis

Es ist wohl eine Frage der Definition, ob man die sogenannte sekundär chronische Polyarthritis als ein eigenes Krankheitsbild ansehen will. Akute arthritische Krankheitsbilder gehen gelegentlich in chronische Stadien über. Ob man nun annimmt, daß es sich dabei um eine akut auftretende Form der p.c.P. oder um ein in chronischen Verlauf übergehendes rheumatisches Fieber handelt, ist wohl Ermessensfrage. Die Krankheitsbilder zeigen keine weiteren Besonderheiten, so daß auf eine Beschreibung verzichtet werden kann.

IV. Spondylarthritis ankylopoetica (Morbus Bechterew)

Synonym sind die Bezeichnungen „Pierre-Marie-Strümpellsche Krankheit" und „Spondylitis ankylopoetica".

Es handelt sich um eine chronisch-entzündliche Gelenkkrankheit mit bevorzugtem Befall der *Wirbelsäule* und der *Ileosakralgelenke* bei besonderer Neigung zur Verkalkung des Bindegewebes und damit zur knöchernen Versteifung der befallenen Gelenke und gleichzeitig erheblicher Beeinträchtigung des Allgemeinbefindens.

Ätiologie und Pathogenese: Die Ätiologie der Spondylarthritis ankylopoetica ist nicht geklärt. Der Einfluß entzündlicher Prozesse (Prostatitis, Kolitis, Reitersche Krankheit, Tonsillitis usw.) in anderen Organen ist sicher nicht als ein spezifischer ätiologischer Faktor zu bewerten, vielmehr sind wohl für die Bechterewsche Krankheit die gleichen ätiopathogenetischen Erwägungen wie für alle anderen rheumatischen Krankheiten anzustellen (vgl. S. 142 f.). Besondere hormonale Faktoren mögen mitbestimmend sein, da ein bevorzugter Befall des männlichen Geschlechts mit einem Erkrankungsbeginn zwischen dem 20. und 40. Lebensjahr zu beobachten ist. Eine Funktionsstörung der Schilddrüse wird auch in Erwägung gezogen.

Pathologische Anatomie: Pathologisch-anatomisch finden sich die Zeichen einer unspezifischen, chronischen Entzündung mit außergewöhnlicher *Verknöcherungstendenz* in den bindegewebigen Anteilen der Wirbelsäule (Bänder, Zwischenwirbelscheiben und Wirbelsäulengelenke). Die Mitbeteiligung des gesamten mesenchymalen Systems läßt sich erkennen an reaktiven, entzündlichen Veränderungen der Synoviaschleimhaut und gelegentlich auch der Gefäße.

Klinik: Der Beginn der Krankheit ist charakterisiert durch schleichend einsetzende, häufig nachts sowie in den frühen Morgenstunden auftretende Schmerzen und Bewegungseinschränkung an der unteren Wirbelsäule, am Becken (Ileosakralfuge!), wie auch durch arthritische Beschwerden an den kleinen und großen Gelenken. Fieber gehört nicht zum Krankheitsbild. Als Frühsymptom der Krankheit tritt manchmal eine schmerzhafte Entzündung der Achillessehnen (Tendoperiostitis), die zu einem röntgenologisch erkennbaren periostitischen Kalkaneussporn führen kann, eine Iritis oder eine Urethritis auf. Manchmal werden auch entzündliche Schwellungen an den großen Gelenken (besonders des Hüft- und Schultergelenkes) beobachtet.

In den späteren Stadien kommt es zu stärkerer Bewegungseinschränkung der Wirbelsäule, die zu einem unbeweglichen „Stab" wird. Die physiologische Lordose der unteren Wirbelsäule wird ausgeglichen, die Lendenwirbelsäule streckt sich; zugleich tritt eine extreme Kyphose der Brustwirbelsäule und kompensatorisch eine Lordose der Halswirbelsäule auf (Abb. S. 163). Die mangelhafte oder fehlende Bewegungsfähigkeit der Wirbelsäule ist besonders gut erkennbar an der fehlenden

Spreizung der Dornfortsätze bei Beugung (Schobersches Zeichen). Die Thoraxstarre, verstärkt durch Verknöcherung der Kostovertebralgelenke, schränkt die Atembewegungen ein.

Im *Röntgenbild* finden sich bei ausgeprägter Spondylarthritis ankylopoetica schwerste Veränderungen der Wirbelsäule, die durch Verknöcherung und Verkalkung der nicht verschmälerten Zwischenwirbelscheiben, der Sehnen, der Bänder, der kleinen Wirbelsäulengelenke und durch eine ausgeprägte, strähnige Osteoporose der Wirbelkörper charakterisiert sind und der Wirbelsäule das Aussehen eines „Bambusstabes" verleihen (vgl. Abb. S. 164). Die Röntgenaufnahme des Beckens zeigt außerdem den Verschluß der Ileosakralfugen (Abb. S. 166), eine für Morbus Bechterew typische Veränderung. Gelegentlich ist auch die Struktur der Sitzbeine verändert (s. Abb. S. 166).

Die Extremitätengelenke können in jeder Krankheitsphase mitbetroffen werden. Im Gegensatz zur p.c.P. kommt es jedoch dann nur zum Befall eines, und zwar meist eines großen Gelenkes, an dem arthritische Veränderungen mit Verschmälerung des Gelenkspaltes, Osteoporose sowie Usuren und evtl. auch arthrotische Veränderungen auftreten.

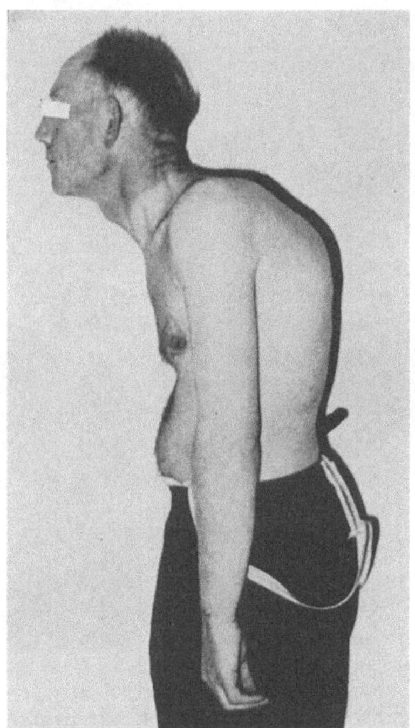

Morbus Bechterew: Typische Versteifung der Wirbelsäule. Streckung der Lendenwirbelsäule und Kyphose der Brustwirbelsäule.

Die Muskulatur zeigt zunächst spastische Kontrakturen, die zu noch stärkerer Versteifung der Wirbelsäule führen. In den späteren Krankheitsstadien mit knöcherner Ankylosierung der Wirbelsäule wird die Muskulatur atrophisch.

Das Herz wird, wie EKG und Vektordiagramm zeigen, relativ häufig, aber nur geringfügig und klinisch unbedeutend vom rheumatischen Prozeß befallen.

Laboruntersuchungen: Die BSG ist bei den leichteren Formen und bei den primär mit Verknöcherungstendenz einhergehenden Krankheitsformen nicht immer erhöht, bei schweren Krankheitsbildern ist sie jedoch meist stark erhöht. Elektrophoretisch finden sich bei chronischen Fällen Albuminverminderung sowie α_2- und γ-Globulinvermehrung. Als Ausdruck der mesenchymalen Stoffwechselstörung sind

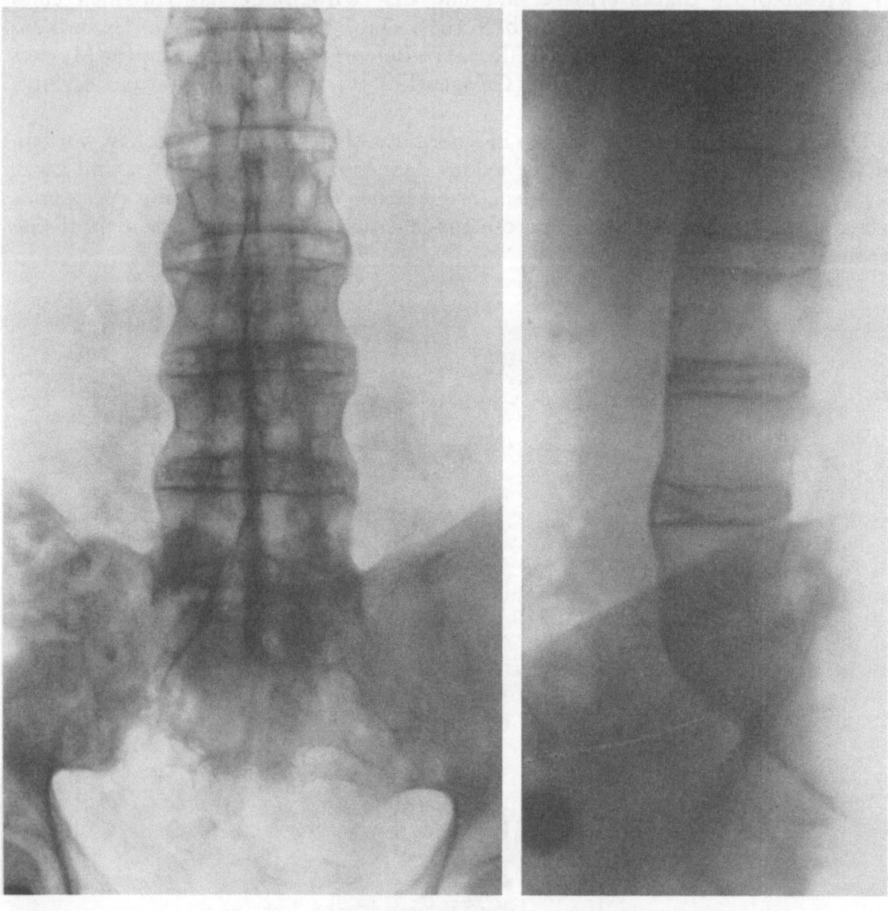

a   b

a und b: Morbus Bechterew (schwere, jahrelang bestehende Erkrankung); Röntgenaufnahme der Lendenwirbelsäule (a.p. und seitlich) mit schwerster Osteoporose und bambusstabähnlicher Deformierung (Verknöcherung der Längsbänder).

die Glykoproteide im Serum und die Mukopolysaccharidausscheidung im Urin erhöht. Im Blutbild werden gelegentlich hypochrome Anämie und Leukozytose festgestellt, das Serumeisen kann erhöht sein. Die Werte von Kalzium, Phosphor und Aktivität der alkalischen Phosphatase im Serum bleiben normal.

Rheumafaktor und Erhöhung des Antistreptolysintiters finden sich in der Regel beim Morbus Bechterew nicht.

Der *Verlauf* der Krankheit kann in einzelnen Schüben oder in chronisch-progredienter Form vor sich gehen. Meist schreitet der Prozeß an der Wirbelsäule von kaudal nach kranial fort, aber auch ein isolierter Befall einzelner Wirbelsäulenabschnitte und ebenso auch ein Beginn der Krankheit in der Halswirbelsäule mit absteigender Progression kommen vor.

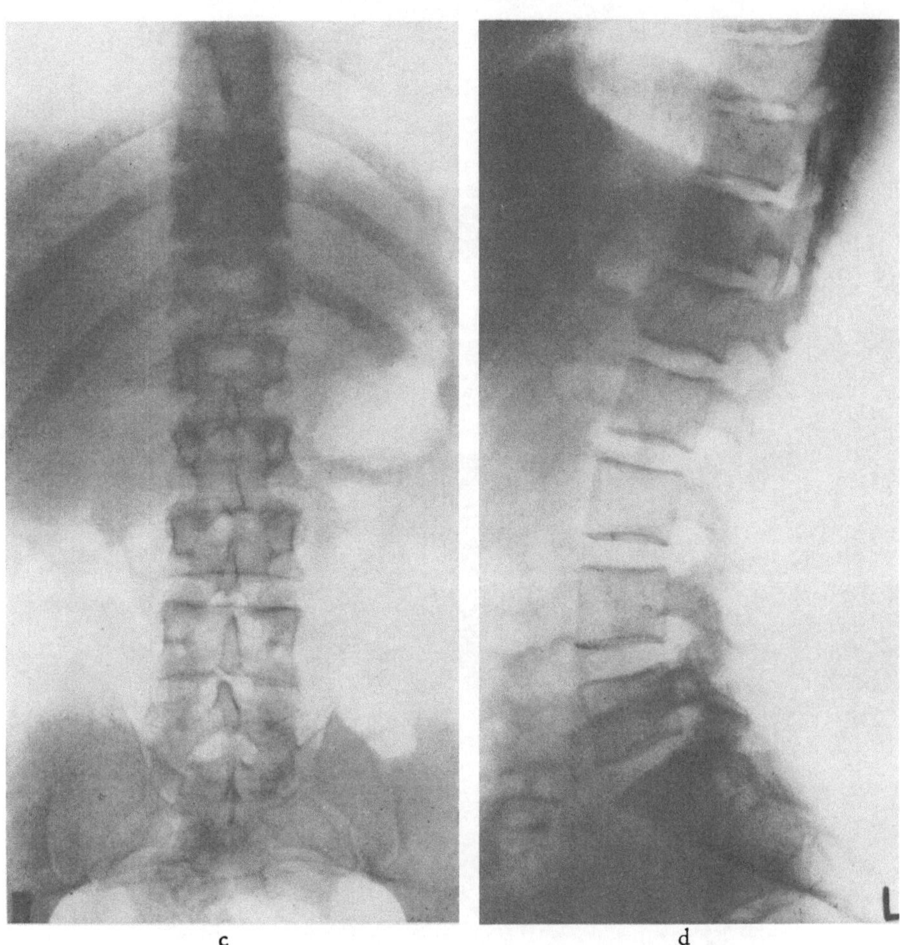

c und d: Röntgenbilder einer normalen Lendenwirbelsäule (a.p. und seitlich); zum Vergleich. s. a und b.

Die *Differentialdiagnose* bereitet in den charakteristischen Krankheitsfällen keine sehr großen Schwierigkeiten. Einseitiger Befall eines größeren Gelenkes läßt gelegentlich an eine Monarthritis, z. B. bei der Tuberkulose oder bei der Gonorrhoe, denken. Bei Wirbelsäulenschmerzen kommen differentialdiagnostisch vor allem

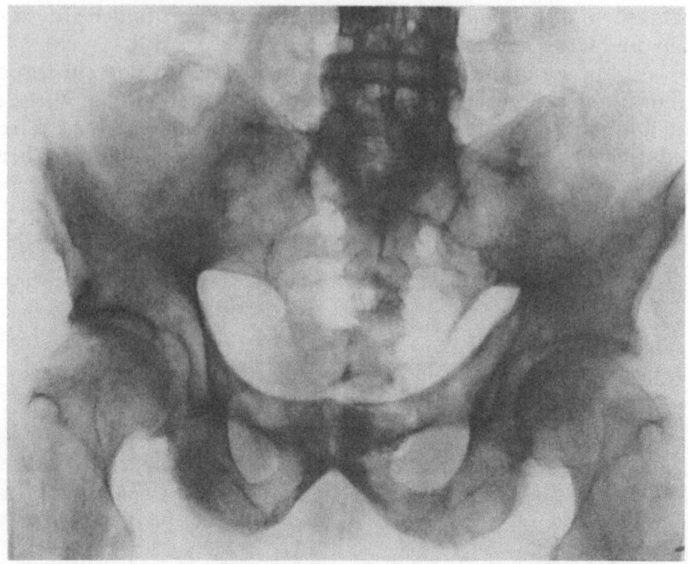

a

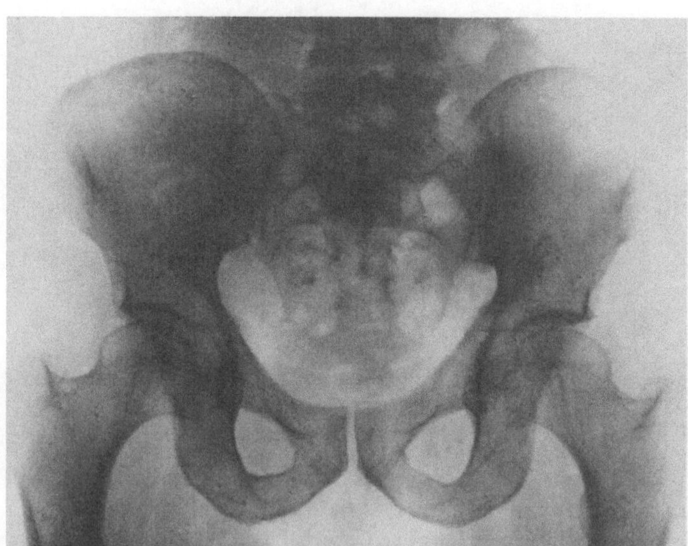

b

Morbus Bechterew: a) Röntgenbild eines Beckens mit knöcherner Ankylosierung der Ileosakralfugen und knöcherner Überbrückung der Symphyse.
b) Röntgenbild eines normalen Beckens zum Vergleich.

Tuberkulose, arthrotische Veränderungen, Plasmozytom, Metastasierung oder auch Bandscheibenerkrankung in Frage; bei Urethritis muß auch stets an das Vorliegen einer Reiterschen Erkrankung gedacht werden (s. S. 832).

Die **Therapie** der Spondylarthritis ankylopoetica ist nach den gleichen Grundsätzen wie bei der p.c.P. auszurichten, insbesondere, wenn es sich um die überwiegend entzündlichen Formen des Morbus Bechterew handelt. Bekämpfung des entzündlichen Prozesses und der Schmerzen sind bei der Therapie das zentrale Problem. Die Neigung zur Verknöcherung ist leider durch Antirheumatika nur wenig zu beeinflussen. Größter Wert ist daher auf Erhalt der Beweglichkeit durch Bäder-, Massage- und Gymnastikbehandlung zu legen. Wenn der Prozeß progredient bleibt, sollte ein therapeutischer Versuch mit Röntgenstrahlen sowie mit radioaktiven Substanzen (Thorium X) nur bei jüngeren Individuen und bei Schwangeren unterlassen werden.

Orthopädisch-chirurgische Eingriffe können bei schwersten Kyphosen und Kontrakturen erforderlich werden.

Die sekundär auftretende, schmerzhafte Osteoporose der Wirbelsäure kann manchmal mit Kalziumgaben und mit anabolen Hormonen günstig beeinflußt werden.

Prognose: Die Prognose der Spondylarthritis ankylopoetica ist günstiger, als vielfach angenommen wird. Durch therapeutische Maßnahmen sowie auch nach längerer oder kürzerer Krankheitsdauer nicht so selten spontan, kann es zum Stillstand der Krankheit kommen, so daß lediglich die Funktionsbehinderung durch die versteiften Gelenke zurückbleibt.

V. Viszeraler Rheumatismus

Als viszerale Krankheiten des rheumatischen Formenkreises werden auf der Basis gemeinsamer, im Mesenchym auftretender stoffwechselchemischer und morphischer Veränderungen sowie einiger klinischer Symptome eine Reihe von Krankheiten zusammengefaßt, nämlich:

    A. die progressive Sklerodermie
    B. der Lupus erythematodes disseminatus
    C. die Dermatomyositis und
    D. die Periarteriitis nodosa.

Pathologisch-anatomisch sind alle diese Krankheiten durch schwere Mesenchymveränderungen, die bis zur Zerstörung der Bindegewebssubstanz gehen können, charakterisiert. Die Pathogenese und Ätiologie dieser Krankheiten sind nur unzureichend geklärt. Wie bei allen Krankheiten des rheumatischen Formenkreises mögen Infektionskrankheiten, allergische und autoimmunologische Faktoren, chemische sowie physikalische Schädigungen auf der einen Seite und hormonale, dispositionelle und konstitutionelle Gegebenheiten auf der anderen Seite von Bedeutung sein.

A. Progressive Sklerodermie

Die Sklerodermie stellt eine generalisierte Allgemeinerkrankung dar, nicht lediglich eine Erkrankung der Haut, wie man früher anzunehmen geneigt war.

Neben den charakteristischen Veränderungen der Haut an Gesicht, Extremitäten und Rumpf treten meist krankhafte Symptome an Schleimhäuten und inneren Organen auf.

Histologisch findet sich eine Degeneration des subkutanen Bindegewebes mit intrafibrillärem Ödem und fibrinoider Verquellung, die auch auf das Gefäßbindegewebe übergreift.

Frauen sind etwa viermal häufiger befallen als Männer.

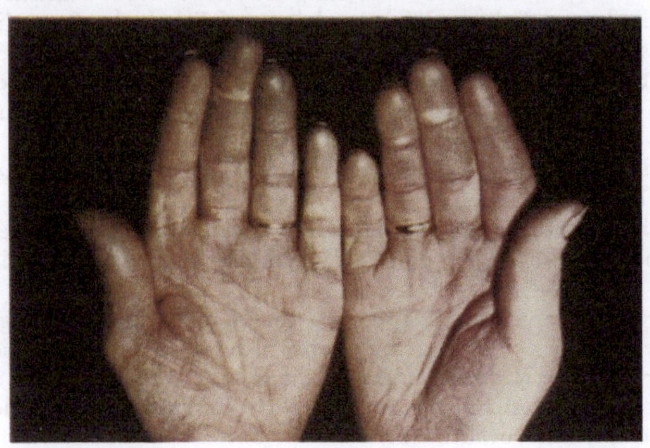

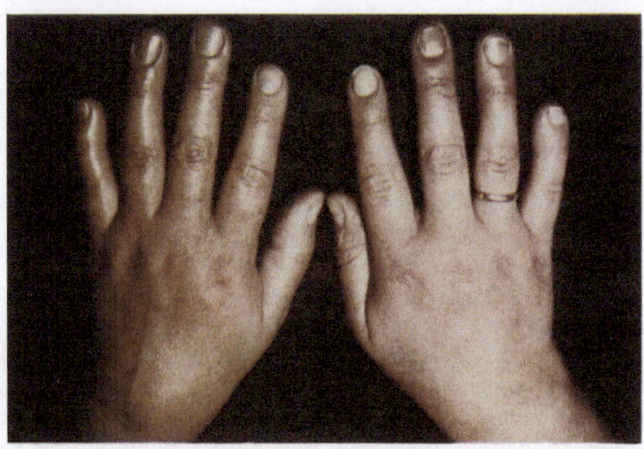

Progressive Sklerodermie mit Raynaud-Syndrom: Gespannte, glänzende, atrophische Haut, schwerste Durchblutungsstörungen.

Klinik: Häufig gehen der Sklerodermie charakteristische Prodromalsymptome voraus: Es kommt zu Sensibilitätsstörungen, zu arteriellen Durchblutungsstörungen mit livider Verfärbung der Haut, zu Kälte- und Steifigkeitsgefühl. Bei einigen Patienten nehmen die arteriellen Durchblutungsstörungen erhebliches Ausmaß an.

Die Erkrankung beginnt meist an den Extremitäten und befällt nachfolgend Gesicht und Rumpf. Die Haut wird glatt und gespannt mit ödematöser Verquellung des kutanen und subkutanen Bindegewebes. Im weiteren Verlaufe kommt es zu einer Verhärtung und Atrophie der Haut, die derb, dünn, wachsartig, glänzend und unelastisch wird (Abb. S. 168).

Pigmentationsanomalien werden schon frühzeitig beobachtet.

Die Hautveränderungen führen zu Bewegungseinschränkung und Beugekontrakturen an den Gelenken, die selbst zumeist frei von entzündlichen Veränderungen bleiben. Die Patienten klagen über Spannungs- und Engegefühl vor allem an den durch Dehnung häufig beanspruchten Hautpartien.

Im Gesicht des Patienten zeigen sich frühzeitig typische Veränderungen: Es kommt zu mimischer Starre, zur Einziehung der Nasenfalten und zur Faltenbildung der Haut in der Umgebung des Mundes (Abb. S. 169). Die Mundschleimhaut ist manchmal entzündlich, schließlich atrophisch verändert, das Zungenbändchen schrumpft und verhärtet. Die Patienten klagen darüber, daß der Mund schlechter weit geöffnet werden könne und die Zunge unbeweglicher geworden sei.

Die Sklerosierung kann auch den Ösophagus erfassen, dessen Starre röntgenologisch erkennbar ist (Abb. S. 170). In seltenen Fällen kommt es zur Atrophie der Magenschleimhaut mit Achylie. Eine ausgeprägte interstitielle Nephritis kann zur Todesursache werden. Die Fibrose in Leber, Milz und Pankreas macht klinisch kaum Symptome. Eine interstitielle Fibrose der Lunge wird gelegentlich röntgenologisch erkannt, typisch ist der Befall der Unterlappen (Abb. S. 751). Eine begleitende Myokardfibrose kann im EKG an ST-Strecken- und T-Zacken-Ver- und unelastisch wird d(Abb. S. 168).

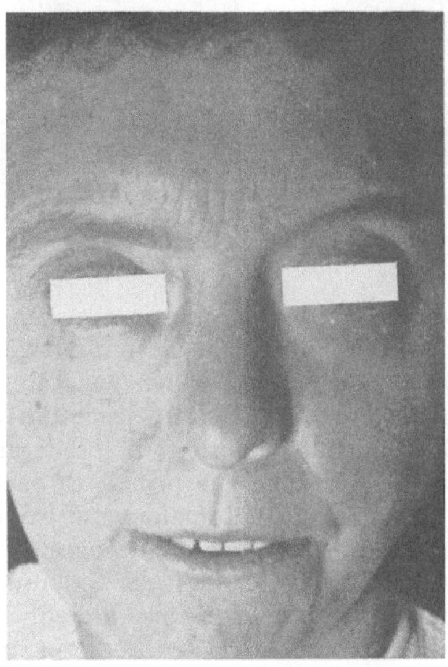

Progressive Sklerodermie. Typische Gesichtsveränderungen: Starres Gesicht, verstrichene Nasolabialfalten und kleiner Mund mit strahlig zulaufenden Falteneinziehungen der Haut.

Bei allen Formen der Sklerodermie besteht fast immer eine deutliche Beschleunigung der Blutsenkung und eine ausgeprägte Dysproteinämie mit Vermehrung der γ-Globuline. Auch sind zumeist Waaler-Rose- und Latex-Test positiv. Die Serumlipoide sind gelegentlich erhöht, ebenfalls die Ausscheidung von Mukopolysacchariden im Harn.

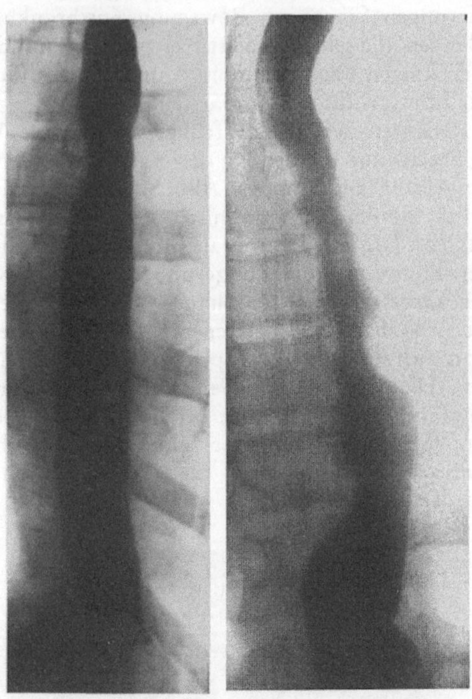

Progressive Sklerodermie: Im Röntgenbild des Ösophagus Weitstellung und Wandstarre mit herabgesetzter Motilität

Manchmal verläuft die Sklerodermie abartig. So kann es zum Vollbild des Morbus Raynaud kommen. Die Sklerodaktylie mit Neigung zur Kalzinosis und zur Osteolyse bzw. Osteonekrose an den Akren wird als *Thibierge-Weissenbach-Syndrom* bezeichnet. An der Stirn findet sich gelegentlich eine lokalisierte, säbelförmige Sklerodermie. Die am Hals lokalisierte Sklerodermie wird auch als *Weißfleckenkrankheit* bezeichnet. Übergänge zur primär chronischen Polyarthritis mit Veränderungen an den Gelenken, die normalerweise bei der Sklerodermie freibleiben, sind ebenso häufig wie Übergänge zum Sjögren-Syndrom. Erstaunlicherweise kommt es gelegentlich zur Kombination der Sklerodermie mit einem Phäochromozytom und mit einer Acanthosis nigricans. Schließlich geht die Sklerodermie gelegentlich in eine Dermatomyositis oder einen Lupus erythematodes über.

In der *Therapie* finden die oben genannten antirheumatischen Behandlungsmethoden Anwendung, wobei zunächst anfänglich auf hohe Glukokortikoiddosen nicht verzichtet werden kann. Wegen der Durchblutungsstörungen ist eine Behandlung mit durchblutungsfördernden Mitteln angezeigt. Antibiotika sollten zur Vermeidung von sekundären Infektionen und der durch Schluckstörung hervorgerufenen Aspirationspneumonie gelegentlich prophylaktische Verwendung finden. Von hochdosierter Vitamin-A- und -E-Therapie wurde gelegentlich ein günstiger Effekt gesehen. In neuerer Zeit hat sich die Anwendung von Zytostatika als erfolgreich erwiesen.

B. Lupus erythematodes visceralis disseminatus
(Kaposi-Libman-Sacks-Syndrom)

Der Lupus erythematodes disseminatus kommt etwa so oft vor wie das akute rheumatische Fieber. Jüngere Frauen werden etwa fünfmal häufiger als Männer von der Erkrankung befallen.

Pathologisch-anatomisch finden sich generalisierte vaskulitische Veränderungen und seröse Entzündungen. Im Herzen treten atypische verruköse Endokardveränderungen auf, an der Niere herdförmige Hyalinisierung der Glomeruluskapillarwand (Drahtschlingen-Phänomen).

Klinik: Dem Lupus erythematodes visceralis disseminatus gehen oft Prodromalerscheinungen, die der p.c.P. ähneln, voraus. Die Erkrankung setzt meist akut mit Fieberschüben ein, oft durch eine Sonnenbestrahlung, einen banalen Infekt, einen operativen Eingriff oder eine Überanstrengung ausgelöst.

Die Symptome sind vielgestaltig: Hohes Fieber, Polyarthritis, Polyserositis, Nephritis und vor allem ein schmetterlingsförmiges Gesichtserythem (Abb. S. 171), das der Krankheit auch den Namen eingetragen hat, sowie bläulich-rote Flecken an anderen Stellen der Haut, treten in unregelmäßiger Folge und Kombination auf.

Steht die Erkrankung des Herzens mit abakterieller Endokarditis, Myokarditis und Perikarditis im Vordergrund des klinischen Bildes, so spricht man vom „Typ Libman-Sacks".

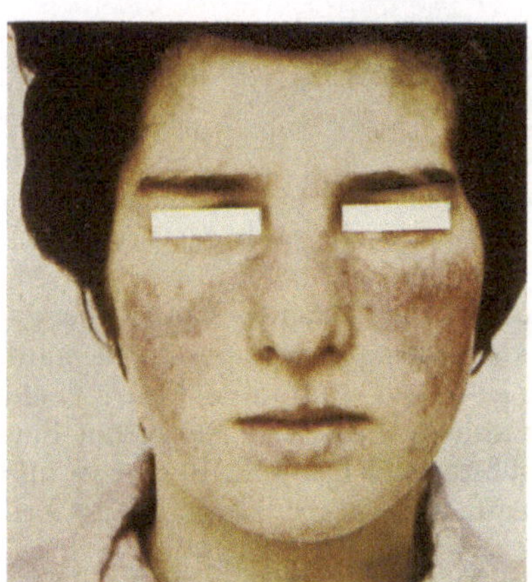

Lupus erythematodes disseminatus: Schmetterlingsförmiges Exanthem im Gesicht.

Häufig kommt es zu exsudativer Pleuritis, wobei sich im Erguß fast immer L.E.-Zellen (siehe unten) nachweisen lassen.

Fast stets werden im Verlauf der Erkrankung die Nieren mitbefallen. Es kommt zu den Zeichen der fortschreitenden Nierenentzündung, und oft ist eine Urämie die Todesursache. Seltener, in etwa 20% der Fälle, zeigen auch die Lungen fibröse oder miliare bronchopneumonische Herde. Leber- und Milzvergrößerungen finden sich gleichermaßen häufig bei etwa 20—30% der Patienten, auch werden Lymphknotenschwellungen beobachtet.

Im *Verlauf* der Krankheit kommt es zu einer starken Reduktion des Allgemeinzustandes sowie sehr häufig auch zu neurologischen (Hemiparese, Fazialislähmung, Enzephalitis) Symptomen.

Die Krankheit kann kurzfristig zum Tode führen. Es können aber akute Zustände von Remissionen unterbrochen werden. In etwa zwei Drittel der Erkrankungsfälle kann man durch intensive Therapie die Patienten über Jahre hinaus in arbeitsfähigem Zustand erhalten.

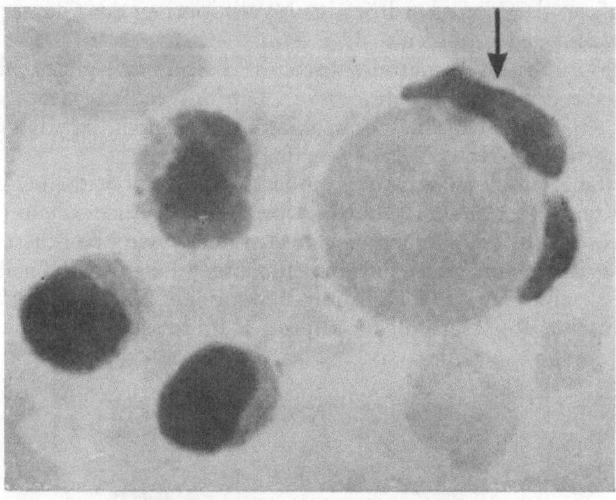

Lupus-erythematodes-Zellphänomen im Blut: Granulozyt mit phagozytierter Substanz und randständig verdrängtem Kern (↓).

Diagnose: Entscheidend für die Diagnose ist der in etwa 90% der Erkrankungsfälle mögliche Nachweis der sogenannten Lupus-erythematodes-Zellen (L.E.-Zellen) und des L.E.-Faktors. L.E.-Zellen sind polynukleäre Leukozyten, welche im Kern homogene basophile Einschlüsse aufweisen. Bei diesen Einschlüssen handelt es sich um phagozytierte Kernsubstanzen. Der L.E.-Faktor ist an die Globuline gebunden und hat Antikörpereigenschaften gegen körpereigene Zellen, insbesondere gegen Leukozyten.

L.E.-Zellen können im Blut, wie auch in serösen Ergüssen nachgewiesen werden. Im Blut und im Knochenmark werden oft sogenannte Pseudo-L.E.-Zellen (Tartzellen) nachweisbar, bei denen es sich um monozytäre Elemente mit Kernphagozytose handelt. Ätiologisch ist das Vorkommen der L.E.-Zellen und Pseudo-L.E.-Zellen völlig ungeklärt. Stets finden sich eine außerordentlich stark beschleunigte BSG und eine erhebliche Vermehrung der γ-Globuline. Von besonderem diagnostischem Wert ist der AGKT (Anti-Menschenglobulin-Konsumptions-Test).

In der *Therapie* wird nach Gabe von Glukokortikoiden oder ACTH in hoher Dosierung oft ein verblüffender Erfolg erreicht. Mit antirheumatischen Medikamenten ebenso wie mit der Gabe von Schlaf- und Schmerzmitteln sollte größte Zurückhaltung geübt werden, da eine allergische Reaktion eventuell zu einer akuten Verschlechterung der Krankheit führen kann. Eine Langzeitbehandlung mit Resochin, Cortison und/oder Zytostatika vermag oft sehr gute Erfolge zu bringen.

C. Dermatomyositis

Pathologisch-anatomisch findet man an den Gefäßen von Haut und Muskulatur Ablagerungen mukopolysaccharidreicher Substanzen. Das Interstitium der Muskulatur ist angefüllt mit Ödem und Bindegewebszellelementen sowie Leukozyten und Lymphozyten. Muskelfasern zerfallen, Muskelatrophie ist die Folge. In dem Bindegewebe der Haut kommt es zur Faserverquellung, zu Ödem und degenerativen Prozessen.

Klinik: Die Erkrankung beginnt zumeist hochfieberhaft, manchmal mit septischen Temperaturen, in vereinzelten Fällen jedoch schleichend mit leichtem Fieberanstieg. Häufig gehen der Erkrankung Infekte voraus. Im Vordergrund des klinischen Bildes stehen schmerzhafte Schwellungen der Muskulatur, die mit Blutungen einhergehen und in späteren Stadien zu ödematöser Verquellung des subkutanen Bindegewebes, zu ausgeprägter Muskelschwäche und Kontraktur führen können (Abb. S. 173). Die Haut kann dabei flächenhaft oder herdförmig geschwollen und gerötet oder lilafarben sein. Oft treten ein Erythem der Augenlider sowie später eine Schwellung und blaurote Verfärbung des ganzen Gesichtes auf, gelegentlich mit Übergriff auf die Haut des Halses, der Brust und der Extremitäten. Ausdehnung des Krankheitsprozesses auf die Schleimhaut des Intestinaltraktes kann zu schnellem Kräfteverfall durch Diarrhoe führen.

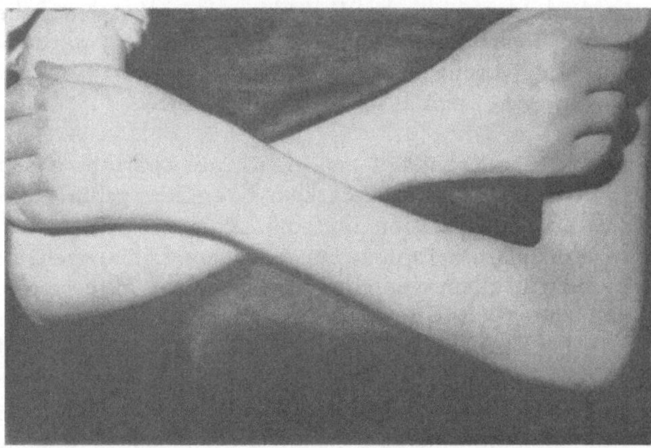

Dermatomyositis: Atrophie der Unterarmmuskulatur mit sklerodermieähnlichen Hautveränderungen und arthritischer Schwellung der Fingergrundgelenke.

Werden darüber hinaus weitere innere Organe betroffen, so muß stets ein Übergang zum Lupus erythematodes in Betracht gezogen werden.

Für die Ätiologie und die Therapie ist die Tatsache bedeutsam, daß die Dermatomyositis bemerkenswerterweise häufig mit Tumoren des Magen-Darm-Traktes vergesellschaftet ist. Sorgfältige klinische und röntgenologische Durchuntersuchung ist in jedem Fall erforderlich.

Die Krankheit verläuft in Schüben über Wochen, Monate oder Jahre. Sie kann in andere Krankheiten des rheumatischen Formenkreises übergehen. Ihre Prognose ist schlecht. Der tödliche Ausgang nach fast vollständiger Atrophie der Muskulatur kann durch die Therapie leider nicht wesentlich hinausgeschoben werden.

Die Diagnose der Dermatomyositis ist durch Biopsie zu sichern. In den Anfangsstadien findet man stets eine stark erhöhte Blutsenkung, manchmal eine Leukozytose und eine ausgeprägte Eosinophilie. Die Elektrophorese zeigt die bei Kollagenkrankheiten übliche deutliche Veränderung der Serumeiweißkörper. Bei erheblichem Zerfall von Muskelfasern sind Kreatininausscheidung im Urin und Kreatininphosphokinaseaktivität im Blut sowie die Ausscheidung der Mukopolysaccharide im Urin erhöht.

Die *Therapie* der Dermatomyositis beruht im wesentlichen auf der Gabe hoher Dosen von Glukokortikoiden und ACTH; nach Abklingen der akut-entzündlichen Erscheinungen können — allerdings mit großer Vorsicht wegen eventueller allergischer Komplikationen — Antirheumatika und Zytostatika (Imurek, Endoxan) gegeben werden. Der Applikation von Vitamin-E- und Vitamin-B-Komplex werden ebenfalls gute Erfolge zugesprochen.

D. Periarteriitis nodosa
(Polyarteriitis, Panarteriitis nodosa, Kussmaulsche Krankheit)

Pathologisch-anatomisch finden sich bei der Periarteriitis nodosa (siehe auch S. 817) an den mittleren und kleinen Arterien ödematöse und entzündliche Veränderungen, vor allem in der Media. Es entwickeln sich fibrinoide Nekrosen und granulomatöse Herde mit Ausbildung typischer Knötchen, die sich auch auf die Intima und Adventitia ausdehnen können. In späteren Krankheitsstadien werden Thrombosen und Gefäßverschlüsse nie vermißt.

Männer erkranken etwa viermal so häufig wie Frauen.

Klinik: Zu Beginn der Krankheit zeigen sich nur spärliche Symptome, bis es dann schließlich zu Fieberanstieg und starkem Krankheitsgefühl kommt. Je nach Lokalisation der arteriitischen Läsion sind die klinischen Symptome unterschiedlich: Gelenkbeschwerden, Muskelschmerzen, periphere Lähmungen, Bauchkoliken, Nierensymptome und vor allem eine erhebliche arterielle Hypertonie, prägen das klinische Bild. Nur selten sind die Knötchen an der Haut, am ehesten an der Kopfschwarte, palpabel. In seltenen Fällen sind Lungen und Lymphknoten mitbefallen.

Die Krankheit hat eine schlechte *Prognose*. Meist endet sie nach 1—2 Jahren tödlich. Durch Glukokortikoidtherapie bedingte Remissionen kommen vor. Der tödliche Ausgang durch Kachexie, Urämie, Herzinsuffizienz bei Hochdruck und pulmonaler Affektion ist jedoch meist leider nicht aufzuhalten.

Laboratoriumsuntersuchungen: Im Blutbild finden sich Leukozytose und oft als typischer Hinweis eine starke Eosinophilie. Die BSG ist erheblich beschleunigt, die Elektrophorese zeigt die für akute rheumatische Erkrankungen typischen Veränderungen. Im Urin sind Zeichen des Nierenbefalls nachweisbar.

Die *Diagnose* kann durch Muskelbiopsie gesichert werden.

Die *Therapie* der Periarteriitis nodosa ist schwierig, auch eine hochdosierte Glukokortikoidtherapie vermag nur in vereinzelten Fällen einen Erfolg herbeizuführen. Auch bei dieser Krankheit ist es angebracht, einen Versuch mit zytostatischer Therapie zu machen.

Die *Wegenersche Granulomatose*, bei der es vorwiegend zu extravasal gelegenen Prozessen, insbesondere zu Knochenherden des Gesichtsschädels (Nasennebenhöhlen) und zu Lungenherden kommt, sowie die Riesenzellarteriitis der Temporalarterien können als Sonderformen der Periarteriitis nodosa mit spezieller Lokalisation aufgefaßt werden.

VI. Extraartikulärer Weichteilrheumatismus

Wiederholt wurde darauf aufmerksam gemacht, daß bei den rheumatischen Krankheiten das gesamte Mesenchymsystem befallen, daß aber das Mesenchym des einen oder anderen Organs der locus majoris reactionis ist. Örtliche Faktoren sind dafür anzuschuldigen, daß die Krankheitserscheinungen in dem einen oder anderen Organ schwerwiegender sind.

Auch Muskulatur, außerhalb der Gelenke gelegenes Bindegewebe, Schleimbeutel, Sehnen und Faszien, Nerven und Fettgewebe können vorwiegend erkrankt sein. *Pathologisch-anatomisch* finden sich dann in den betroffenen Organen mehr oder weniger deutliche rheumatische Veränderungen im interstitiellen Bindegewebe mit Proliferation der Bindegewebszellen und mit zelliger Infiltration. Die Parenchymzellen zeigen entsprechend starke degenerative Veränderungen. *Ätiologisch* kommt wie bei allen rheumatischen Krankheiten eine Reihe spezifischer Faktoren in Betracht, insbesondere Infekte, Fokalinfektionen, traumatische Schädigungen, Klimaeinflüsse, Kälte und Nässeeinwirkung, Fehlhaltungen und Überanstrengungen.

Folgende Formen können unterschieden werden:

A. Der Muskelrheumatismus (intramuskuläre Fibrositis)
B. Die Periarthritis (periartikuläre Fibrositis)
C. Die Bursitis (Fibrositis der Schleimbeutel)
D. Die Tendovaginitis und Tendoperiostitis (Fibrositis der Sehnen und Faszien)
E. Die Pannikulitis (Fibrositis des subkutanen Fett- und Bindegewebes)
F. Die Neuritis (perineurale Fibrositis).

A. Muskelrheumatismus

Der Muskelrheumatismus ist durch Schmerzhaftigkeit, Bewegungseinschränkung und Verhärtung (Myogelose) bestimmter Muskelgruppen charakterisiert. Weitere Krankheitssymptome, wie Fieber, Leukozytose, Beschleunigung der Blutsenkung und positiver Ausfall serologischer Rheumatests fehlen. Auch zeigt die histologische Untersuchung der betroffenen Muskulatur kaum einen pathologischen Befund.

Weitaus am häufigsten sind Rücken- und Lendenmuskulatur befallen, wir sprechen von Lumbago oder Hexenschuß. Die umschriebene Schmerzhaftigkeit am Kopf (Zephalodynie), an der Skapula (Skapulodynie), am Zwerchfell (Pleurodynie), an der Nackenmuskulatur und an der Interkostalmuskulatur kann recht lästig sein.

In der Behandlung des Muskelrheumatismus nehmen die lokalen hydrotherapeutischen (Schlamm-, Lehm- und Moorpackungen usw.) und physikalischen Maßnahmen (Wärme, Bestrahlung, Kurzwelle usw.) den ersten Platz ein. In besonders hartnäckigen Fällen können Muskelverhärtungen auch durch Injektion eines Anästhesiemittels beseitigt werden. Für die Dauertherapie kommen auch gelegentlich — in vorsichtiger Dosierung in begrenztem Zeitraum — antirheumatische Medikamente in Betracht.

Bei Patienten im höheren Lebensalter findet man als besondere Form die *Polymyalgia rheumatica*. Das klinische Bild ist gekennzeichnet durch Schmerzen und Bewegungseinschränkung der Schultergelenke sowie der Beckenmuskulatur und durch subfebrile Temperaturen, Gewichtsverlust und schwere Störung des Allgemeinzustandes. Charakteristisch ist die erhöhte Blutsenkung infolge Erhöhung des Plasmafibrinogens und der α_2-Globuline. Ein Übergang dieser Erkrankung in die Okzipital-Riesenzellarteriitis ist möglich. Unter Behandlung mit Steroiden, Penicillin und Immunsuppressiva bildet sich das Krankheitsbild in den meisten Fällen rasch zurück. Die Prognose ist relativ gut.

B. Periarthritis

Bei der Periarthritis handelt es sich um entzündliche Veränderungen des gelenknahen Bindegewebes (periartikuläre Fibrositis). Als auslösende Faktoren kommen Traumen, berufliche wie sportliche Überlastungen, Infektionskrankheiten sowie toxische und nervale Schädigungen in Betracht.

Klinik: Klinisch am bedeutungsvollsten ist die sogenannte *Periarthritis humeroscapularis*, bei der es sich um entzündliche Veränderungen an dem periartikulären Gewebe des Schultergelenkes (bei nicht betroffenem Gelenk!) handelt. Bereits frühzeitig kommt es zu Kalkablagerungen in der Umgebung des Schultergelenkes.

Die Patienten klagen über Schmerzen in Umgebung des Schultergelenkes, die Bewegungen im Gelenk sind eingeschränkt. Oft findet sich ein exquisit schmerzhafter Druckpunkt über dem Schultergelenkspalt. Im *Röntgenbild* können häufig in der Supraspinatussehne und in Umgebung des Gelenkes in Projektion auf die Bursa subacromialis kleine Verkalkungssicheln nachgewiesen werden. Ohne Therapie kann es zur Ankylosierung und selten einmal zur Inaktivitätsosteoporose des gesamten Gelenkes kommen.

Die *Epicondylitis humeri* (Tennis-Ellenbogen) ist relativ selten. Sie bewirkt einen lokal begrenzten Schmerz an der radialen Seite des Ellenbogengelenkes mit Ausstrahlung in die Unterarmmuskulatur. Das Gelenk ist äußerst druckschmerzhaft, die Bewegungen der Hand und des Unterarmes werden wegen der erheblichen Schmerzhaftigkeit eingeschränkt.

Ursächlich kommen Überlastungen und wiederholte kleine Traumen (auf Grund einer beruflichen oder sportlichen Überbeanspruchung) in Frage.

Neben den angeführten Krankheiten des periartikulären Gewebes an Schulter und Ellenbogengelenk finden sich ähnliche Veränderungen auch in der Umgebung anderer Gelenke, so z. B. des Hüftgelenkes, als *Periarthritis coxalis* mit umschriebener Schmerzhaftigkeit bei gleichzeitig eingeschränkter Beweglichkeit.

Bei röntgenologisch unauffälligen Gelenkbefunden ist stets und bei allen Gelenken an eine derartige Krankheit zu denken.

Therapie: Im akuten Stadium muß das Gelenk ruhiggestellt werden, die Schmerzen können durch Antirheumatika unterdrückt werden. Injektionen von Hydrokortison in das schmerzende periartikuläre Gewebe sind von gutem Erfolg. Im weiteren Verlauf der Krankheit kommen sodann Hydrotherapie, Massage, Kurzwelle, Diathermie, wie auch gymnastische Übungen in Betracht. Bei den fortgeschrittenen, bereits ankylosierenden Veränderungen sind durch Röntgenbestrahlung (Entzündungsdosen!) deutliche Besserungen zu erwarten.

C. Bursitis

In der Entstehung der Schleimbeutelkrankheiten sind ebenfalls Traumen bzw. Mikrotraumen auf Grund muskulärer Überbeanspruchung sowie unspezifische Infektionen oder Allergie bedeutsam.

Während in den Frühstadien lediglich Schmerzen und eingeschränkte Gelenkfunktion bestehen, kommt es bei akutem Verlauf der Bursitis häufig zu Schwellung und Hautrötung über dem befallenen Schleimbeutel und schließlich nach Abklingen der Beschwerden zu Verkalkung, vor allem im Bereich von Schulter- und Hüftgelenk. Bursitis und Periarthritis sind hier oft kombiniert.

D. Tendovaginitis und Tendoperiostitis
(Fibrositis der Sehnen und Faszien)

Tendovaginitis und periostale Reaktion an den Sehnenansätzen können praktisch in der Umgebung sämtlicher Bänder und Sehnen vorkommen und führen zunächst zu entzündlichen Schwellungen mit Verdickung der Sehnenscheiden und in den späteren Krankheitsstadien zu Verkalkungen und gelegentlich zu Knorpelbildungen.

Ätiologisch sind für die Tendovaginitis und Tendoperiostitis kleinere Traumen, berufliche Überbelastungen, neurogene Einflüsse, daneben aber sicherlich endokrine Faktoren, familiäre Dispositionen und infektiöse Einflüsse von Bedeutung.

Therapeutisch empfiehlt sich ein gleiches Vorgehen wie beim Muskelrheumatismus und bei der Bursitis auf der Basis einer antirheumatischen, antientzündlichen Behandlung.

E. Fibrositis des subkutanen Fett- und Bindegewebes
(Pannikulitis)

Unter Pannikulitis, auch Pfeiffer-Christian-Webersche Erkrankung genannt, versteht man eine rheumatische Affektion des subkutanen Binde- und Fettgewebes. Dabei finden sich histologisch in diesen Geweben Quellungen, unspezifische Granulombildungen, herdförmige Fettgewebsnekrosen und gelegentlich Kalkeinlagerungen.

Ätiologisch kommen chemische und physikalische Noxen, insbesondere Mikrotraumen durch Fehlbelastung, Kälte und Nässe in Betracht. Vielleicht ist eine Fettstoffwechselstörung ursächlich beteiligt.

Die Patienten klagen über manchmal nicht unerhebliche Schmerzen in und unter der Haut. Es besteht Zug- und Druckempfindlichkeit. Gelegentlich ist die Haut über den befallenen Gelenken gespannt, gerötet und von „zitronenartiger" Oberfläche. Bei Anheben von Hautfalten können auch schmerzhafte Verhärtungen palpiert werden.

Die Therapie besteht in Massage und hydrotherapeutischen Anwendungen sowie in der Anwendung der üblichen antirheumatischen Medikamente.

F. Neuritis
(Perineurale Fibrositis)

Die Neuritis kommt als Begleitsymptom vieler, auch rheumatischer, Krankheiten vor. Es verbleiben jedoch eine Anzahl von Neuralgien bzw. Neuritiden, deren Ätiologie völlig unklar, deren klinisches Bild hingegen wohl definiert ist. Hierzu gehören die Neuralgie bzw. die Neuritis des Nervus Trigeminus, des Nervus Glossopharyngeus, des Nervus Occipitalis, des Nervus Facialis, des Nervus Oculomotorius, des Plexus brachialis, der Interkostalnerven, des Nervus Ischiadicus und schließlich ein Befall vieler Nerven gleichzeitig.

Beseitigung exogener Noxen, Herdsanierung, antibiotische und antiphlogistische Therapie sowie hohe Dosen von Vitamin B können günstigen Effekt bewirken.

VII. Degenerative Gelenk- und Wirbelsäulenkrankheiten
(Arthrosen und Spondylosen)

Deformierende Arthrosen sind vor allem beim älteren Menschen sehr häufig vorkommende, chronische, nicht entzündliche Gelenkleiden.

Ätiologisch kommen vielfältige Ursachen in Betracht. Neben einer familiär-erblichen Minderwertigkeit der mukopolysaccharidhaltigen Grundsubstanz und der fibrillären Elemente des Gelenkknorpels, neben unspezifisch durch Infekte, Allergie, Kälte, Nässe und durch andere Traumen ausgelösten Stoffwechselstörungen im Mesenchym der Gelenkkapseln und neben hormonalen Faktoren werden vor allem durch angeborene und erworbene Fehlhaltungen und durch Mikrotraumen bei Belastungen (z. B. durch Adipositas oder durch berufliche Überbeanspruchung) ausgelöste mechanische Läsionen als Ursache der Arthrosen angenommen. Damit wird verständlich, daß vor allem ältere Menschen betroffen sind.

Pathologisch-anatomisch finden sich zunächst nur kleinste Aufrauhungen an den Gelenkknorpelflächen. Später kommen Knorpelverdünnungen durch Abschleifungen, faserige Degenerationen und tief bis zum Knochen reichende Usuren hinzu. Der subchondral gelegene Knochen wird osteoporotisch und — nach Untergang des Knorpels — ebenfalls durch resorptive Zystenbildungen und reaktive Sklerosierungszonen pathologisch verändert.

Das gleichzeitige Vorkommen von Degenerationen mit reaktiven Knorpel-verknöcherungen und Knochenwucherungen an den gelenknahen Knochen führt neben der Ergußbildung und der Entstehung von freien Knorpel- oder Knochen-körperchen zum charakteristischen Bild der Arthrose mit Randwulstungen, Rand-zacken und erheblicher Deformierung des gesamten Gelenkes.

In der Geschlechtsverteilung findet sich ein gleich häufiger Befall von Frauen und Männern. Die Erkrankung beginnt zumeist mit dem 40. bis 50. Lebensjahr, bei entsprechenden Vorbedingungen jedoch auch schon in jüngerem Lebensalter. Bei älteren Menschen werden fast regelmäßig geringfügige degenerative Gelenkver-änderungen beobachtet.

Das *Allgemeinbefinden* ist bei diesen Krankheiten nicht direkt betroffen. Auch sind Blutbild, BSG, Elektrophorese, Waaler-Rose-Test und Antistreptolysintiter normal, wenn keine entzündlichen Komplikationen vorliegen.

A. Arthrosen

Die Arthrosis deformans der paarigen Gelenke kann ein- und doppelseitig auftreten. Entzündliche Reaktionen (Schwellung, Rötung der Gelenke) werden selten beobachtet und sind auf Komplikationen (Infekte, entzündliche Exsudate) oder auf Begleitkrankheit verdächtig.

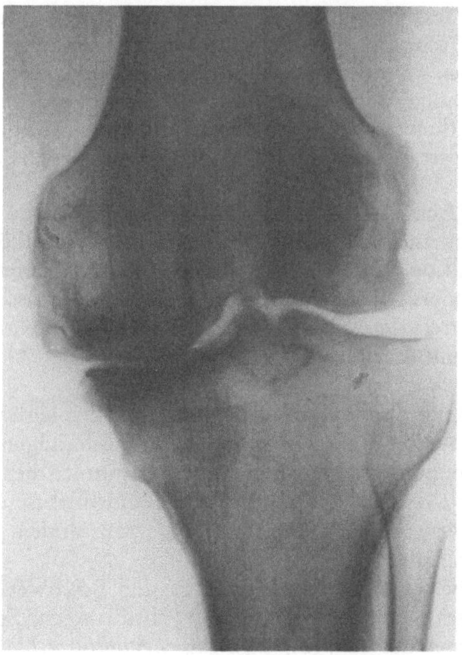

Arthrosis deformans des Kniegelenkes

Die Hüftgelenke werden am häufigsten, die Knie- und Fußgelenke nicht viel seltener von der Arthrose befallen, da sich hier die statischen Belastungen besonders stark auswirken können. Die Gelenke von Schulter, Ellenbogen und Hand dagegen zeigen nur gelegentlich arthrotische Degenerationen. Bei gleichzeitigem Befall vieler Gelenke spricht man von *Polyarthrose.*

Klinisch imponieren zu Beginn der Krankheit Schmerzen an den Gelenken. Bei länger bestehenden Arthrosen sind Schmerzfreiheit bei ruhiggestelltem Gelenk, dagegen Schmerzhaftigkeit bei Bewegung, insbesondere bei Bewegungsbeginn („Anlaufschmerz") und bei Stauchung, sowie das durch Auflegen der Hand von außen fühlbare Reiben, Knarren und Knacken der Gelenke charakteristisch.

An den Fingerendgelenken treten bei schweren Arthrosen typische, derbe, sogenannte *Heberdensche Knötchen,* an den Mittelgelenken der Hand sogenannte *Bouchardsche Knötchen* auf, die knorpelig-knöchernen Wucherungen in Gelenknähe, zumeist an den Dorsalflächen gelegen, entsprechen.

Im *Röntgenbild* finden sich Sklerosierungen in Gelenknähe sowie Randwulstungen. Deformierungen der Gelenkflächen folgen. Der Gelenkspalt ist infolge des Unterganges von Gelenkknorpel verschmälert, die Knochen zeigen subkortikal reaktive Sklerosierungszonen und in den späteren Phasen der Arthrose subchondrale Zysten (Abb. S. 179).

B. Spondylosen und Spondylarthrosen

Degenerative Veränderungen an den Wirbelkörpern werden als Spondylosen, an den Gelenken der Wirbelkörper als Spondylarthrosen bezeichnet. Bei Befall der Zwischenwirbelscheiben (Bandscheibendegeneration) sowie der Grund- und Deckplatten der angrenzenden Wirbelkörper spricht man von Osteochondrosen. Wenn Einbrüche von Bandscheibengewebe in die Grund- und Deckplatten stattgefunden haben, werden diese intraspongiösen Bandscheibenprolapse als „Schmorlsche Knötchen" bezeichnet.

Im *Röntgenbild* (Abb. S. 181) äußert sich die Spondylose in Form von schnabelförmigen Randzacken- und Spangenbildungen an den Wirbelkörpern. Kommt eine Bandscheibendegeneration hinzu, so finden sich Verschmälerungen der Zwischenwirbelräume sowie Sklerosierungen und gelegentlich Schmorlsche Knötchen an den Grund- und Deckplatten der Wirbelkörper. Bei der Spondylarthrose der Wirbelsäule sind Sklerosierung und Gelenkverschmälerung an den kleinen Wirbelsäulengelenken feststellbar.

Das *klinische Bild* der Spondylosen und Spondylarthrosen wird von der Lokalisation und von dem Ausmaß der arthrotischen Veränderungen geprägt. Insbesondere können die spondylotischen und spondylarthrotischen Randzacken und Schnabelbildungen wie auch die Vorfälle von Bandscheibengewebe zu Einklemmungen der Spinalnerven und damit zu Schmerzzuständen und neurologischen Ausfallserscheinungen führen.

An der Halswirbelsäule werden nach Art der Beschwerden das *Okzipitalsyndrom* (mit Kopfschmerzen, Ohrensausen, Sehstörungen, Schwindel, Parästhesien und Fehlhaltungen des Kopfes) und das *Zervikobrachialsyndrom* (mit dem „Schulter-Arm-Schmerz", mit Schmerzen in Armen, Sensibilitätsstörungen, Paresen und Muskelatrophien) unterschieden. Bei Irritation der sympathischen Nerven

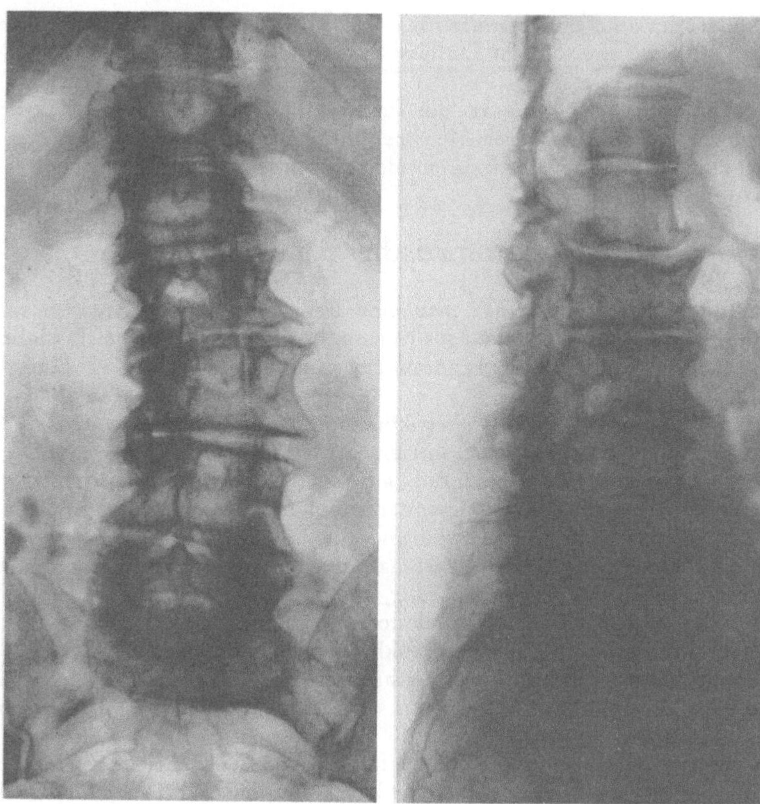

Schwere Spondylochondrose und Spondylarthrose der Lendenwirbelsäule. Im Röntgenbild (a.p. und seitlich) erkennt man die Deformierungen der Lendenwirbelkörper mit Verschmälerung der Wirbelscheiben, Sklerosierung und Deformierung der Grund- und Deckplatten und schnabelförmigen Randwulstungen.

kann es zum *„Hornerschen Symptomenkomplex"* und zu trophischen Störungen kommen.

Die spondylotischen und spondylarthrotischen Veränderungen der *Brustwirbelsäule* machen klinisch außer gelegentlichen Schmerzen (Interkostalneuralgie) klinisch wenig Symptome.

Sehr viel häufiger sind hingegen die durch degenerative Veränderungen der *Lendenwirbelsäule* ausgelösten Lumbalgien. Bei einem Prolaps der Zwischenwirbelscheiben (besonders in Gegend der unteren Lendenwirbelsäule) wie auch bei schweren spondylotischen und spondylarthrotischen Randwulstbildungen kommt es zu „Ischialgien" mit trophischen Störungen und neurologischen Symptomen (Sensibilitätsstörungen, Reflexanomalien usw.) im Gebiet der jeweils betroffenen Nervenstämme und spinalen Nervenwurzeln.

Die *Therapie* der Arthrosen, Spondylosen und Spondylarthrosen ist rein symptomatischer Natur. Sie besteht in Anwendung von Badekuren, Hydrotherapie, Massage, insbesondere Bindegewebsmassage, Wärmeapplikation sowie in Gabe von schmerzlindernden und antirheumatischen Medikamenten. Auslösende Noxen (Infektionen, chemische und toxische Einflüsse usw.) wie auch Kälte- und Nässetraumen sollten vermieden werden.

Von besonderer Bedeutung ist die Prophylaxe, die auf eine Korrektur von Fehlhaltungen schon bei jüngeren Menschen und auch auf die Korrektur der Fehlhaltungen zum Beispiel nach Frakturen oder Zerrungen auszurichten ist.

VIII. Symptomatischer Rheumatismus

Unter dieser Bezeichnung hat man eine Reihe von Krankheiten zusammengefaßt, die man nur mit Vorbehalt als rheumatisch bezeichnen kann. Lediglich der Umstand, daß sie zu Gelenkveränderungen führen, hat zu dieser Einordnung geführt.

Nahezu alle *Infektionskrankheiten* können mit einem *symptomatischen Rheumatismus* oder, wie man auch sagt, mit einem *Rheumatoid* einhergehen. Die Mitbeteiligung der Gelenke wird durch die *„universelle Mesenchymreaktion"* bewirkt.

„Rheumatoide Arthritis" ist besonders häufig bei Ruhr, Scharlach, Typhus, Hepatitis, Bang, Tuberkulose, Grippe und Pneumonie anzutreffen. Von diesem, durch „Fernreaktion" bewirkten „Rheumatoid" ist streng zu trennen die metastatische Arthritis durch Bakterienabsiedlung, die nicht selten bei Typhus, Sepsis, Morbus Bang, Gonorrhoe, Lues und Tuberkulose vorkommt.

Bei einer Reihe von Stoffwechselkrankheiten (siehe dort), so bei *Arthritis urica* (Gicht, Podagra), bei der *Ochronose* (Arthropathie bei Alkaptonurie), bei *Diabetes mellitus*, bei *Zystinurie*, bei *Lipoidosis* und *Calcinosis universalis* gehört die Arthritis zu den Kernsymptomen.

Auch bei hämatologischen Krankheiten, insbesondere bei der *Hämophilie*, kommt es oft zu deformierenden Gelenkveränderungen, bei der *Leukämie* zu periostalen und endostalen Wucherungen.

Bei *allergischen Krankheiten* ist die Mitreaktion des Gelenkmesenchyms häufig. Dabei kann es zu Bildern kommen, die von einem akuten polyarthritischen Schub kaum zu unterscheiden sind. Schließlich kann es im Gefolge von Nervenkrankheiten (Tabes dorsalis, Syringomyelie, Poliomyelitis), nach Intoxikationen (durch Blei, Alkohol, Thallium usw.) und bei primären Knochenerkrankungen zu Schmerzen und Entzündungen in Gelenken kommen, bei denen jedoch der Ausdruck Rheumatoid nicht mehr gebraucht werden sollte.

Eine Reihe von Knochenerkrankungen, deren Ätiologie unbekannt ist, seien noch erwähnt. Als Osteo-arthropathia hypertrophiante pneumonique *(Bamberger-Pierre-Marie-Syndrom)* werden die auch röntgenologisch nachweisbaren Verdickungen der Röhrenknochen, insbesondere am Vorderarm, mit Verdickung der Mittelhand- und Mittelfuß- und Phalangealknochen sowie ausgeprägte Trommelschlegelfinger- und Trommelschlegelzehenbildungen bezeichnet. Diese lokalen Gelenk- und Knochenveränderungen, die bei intrathorakalen, eitrigen Prozessen (z. B. Bronchiektasen), aber auch bei Herzfehlern, Mediastinalveränderungen und Thymustumoren und manchmal auch bei Lungenstauungen und kavernösen Tuberkulosen auftreten können, seien ebenfalls lediglich als Begleitsymptome erwähnt. Als Ursachen einer derartigen Knochenerkrankung werden Zirkulationsstörungen und lokaler Sauerstoffmangel in Erwägung gezogen.

Bei dem *Boeckschen* Sarkoid der Lungen treten — allerdings relativ selten — zystische Veränderungen in Gelenknähe vor allem der Akren auf (Morbus *Jüngling*). Während der akuten Phase der Erkrankung kommt es oft zu schnell vorübergehenden arthritischen Beschwerden. Unter *Löfgren*-Syndrom versteht man eine besonders heftig verlaufende *Boecksche* Erkrankung, die durch erhebliche polyarthritische Beschwerden und starke Senkungsbeschleunigung charakterisiert ist.